国医大师 亲笔真传系列

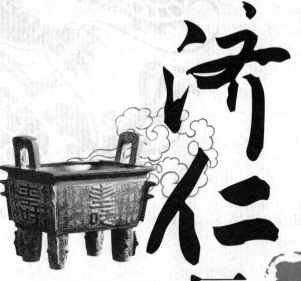

济仁医录

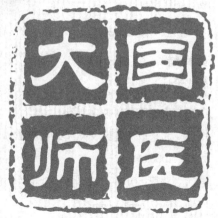

李济仁 编著

中国医药科技出版社

U0370201

内 容 提 要

本书是《济仁医录》的修订再版，是李济仁教授积研读岐黄所悟，掇名医学术精华，集临证诊治·心得，列奇难验案实录，说理有论可据，求实有例可循，铢积寸累，汇编成册。理论与实践结合，继承与发展并重，语多新义，示人规范。本书适合广大中医临床工作者、中医院校师生和中医爱好者学习参考。

图书在版编目（CIP）数据

济仁医录/李济仁编著. —北京：中国医药科技出版社，2014.1
（国医大师亲笔真传系列）
ISBN 978 – 7 – 5067 – 6428 – 5

Ⅰ.①济…　Ⅱ.①李…　Ⅲ.①中医学－临床医学－经验－中国－现代
Ⅳ.①R249.7

中国版本图书馆 CIP 数据核字（2013）第 237287 号

美术编辑　陈君杞
版式设计　郭小平

出版　中国医药科技出版社
地址　北京市海淀区文慧园北路甲 22 号
邮编　100082
电话　发行：010 – 62227427　邮购：010 – 62236938
网址　www.cmstp.com
规格　710×1020mm¹⁄₁₆
印张　17¾
字数　300 千字
版次　2014 年 1 月第 1 版
印次　2020 年 4 月第 2 次印刷
印刷　三河市腾飞印务有限公司
经销　全国各地新华书店
书号　ISBN 978 – 7 – 5067 – 6428 – 5
定价　38.00 元

《国医大师亲笔真传系列》

总编委会

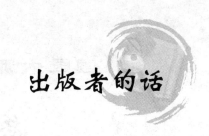

出版者的话

　　祖国医学源远流长，千百年来，中医药学能够传承发扬，不断创新，一代又一代的医家经验功不可没。

　　2009 年 4 月由原卫生部、国家中医药管理局、人力资源和社会保障部联合评选产生了我国首届 30 位"国医大师"。这是新中国成立以来，中国政府部门第一次在全国范围内评选出的国家级中医大师，是中医发展历史上重要的里程碑。

　　国医大师是当代中医药学术的集大成者，也是当代名老中医的杰出代表，体现着当前中医学术和临床发展的最高水平，他们的学术思想和临证经验是中医药学的宝贵财富。这些大师大都在自己的学术壮年时期，就著述颇丰，并且对目前的临床工作依旧有很强的指导性。但遗憾的是由于出版时间已久，目前市场已很难见到，部分著作甚至已成为中医学习者的收藏珍品。

　　基于此，我社决定出版一套《国医大师亲笔真传系列》丛书，主要挑选各位大师亲笔撰写的、曾经很有影响力、到目前还对临床具有较高实用价值的图书，重新修订再版，以满足广大临床工作者的需求，同时，也为我国的中医药传承事业尽一些微薄之力。

　　为使读者能够原汁原味地阅读各医家原著，我们在再版时采取尽可能保持原书原貌的原则，主要修改了原著中疏漏的编辑印制错误，规范了文字用法和体例层次。此外，为不影响原书内容的准确性，避免因换算造成的人为错误，部分旧制的药名、病名、医学术语、计量单位、现已淘汰的检测项目与方法等均不做改动，更好地保持了原貌。

　　本套丛书第一批有 15 个品种，为了突出每位医家的特点，我们对原书名进行了微调，具体如下：

　　《任继学医学全书》：包含任老亲笔编著的两本著作：《悬壶漫录》和《任继学经验集》。其中《任继学经验集》一书，还补充了一些任继学教授晚年的随笔文章和医话。

《邓铁涛医话集》：按照邓铁涛教授的建议，将《邓铁涛医话集》和《邓铁涛医话续集》两本书合并，并对相关内容进行分类和整理，以便能够更集中地反映邓老在中医学术和教育上的主要观点。

《李济仁点评杏轩医案》：原书名为《杏轩医案并按》。《杏轩医案》本身即为中医上乘之作，《李济仁点评杏轩医案》一书不仅有经作者认真点校后的《杏轩医案》全文，而且有李济仁先生为各条案例所撰写的按语、注文，实为校按古籍医书之典范。

《李济仁点评名老中医肿瘤验案》：原书名《名老中医肿瘤验案辑按》。本书搜集当代 80 余位名老中医治疗肿瘤之验案 201 篇，尤为珍贵者，书中大部分医案，为名老中医珍藏之手迹。其中有些医案更是名老中医教授生前最后时刻亲笔成文的，从未公诸于世。

《痹证痿病通论》：为《痹证通论》和《痿病通论》两本书合订而成。是李济仁教授在 20 世纪八九十年代编纂出版的。

《济仁医录》：保持原书名。为李济仁教授行医期间对中医理论和临床的心悟体会。

《新安名医及学术源流考》：原书名为《新安名医考》，此书不仅是一本医家人物史志，而且是一本学术性专著，可谓新安名医各家学说集大成之作。

《班秀文妇科奇难病论治》：原书名《妇科奇难病论治》。

《班秀文妇科医论医案选》：保持原书名。

《张琪脉学刍议》：原书名《脉学刍议》。

《张学文论治瘀血》：原书名《瘀血论治》。

《张学文谈中医内科急症》：原书名《中医内科急症学简编》。

《张学文临证心得手记》：原书名《张学文医学求索集》

《实用温病学》和《感证治法与类方》：此两本书是张灿玾教授早年的临床教学心得，又经近两年亲笔修改补充而成，属于第一次出版。

希望本套丛书的出版能够在一定程度上满足广大临床工作者对名医经验学习的渴求，对推动中医事业的继承和发展、弘扬民族医学和文化，做出一定的贡献。

中国医药科技出版社

2014 年 1 月

前　言

　　吾父李济仁先生，自幼习儒，转而入医。未敢抱经国治世之宏愿，但常存拯疾济赢之仁心，济世者众，于2009年6月荣膺全国首批"国医大师"。先生先拜同乡汪润身为师，后投身国家级非物质文化遗产新安医家"张一贴"第十三代传人张根桂先生门下，悉得真传。平素喜研习《内经》、《伤寒论》、新安医学等，兼事临床、科研、教学六十余载，均颇有心得体会，除了传于吾等之外，乐于示人，以光大"张一贴"，广惠后学，以普救天下苍生。先生曾以花甲之年，午夜一灯，拙笔一管，对零星之文删繁就简、补漏取新。不遗余力，将所学、所悟、所得一一呈现，确为吾侪之榜样、学习之楷模。

　　诚如北京中医药大学教授、主任医师董建华院士在序中所言："聚经典之精神，发医道之至理。且医术高超，尤精内科，疑难重患，随证化裁，效如桴鼓。"是书为吾父多年读书之心得，更为多年临床奇难验案之精华，经过多年的积累和多次易稿，再加上研究生及高等学徒对资料的整理，使内容日臻完善，遂于1996年由安徽科学技术出版社出版发行。出版后得到同道的赞许、患者的称颂、后学的钦佩，使吾父欢欣鼓舞，从此更加兢兢业业、孜孜不倦。

　　本次应中国医药科技出版社的邀请，对原书内容进行重新校对，增加了新近临床所获，仍按原书四个部分编排：《内经》学习心悟、新安医学与名医名著研究、临证诊治经纬、奇难验案实录。尊吾父之教诲，经多人多次精心校对和修订，然因吾等不才，书中定有错漏之处，恳请诸君不吝赐教，批评指正，以便进一步修订，使《济仁医录》更好地造福于人民。

李　艳

于皖南医学院弋矶山医院国医大师工作室

癸巳蛇年初秋

目录

《内经》学习心悟

《内经》研读纵横

　　《黄帝内经》（以下简称《内经》）成书距今已有两千多年，是我国现存的一部最早的医学经典著作，也是世界上第一部最有价值的医书。它广泛又详尽地记载了祖国医学的学术理论和实践经验，不仅对生理、病理、诊断、治疗、预防等方面作了详细阐述，而且充分体现了我国古代朴素的唯物辩证法思想，为祖国医学奠定了坚实的理论基础。然而因其成书年代过早，文字古朴艰奥，且限于当时的历史条件，难免大醇中会有小疵。笔者于《内经》研究业三十余载，对如何学习这部经典医著，略有体会。为使后学尽快地掌握读书的精华，现将本人的学习心得胪陈于下。

一、《内经》的朴素唯物辩证法思想

　　战国时期，我国处于奴隶社会向封建社会过渡阶段，社会性质急剧变化，政治、经济、文化显著发展，学术上"诸子蜂起，百家争鸣"，各种哲学思想渗透于医学之中，其中阴阳五行学说对医学的影响最大。朴素唯物辩证法贯穿在生理、病理，以至治疗、预防的全部医学思想中。

　　《素问·阴阳应象大论》说："阴阳者，天地之道也，万物之纲纪，变化之父母，生杀之本始。"是说万事万物包括人体都含有矛盾的对立统一的两个方面。又《素问·金匮真言论》说："阴中有阴，阳中有阳"，正说明矛盾双方在其发展过程中，存在着一事物区别于他事物的特殊本质，即矛盾的特殊性。再如《素问·阴阳应象大论》说："寒极生热，热极生寒"，"重阴必阳，重阳必阴"，这就是说事物内部矛盾着的两个方面，在一定条件下各向着其相反的方面转化。在正常情况下，人体一系列矛盾组合，都是按照一定的规律运动变化着，既有对立的一面，又有统一的一面，两者共同作用于人体，维持着相对平衡，使人保持健康。正如《素问·生气通天论》说"阴平阳秘，精神乃治。"反之，如矛盾失调，或处理不当，便会

1

造成"阴阳离决，精气乃绝"的后果。那么，如何妥善解决矛盾呢？《素问·阴阳应象大论》指出："治病必求于本"，即必须分清轻重缓急，抓住主要矛盾或矛盾的主要方面，针对导致疾病的根本原因进行治疗，方能奏效。

唯物辩证法认为，外因是变化的条件，内因是变化的根据，外因通过内因起作用。如《素问·评热病论篇》说："邪之所凑，其气必虚。"《灵枢·百病始生》说："风雨寒热，不得虚，邪不能独伤人。"这就是说，如果人体非常强壮，就能抵御外邪的侵袭而不会发生疾病。又如《素问·经脉别论》说："度水跌仆，勇者气行则已，怯者则着而为病也。"均说明内因在疾病的形成过程中起着决定性的作用。

唯物辩证法还认为，物质第一性，精神第二性，物质的存在是产生意识的根本条件。《灵枢·本神》说："故生之来谓之精，两精相抟谓之神，随神而往来谓之魂，并精而出入者谓之魄。"指出人的生命来源是基于阴阳两气相交而产生的物质——精。在"精"这个物质基础上产生一系列思维活动，人的一切精神活动（神、魄、魂、志、意）都来源于人体的物质结构（脏腑、经络、气血、津液、精髓）。正如该篇说："所以任物者谓之心，心有所忆谓之意，意之所存谓之志，因志而存变谓之思，因思而远慕谓之虑，因虑而处物谓之智。"

此外，《内经》的辩证法观点还表现在对于古今关系，医生和病人关系的论述中。《素问·举痛论》曰："善言古者，必有合于今。"即古为今用之意。《素问·汤液醪醴论》云："病为本，工为标，标本不得，邪气不服。"就是说疾病的痊愈，其根本在于病人的机体产生抵抗和驱除病邪的能力。医生的作用只不过是促进这种能力更快更强地产生而已。当然，在一定条件下，医生也起着决定作用。所以医生一定要全心全意为病人服务。病人必须听从医嘱，配合治疗，才能战胜疾病，恢复健康。

二、《内经》的主要内容

《内经》之所以成为中医学理论之渊薮，是因其有丰富的内容，对于人体的生理活动、病理现象、诊断治疗、养生防病等方面，均作出了比较系统而全面的阐述。

1. 解剖

《灵枢·经水》："若夫八尺之士，皮肉在此，外可度量切循而得之，其死可解剖而视之，其脏之坚脆，腑之大小，谷之多少，脉之长短，血之清浊，气之多少，……皆有大数。"这是世界上最早的解剖记载。

2. 生理

十二官　即肝、心、脾、肺、肾五脏，胆、胃、大肠、小肠、三焦、膀胱六腑及膻中。"官"是《内经》用取类比象的方法，引当时国家体制的行政官职来比喻说明人体十二脏腑的生理功能。在心脏的主导下，各脏腑分工合作，完成整个机体的生命活动。

十二经　即五脏六腑之经脉加心包经，脏经为阴经，腑经为阳经；又根据手足的循行部位而称为手足三阴经和手足三阳经。十二经联系上下内外，通行气血，以养五脏六腑、四肢百骸、五官九窍、皮肉筋骨。

奇恒之腑　奇者异也，恒者常也。即不同于平常的传化之腑，具有藏精功能。《素问·五脏别论》曰："脑髓骨脉胆女子胞，此六者地气之所生也，皆藏于阴而象于地，故藏而不泻，名曰奇恒之府。"其中胆既属奇恒之腑，又属六腑之一。

奇经八脉　即不同于十二正经之经，为冲、任、督、带、阴阳跷、阴阳维。其功能为调节正经气血。十二经气血溢满，则归藏于奇经。

关于心脑关系　《素问·脉要精微论》："头者精明之府，头倾视深，精神将夺矣。"脑居头部，为髓之海。精明者神明也。此虽未明确说"脑"，但已初步指出头与神明有关。随着中医学的发展，明·李时珍则明确提出"脑为元神之府。"清·王清任更直接阐明："灵机记性，不在心，在脑。"又有云"心藏神主血脉，脑亦神之舍。"使人们对心脑关系的认识渐趋完善。

关于血液循环的认识　《素问·痿论》："心主身之血脉。"《素问·举痛论》："经脉流行不止，环周不休。"明确说明人身的血液在心脏的推动下，周而复始地循环运行于全身。这是世界医学中血液循环的最早记录，距今已有两千多年。希腊在公元前4世纪还不知道血液是流动的；公元2世纪，罗马人认为血液如潮水一样，并不知道循环；13世纪，阿拉伯人才认识小循环；直到17世纪英国人哈维才开始谈血液循环的问题。

关于生理发育问题　《素问·上古天真论》："女子七岁，肾气盛，齿更发长；二七而天癸至，任脉通，太冲脉盛，月事以时下，故有子；……四七，筋骨坚，发长极，身体盛壮；……七七，任脉虚，太冲脉衰少，天癸竭，地道不通，故形坏而无子也。丈夫八岁，肾气实，发长齿更；二八，肾气盛，天癸至，精气溢泻，阴阳和，故能有子；……四八，筋骨隆盛，肌肉满壮；……七八，肝气衰，筋不能动，天癸竭，精少，肾藏衰，形体皆极；八八，则齿发去，肾者主水，受五脏六腑之精而藏之，故五脏盛，乃能泻。今五脏皆衰，筋骨解堕，天癸尽矣。故发鬓白，身体重，行步不正，而无子耳。"这段论述与现代医学的认识基本一致。

关于免疫学思想 《内经》中常说的"正气"，就是人的抗病能力，在某种意义上说即是人的免疫力。《素问·刺法论》说："正气存内，邪不可干。"《素问·生气通天论》又说："清静则志意治，顺之则阳气固，虽有贼邪，弗能害也。"这就是说，如果人体正气旺盛，阴阳调和，就能抵御邪气（致病因素）的侵袭，使人免除疾病。

3. 病理

病理即疾病发生、发展变化的机理。疾病是各种各样的，机理是多变复杂的。《内经》将其归纳为阴阳失调和邪正消长。在这个总纲下，有病变部位的表里上下之不同，有疾病性质的寒热虚实之异，有病在脏腑经脉气血之别。在其发展过程中，又有化风、化火、化燥、化湿、化寒、化热的机转。《素问·至真要大论》提出脍炙人口的"病机十九条"，深刻阐明了这种复杂的病理变化。

4. 诊断

《内经》创造了望、闻、问、切诊断方法。对问诊十分重视，《灵枢·师传篇》中以借宾定主的笔法来说明问诊的重要性，曰："入国问俗，入家问讳，上堂问礼，临病人问所便。"《素问·三部九候论》也强调必须先进行问诊，然后按脉，指出："必审问其所始病，与今之所方病，而后备切循其脉。"并且，《素问·徵四失论》还批评了麻痹大意，不负责任的医疗作风，指出："诊病不问其始，忧患饮食之失节，起居之过度，或伤于毒，不先言此，卒持寸口，何病能中？妄言作名，为粗所穷。"

切诊是中医学的独特诊断方法。《内经》切诊包括切脉、按虚里和诊尺肤。其切脉方法有"独取寸口法"、"人迎诊脉法"和"三部九候遍体诊脉法"，但以"三部九候法"为主（与后世寸口三部九候有区别），将人体分为上中下三部，每部又分为天地人三候，共为九候。上部天地人分别为两额、两颊及耳前动脉，分别候足少阳胆经、足阳明胃经和手少阳三焦经之脉气；中部天地人分别为经渠、合谷、神门之穴，分别候手太阴肺经、手阳明大肠经和手少阴心经之脉气；下部天地人分别为五里、太溪、箕门之穴，分别候足厥阴肝经、足少阴肾经和足太阴脾经之脉气。可惜这种方法现在很少有人使用。据我体会，心肾疾病者神门之脉明显，糖尿病者趺阳脉明显，应以承用。当然，四诊必须合参，不可偏废。

5. 治疗

《内经》的治疗方法颇多，必须在因人因时因地制宜的总原则下，掌握标本缓急、同病异治、异病同治的法则，使用急则治标、缓则治本、正治反治的方法。寒者热之、热者寒之、实则泻之、虚则补之，乃正治也；寒因寒用、热因热用、塞因塞用、通因通用，乃反治也。还可根据不同疾病，分别采用针灸、按摩、导引的治疗方法。

6. 预防

《内经》非常重视疾病的预防，告诫人们要注意养生防病，强调养生方法要注重内外两个方面。《素问·上古天真论》："虚邪贼风，避之有时，恬淡虚无，真气从之，精神内守，病安从来?"《四气调神大论》又说："是故圣人不治已病治未病，不治已乱治未乱。夫病已成而后药之，乱已成而后治之，譬犹渴而穿井，斗而铸锥，不亦晚乎?"这种防重于治的思想是十分可贵的。

三、研读《内经》的目的和方法。

《内经》是祖国医学的理论基础，是我国古代的医学总结，是一个伟大的宝库。为了更好地继承和发扬祖国医学遗产，深入研究祖国医基础理论，探索祖国医学的源流，为实现中西医结合，创立中国式的独特的新医学新药学，真正做到古为今用，为广大人民防病治病，就必须下苦功夫，系统学习《内经》。那么，如何学习呢?

1. 了解历史背景

如针具在《内经》时代是砭石，随着历史发展，针具的演变过程为砭石—骨刺—竹针—铜针—不锈钢针。如又认为金石药有补养作用，是在道家盛行炼丹基础上提出的；将人体脏腑器官的功能比为"十二官"，是因封建社会时代特点而命名的，这种命名并不能完全说明脏腑的功用。学习《内经》时对这些历史背景均要有所了解。

2. 联系日常生活

如《素问·上古天真论》提到"以酒为浆，以妄为常，醉以入房，……起居无节，故半百而衰也。"《素问·宣明五气篇》和《灵枢·九针论》都提到"久卧伤气，久坐伤肉"，说明人在日常生活中只有饮食适量，作息定时，才能对健康有利。好逸恶劳，恣情酒色，都会损伤身体。另外，有些理论还可以借用生活中的事例理解。《素问·阴阳应象大论》中的"阳化气，阴成形"，如釜内的水烧开了（阳），便化气而上升，釜盖冷却（阴）水气凝结，则变液而降。

3. 结合临床实践

如《素问·灵兰秘典论》说"肝者将军之官"，古人在临床实践中观察到大怒往往引起肝气上逆，故曰"大怒伤肝"。反之肝阳偏旺的人性情急躁。基于肝性刚强，好动不好静的特点，故比喻为"将军之官"。再如阐述五行生克关系，亦必须结合人体的生理病理才能言之有物，不致空洞。临床上见到内热、气短、干咳、口渴、小便短赤、腰膝酸软的病人，是因为肺虚不能输布津液以滋肾，故以"金不生水"的术语来概括，治法以补肺滋肾为宜，即所谓"金水相生"。

4. 联系前后篇幅

为解决原文繁杂和前后重复问题，可采取分析归纳，把原文内容相近部分合并一起学习。如《素问·灵兰秘典论》的十二官和《素问·六节脏象论》的五脏六腑以及《素问·五脏生成篇》的五脏所合所主等内容合并学习，既避免重复，又突出重点，做到前后呼应，融汇贯通。

5. 通读精读相结合

《内经》文词古奥，所以"读"是一种重要的学习方法。通读以知全貌，精读以知其理，在理解的基础上熟记。"药书不厌千回读，熟读心思理自知。"

只有做到以上几点，进行系统学习，全面掌握，整理提高，才能有所发现，有所发明，有所创造，有所前进。

《内经》成书年代考

《内经》的成书年代究属何时？历来争论较多，至今没有定论。近来又不断有人提出这个问题。他们根据不同的资料，从不同的角度，发表了许多新的见解。尤其是根据对新近不断被发掘的出土文物的分析得出的一些论证，更有说服力。一些人认为组成《内经》的《素问》、《灵枢》两部分成书年代无先后，另一些人则认为《素问》、《灵枢》两部分成书和其名称各自有别，先后不同。这样，就应将《内经》成书年代分成《内经》成书年代、《素问》成书年代和《灵枢》成书年代分别进行讨论。

一、关于《内经》成书年代

关于《内经》成书年代，一般均将"七篇大论"部分除外进行讨论。目前主要有以下几种观点：

1. 春秋战国之际成书

一些资料仅简略提出《内经》成书年代是春秋战国时期。但有人认为《内经》成书于春秋时期缺少旁证，他们有的从我国学术思想发展的一般情况分析，春秋时期成书的著作极少。那时的学者多述而不作，或仅有一些零散的作品刻写出来。编纂成比较完整的书籍，如先秦诸子的著作，大都是战国以至秦汉时代的事。像《内经》这部系统讲述基础理论的医书，不可能在春秋时期形成。有的提出现存先秦诸子书中无一部提及《内经》或引用《内经》中的句子，说明先秦诸子可能未见过《内经》。而构成《内经》的理论核心之一的阴阳五行学说又是战国中、后期形成的一个哲学流派，加上《内经》其文不如春秋或战国初年的一些作品如《论语》、《左传》、《老子》、《墨子》等古奥简炼，很多用词之义亦多为后起之义，如"皮"、"脚"等与先秦不同，因此《内经》不可能在战国之前的春秋时期成书。

2. 战国后期——秦汉之际成书

有人认为《内经》成书于战国后期。其根据是《内经》中的一些提法、用词、病证等与战国时代密切相关。如"失侯王"，"万民"，"暴乐暴苦，始乐后苦"，"故贵脱势"，"始富后贫"等提法，以及"脱营"，"失精"等病证；一些基本学说理论如"精气学说"、"阴阳五行学说"等均是战国时齐国学者首先提出的；一些文句如"邪气之中人也高"，"邪气之留于阳也久"，"邪气之中人也洒淅动形，正邪之中人也微"等皆为战国后期的文句；一些治疗手段如用砭石治病，在战国时尚使用，而在秦汉时已基本淘汰等等。有人将《内经》与战国秦汉之际的《吕氏春秋》、《淮南子》、《春秋繁露》、马王堆汉墓医书等书相比较后发现，《内经》成书应在《吕氏春秋》、马王堆汉墓医书之后，《淮南子》、《春秋繁露》之前。因《吕氏春秋》乃先秦非医籍中涉医最多者，而书中却无《内经》任何消息，马王堆汉墓医书中关于经脉的认识及描述，水平明显低于《内经》。而《淮南子》、《春秋繁露》中被后世沿用的五行相生理论在《内经》中却缺如。还指出公元前239～180年之战国、秦汉之际是名医活跃时期，最具有医学理论总结成书的条件，因此认为《内经》成书应在战国末到秦汉之际。还有人根据对《内经》成书地点的考证认为《内经》成书于战国之际。他们有的认为托黄帝之名在战国时期的齐国尤盛，该国又是黄老思想的策源地，而《内经》是深受黄老思想影响的。另外，齐国稷下学宫中聚集了各种学派的学者，"宋钘、尹文学派的唯物主义学说和当时医学发展有一定的联系"（《中国历代哲学文选·先秦篇》）。因此，稷下学宫里亦有人从事医学理论研究。据此推论，《内经》当是医家与其他学科学者在战国之时的齐国合作著成。有的则寻求了《内经》与战国时代的一些国家联系的线索，提出《内经》成书于中国统一之前，亦即战国时期的秦国的见解。认为《内经》中所用的方言如"凭"，名称如"方士"、"黔首"等与秦有关，又史载秦国多良医，医学基础较好，而涉医最多的《吕氏春秋》一书也是在秦所成，故而秦国有条件总结、整理各地医疗经验与医学理论。

3. 西汉成书

持这种观点的人较多。他们有的把《内经》与《史记》中所载的有关生活于西汉初年的名医淳于意的史实相对照后认为，《内经》的医学理论水平决不低于淳于意的水平，且淳于意钻研的十种书中有八种与《内经》推崇的古医籍相近或相同，但《药论》、《石神》在《内经》中未提及，也无类似的书。表明《内经》的作者与淳于意在医学理论的直接继承上有许多共同之处，而公乘阳庆传给淳于意的十种书中无《内经》，说明《内经》成书在淳于意后，即在西汉初年之后。有人还认为，《内经》在当时可称得上篇卷浩繁、规模宏伟。战国时，国家不出面支持，仅靠民间力量是难以完成的，若政府或公侯贵族组织编纂，这件大事《史记》应有记载，但司马迁未言及此事，唯一的解释是《内经》成书在《史记》后，即西汉晚期。有的是采取将《内经》与其他书相比较的方法发现《周礼》、《吕氏春秋》、

《淮南子》等书中均无《内经》的记载，在某些医学理论方面与《内经》所论有的不相一致，有的简略得多。如《淮南子》中五行配五脏说，《吕氏春秋》中病因说，对疟疾的描述等。他还发现《史记》虽言医多处，却只字未提《内经》及黄帝与岐伯言医之事。整部《史记》提及"岐伯"名仅一次，还是出自司马相如的文艺作品《大人赋》中。《史记》著者司马迁是有条件博览群书的，为何他不录记《内经》消息呢？这是因为《内经》成书于西汉中、晚期，较上述古医籍成书晚的缘故。有的认为《内经》与黄老学说关系密切。如《内经》认为自然界一切事物发生、发展、衰退、消亡的总因素是"阴"和"阳"的相互作用，这与黄老学说主张无为而治、顺从自然的思想是一致的。黄老学说重视生理与心理紧密联系的养生观在《内经》中亦得到了深入的阐述。此外，古代道家文献中有关人体生理、养生的精粹论述被《内经》大量引用等。黄老学说在汉初始盛行，故《内经》成书当在西汉。此外，《内经》托名黄帝与汉初的风气亦有关。

另外，还有人认为《内经》中记述的针具可作为《内经》成书于西汉的一条佐证。经考证认为《内经》中所论针具是金属针，最长约16cm（7寸），而西汉之前的金属冶炼水平不能满足《内经》中医用长针刚柔结合的要求。只有到了西汉，随着"百炼钢"，尤其是"铸铁脱炭钢"的出现，再经锻造方可用以制造医用长针，虽不理想，亦属可行了。以此推论《内经》当在西汉成书。还有人提出了关于《内经》是在西汉成书的另一条佐证，认为《内经·上古天真论》开首"昔在黄帝……成而登天"一段是从文、史、哲方面提出的。经考查在《史记》、《大戴礼》上有内容极其相似，仅个别字不同的记载。因此，《内经》成书应在这两种书之后，当在西汉晚期。有的通过分析"菽"、"豆"字义的演变，为《内经》在西汉成书的观点提供了一个论据。"豆"在古代指食器、量器和重量单位，其作为五谷之一，是从食器的象形中借用来的。而作为五谷之一的"豆"，在先秦称"菽"，西汉始更"菽"为"豆"。《内经》中用"豆"、"大豆"、"小豆"和"赤小豆"等豆字共13条，而不是用"菽"字，这只能用《内经》在西汉时才成书来圆说。

由于在西汉成书的观点有大量的证据支持，故有人提议，在没有更确凿的论据提出之前，可将《内经》成书年代暂定在西汉。

二、关于《素问》的成书年代

关于《素问》的成书年代问题，有的据其内容将"七篇大论"作为后期作品，其余为前期作品分开加以讨论。

关于前期作品，有人认为主要是在战国成书的，且不可能迟于扁鹊之后。

将《素问》前期作品与战国时书《周礼》中的有关内容进行比较，发现二者虽叙述有详略不同，但其理论体系则类似。而详略之不同，亦可能是因为《周礼》不是医书之故。因此《素问》的前期作品可能与《周礼》同时代即战国时代之书。又《史记·扁鹊仓公列传》中载扁鹊以汤熨治腠理，以针石治血脉，以酒醪治肠胃，在骨髓则无奈之何的论述与《素问》前期作品中有关内容毫无二致，说明前期作品决不会后于《史记》成书年代。《内经》中有用韵语的句式，如《八正神明论》最后一段，类似多用韵语的先秦文字结构，亦可佐证前期作品出于先秦。另有人则认为前期作品成编时代上不早于扁鹊，下不迟于仓公（西汉初年）。指出扁鹊病案简朴，且只谈阴阳而不论五行，与《素问》内容不一样。仓公病案中有12例用汤液治病，阳庆所传10种书中又有《药论》一书，而《素问》中药疗仅出现6次，也无关于《药论》一书的记载。若前期作品与仓公同时代或稍后，似不应当这样不重视药物疗法。因此推论前期作品中主要部分不讲阴阳五行，大概是公元前4世纪作品；讲阴阳五行的，大概是公元前3世纪中期或后期的作品。在这里要说明一下的是，他们用来作为成书年代标志的"扁鹊"，指的是战国时被秦太医李醯所杀的那一位。因古时有多人名之"扁鹊"，根据扁鹊见赵简子、虢太子、齐桓侯及被李醯所杀的经历推算，扁鹊生自公元前655年~公元前310年，在春秋时即已存在。活了300多年，这是不可能的，以此作为年代标志显然不合情理。

关于后期作品，即"七篇大论"成编年代，有的认为最迟应在东汉以前，因为"七篇大论"中使用的甲子纪年虽始自东汉时的汉章帝（公元76~87年），但是运气学说肯定早于汉章帝，且"七篇大论"中运气学说所用纪月的方法在汉武帝太初元年（公元前104年）颁布太初历就开始了。因此"七篇大论"形成时间不能推到章帝以后去，应在东汉以前。有的则认为后期作品大概是公元2世纪成编的。理由有四点：①《易纬通卦验》卷下讲二十四气的天时民病正和这一部分的理论体系相类似。讳纬的起源虽早，但到西汉哀帝、平帝的时代（公元前 6 年～公元 5 年）才兴盛起来，故此部分的著作时代推测是在东汉。②《至真要大论》中讲药物上中下三品是在西汉晚年《神农本草经》产生以后，论中记有"君、臣、佐、使"的方剂配伍原则显然比《神农本草经》为进步，故《至真要大论》成编应在《神农本草经》之后。③古用岁星纪年，极少提干支，"七篇大论"用了干支纪年，故此乃章帝元和二年（公元 85 年）后的作品。"七篇大论"所讲五脏和五行的配伍仍用今文说，而东汉后，经学上的古文说兴盛起来，若"七篇大论"在东汉后成书，一般讲这种富有创造性的理论体系是会受到影响的。综上几条，"七篇大论"成编应不早于东汉，亦不晚于东汉。山东、河北中医学院据"七篇大论"中如干支纪年、四分历法、天体演化理论、气候物候等变化情况与东汉之天文、历法、《易纬》及郑康成注等有关文献相对照，亦得出了"七篇大论"形成当不早于东汉的结论。关于"七篇大论"成编时间尚有东汉或东汉以后及进一步确认为东汉建武（公元 25 年）以后等观点。

有人不将《素问》划分为前、后期作品，认为该书是汉时成编。因为《素问》中许多用词、句式及部分内容与汉代紧密关联。如"素问"之名起自汉代，"黔首"是秦汉时期流行的名称，"相傅"为汉时官制，"州"是汉时地方行政单位。《金匮真言论》篇名中的"金匮"是汉时宫廷最神圣的地方。《灵兰秘典论》篇名中，"灵"指"灵室"，"兰"指"兰台"，均是皇宫中藏书处。主汤液治里病是汉世以后事。"寅者，正月也"用的是汉武帝元封七年始行的太初历。《素问》反对服石，可能针对汉时服石成风而言。《素问》通篇也找不出"疫"字（五疫之疫出在遗篇上，一般认为是唐宋间人伪作，故不计）以及《异法方宜》论的内容，反映的是前东汉承平时期的社会现实，不是纷乱的战国时代。《素问·气穴论》文风似枚乘的《七发》，某些句子也雷同。《素问·六元正纪大论》言五郁之发中，有些句子完全是汉赋文笔。《素问》还大量引用了汉代书籍如《春秋繁露》、《列子》，尤其是《淮南子》等中的语句等等。

三、关于《灵枢》的成书年代

安徽阜阳双古堆发掘的西汉汝阴侯墓中有《太乙九宫占盘》,《六壬式》所纪录的内容与《灵枢·九宫八风》、《灵枢·卫气行》等篇叙述相同，据此有人认为《灵枢》成编于秦汉以前。有的认为《灵枢》的早期部分是战国作品，晚期为西汉作品，最早著作年代大概是公元前3世纪，最晚的约在公元1世纪。有的则从战国时的文人、著作、社会制度、社会思想及用词等方面考证，认为《灵枢》应成编于秦始皇统一中国以后。其主要理由有三，其一，马王堆出土的《阴阳十一脉灸经》对经脉命名不整齐，是战国时各自为政的反映；而《灵枢》对经脉的论述则较规范化，如将《阴阳十一灸经》中肩、耳、齿三脉概以手三阳统率，与秦统一天下后的"诸产得宜，皆有法式"（《泰山石刻铭》）的论调一致。其二，《灵枢》中《经水》、《脉度》、《平人绝谷》等篇中的解剖记载只有在秦始皇时代才能进行，因西周以来崇尚厚葬，肯定不允许进行人体解剖，而秦始皇受韩非子思想影响（《十批判书·韩非子的批判》），最反对封建迷信的。其三，《五星占》是马王堆出土的天文佚书，记录了秦始皇元年（公元前246年）到汉文帝三年（公元前177年）70年间木、金、土等行星的运行情况。书中所用"分"的概念与《灵枢》中的行度一致，而战国时《廿石星经》则以"度"为单位，"度"以下的部分用"半"、"太"、"少"、"强"、"弱"等文字表示，未引进"分"的概念，故《灵枢》与《五星占》应为同一时期产物，即在秦始皇时期。正因为《灵枢》中的诸多内容都牵涉到秦国的政治制度，故有人称《灵枢》可能是秦始皇时代的宫修医典。

《内经》发病学索隐

发病学和病因学是《内经》中既有联系又有区别的两种学说。病因学已成为一种独立的学说被人们所接受。它主要研究各种病邪的性质、特点及所引起的证候。其致病因素，《内经》称为"邪气"、"病邪"。发病学则是研究发病的学说，即研究病邪作用于人体引起疾病发生的内外各种条件和发病的不同情况。机体感受病邪虽同，但由于其内外各种条件有异，故发病可不同。现就《内经》中关于环境、精神和体质因素与发病的关系初步探讨如下。

一、环境因素与发病

两千年前，古代医家在生活和医疗实践中，已比较深刻地认识到人与环境的关系。《素问·至真要大论》说"天地之大纪，人神之通应也。"《素问·宝命全形论》指出："人以天地之气生，四时之法成。"《灵枢·邪客篇》又说："人与天地相应。"这都是说，人精神灵智的存在，必须通应天时地理之气，顺应四时气候的变化规律，于是形成了贯穿整个《内经》中的"人与天地相应"整体观。发病学即建立在整体观和机体与环境同步关系的基础上。

1. 社会环境与发病

《内经》认为，人是社会环境与自然环境下辩证统一的有机体。故其首篇《素问·上古天真论》开宗明义即提出了一个耐人寻味的问题："上古之人，春秋皆度百岁，而动作不衰；今时之人，年半百而动作皆衰者，时世异耶？人将失之耶？"明确指出"上古"和"今时"有时世差异，即社会环境不同。《内经》所称的"上古"和"今时"是两种不同的社会制度的历史时期，"上古"指没有阶级的原始公社社会，"今时"的人类社会已是阶级社会。岐伯在答语中指出，上古之人，"法于阴阳，和于术数"，懂得养生之道，坚持锻炼身体，机体能适应自然的变化，故而长寿；今时之人，"以酒为浆，以妄为常，醉以入房"，正是统治阶级酒色无度的生活写照，以致竭其精，耗散其真，故半百而衰。

基于这种观点，《内经》论述了由于社会环境的影响，人们社会政治经济地位和生活方式不同，发病情况的不同。统治阶层的"王公大人血食之君"，多患富贵之疾；被统治阶层的"百姓"、"布衣之士"，则有其"民病"之患。如《素问·通评虚实论》说："消瘅、仆击、偏枯、痿厥、气满发逆，甘肥贵人则膏粱之疾也。"富贵人为了长寿，多食膏粱肥甘、芳草美味、金丹石药，故内热中生，而致诸病。所以《素问·腹中论》又说："夫热中消中者，皆富贵人也。"而"民病"却与此不同，《素问·痿论》说："有渐于湿，以水为事，若有所留，居处相湿，肌肉濡渍，痹而不仁，发为肉痿。……有所远行劳倦，逢大热而渴……发为骨痿。"说明百姓长期居处于潮湿之地，在水中和高温环境之下劳作，易发生肉痿和骨痿之病。

《内经》还指出，人们的发病情况会随着富贵贫贱的变化而不同。《素问·疏五过论》指出："尝贵后贱，虽不中邪，病从内生，名曰脱营。尝富后贫，名曰失精，五气留连，病有所并。……故贵脱势，虽不中邪，精神内伤，身必败之。始富后贫，虽不伤邪，皮焦筋屈，痿躄为挛。"此因社会地位由富贵变为贫贱，则病生于志意而不因子外邪。因为脾藏营，营舍意，肾藏精，精舍志，故志意和则营卫调，筋骨健强，腠理致密；意志失则精营脱，外使皮槁色夭，筋骨挛躄，内使五脏之气留郁，不得疏达，所以病于五脏。后世医家承《内经》之旨，也很注重社会因素与发病的密切关系，金元名医张子和在《儒门事亲》中载有："新寨马叟，年五十九，因秋欠税，官杖六十，得惊气，成风抽搐已三年矣。""一叟年六十，值役烦扰，而暴发狂。"均是社会因素致病的典型案例。

2. 地理环境与发病

地理环境与发病的关系是医学地理学研究的内容，用以研究地势地貌、地质土壤、水质水温等地理环境特点与健康和疾病之间的关系。《内经》中对此已非常重视，认为地理环境与人类发病密切关联。

《素问·异法方宜论》是研究古代医学地理学的重要文献，它根据东西南北中五方的地理气候特点和各地居民生活习惯不同，划分了不同体质及不同的地区性疾病（表1）。

因为天不足西北，其地高气寒属阴；地不满东南，其地低气热属阳，故西北之人多患脏寒胀满之内病，东南之人多患痈疡挛痹之外疾。《素问·阴阳应象大论》和《金匮真言论》还根据五行应五方、五脏、五体的理论，论述了东方之人多筋病，西方之人多皮毛之病，南方之人多经脉之病，北方之人多谿骨之病，中央之人多肌肉之病，皆地势使然也。后世医家对地理环境与发病关系也很重视，至今仍有"水土不服"的说法。隋·巢元方在《诸病源候论》中专列两条"不伏水土候"，说明生活在不同地理环境中的人们，已经适应了各自的水土性质、气候特点和饮食风俗，故不发生疾病。若移居他地，机体不能适应新地理环境的不同特点则易发病。

表 1　地理环境与发病的关系

地区	地域特点	地理气候特点	居民生活习惯	居民体质特点	发病
东方	天地所始生	鱼盐之地，海滨傍水	食鱼而嗜咸	黑色疏理	痈疡
西方	天地所收引	金玉之域，沙石之处，水土刚强，多风	陵居华食不衣褐荐	脂肥	邪不伤形，病生于内

地区	地域特点	地理气候特点	居民生活习惯	居民体质特点	发病
北方	天地 所闭藏	地高，风寒 冰冽	陵居，乐野处 而乳食	脏寒	满病
南方 中央	天地所长养 天地所以生万物	阳之盛处，其 地下，水土弱， 雾露所聚 地平以湿	嗜酸食胕 杂食而不劳	致理 赤色	挛痹 痿厥寒热

现代研究已经表明，地区性多发病与病区水土中的矿物质种类、微量元素的含量和营养成分的缺乏有关；地区性传染病是由于不同地区分布着不同的病原体及其不同的传播昆虫和中间宿主所引起。如山区水中缺碘多发单纯性甲状腺肿，北方森林地区有森林脑炎，南方长江中下游地区流行血吸虫病等等。无疑，整理和研究《内经》古代医学地理学对进一步研究发病学有着现实意义。

3. 气候环境与发病

《内经》发病学十分重视气候环境对发病的影响，《灵枢·四时气》说："夫四时之气，各不同形，百病之起，皆有所生。"春夏之时，阴气少而阳气多，多发阳病；秋冬之时，阳气少而阴气多，多发阴病。然阴阳之中又分阴阳，春为阳中之阴，夏为阳中之阳，秋为阴中之阳，冬为阴中之阴，故"冬病在阴，夏病在阳，春病在阴，秋病在阳。"也就是说，春夏多阳病，也发阴病，秋冬多阴病，也发阳病。《灵枢·终始》又进一步指出："春气在毛，夏气在皮肤，秋气在分肉，冬气在筋骨。"故四时之气可分别引起毫毛、皮肤、分肉和筋骨等形体病。"四时之气，更伤五脏"，东风生于春，病在肝；南风生于夏，病在心；西风生于秋，病在肺；北风生于冬，病在肾；中央为土，病在脾。可见，四时气候的发病性质有阴阳，部位有深浅，可引起形体和五脏不同病变。这是《内经》四时气候与发病关系的最一般规律。

众所周知，一年四季每个季节均有其气候特点，如春温、夏暑、长夏湿、秋燥、冬寒。《内经》认为，四时变更可带来发病的季节与时令特点，即常常发生一些季节性多发病和时令性流行病。如《素问·金匮真言论》指出："春病善鼽衄，仲夏善病胸胁，长夏善病洞泄寒中，秋善病风疟，冬善病痹厥。"《灵枢·论疾诊尺》又指出："冬伤于寒，春生瘅热；春伤于风，夏生后泄肠澼；夏伤于暑，秋生痎疟；秋伤于湿，冬生咳嗽。"古人总结出来的这些季节性多发病和时令性流行病，与现代发病学颇相吻合。大家知道，支气管哮喘、慢性肾炎、溃疡病好发于冬春；疟疾、痢疾、乙型脑炎多发于夏秋；麻疹、脑膜炎、腥红热流行于冬春。近年来的研究资料还证实气象因素对人体发生作用，如：一定频率的强烈日光对眼的刺激可使癫痫发作；寒冷伴有大气干扰可诱发青光眼。还有人统计，对于 5 岁以内小儿，冬季出生者患龋齿和佝偻病的比率比夏季出生者高一倍。其他如风湿病、胆石症、动脉硬化、结核等疾病对于季节和天气的变化也都十分敏感。

但是，古代医家在医疗实践中又发现各年的气候并不是简单的重复，四时六气和二十四节气虽有相对固定的日期，但气候的变化又是常中有变的。故《内经》又认为，在不同季节出现同一气候特点，或在同一季节出现多季节气候特点，都可以引起五脏和形体诸病。如《素问·风论》说："以春甲乙伤于风者为肝风，以夏丙丁伤于风者为心风，以季夏戊己伤于邪者为脾风，以秋庚辛中于邪者为肺风，以冬壬癸中于邪者为肾风。"说明五季皆有风邪，并可伤及五脏而致五脏风。《素问·痹论》又说："风寒湿三气杂至，合而为痹也。……以冬遇者为骨痹，以春遇此者为筋痹，以夏遇此者为脉痹，以至阴遇此者为肌痹，以秋遇此者为皮痹。"说明痹证由风寒湿三气杂合而成，并且可在五季中任一季节侵犯人体引起五种不同的痹证。张仲景在《金匮要略》中指出，气候变异"有未至而至，有至而不至，有至而太过"等不同情况，也就是说节气的早迟和气候的太过不及均可导致疾病。现代研究资料已证实气候反常对发病的影响，如 MeInette 发现干旱和长期高温可促使脊髓灰质炎的发病和流行。

《内经》还认为：病情的发展变化亦与季节气候和昼夜更替有关。《素问·脏气法时论》即根据五行生克规律，明确说明五脏疾病的愈、甚、持、起有着明显的季节性（表2）。

表 2 季节变化与发病的关系

病在五脏	愈	甚	持	起
肝	夏	夏不愈，甚于秋	秋不死，持于冬	春
心	长夏	长夏不愈，甚于冬	冬不死，持于春	夏
脾	秋	秋不愈，甚于春	春不死，持于夏	长夏
肺	冬	冬不愈，甚于夏	夏不死，持于长夏	秋
肾	春	春不愈，甚于长夏	长夏不死，持于秋	冬

这是现代生物钟学说在《内经》中的表现。某些气候与病情变化的关系近来已有证实。有人通过统计学方法，发现慢性气管炎的病情波动及感冒发病的增加与气象因素剧变有关；关节痛的发作与气温、湿度、气压的变化有显著关系。冠心病心绞痛的发作，高血压脑出血，以及肺心病的恶化或死亡等，以冬季为多。又如《灵枢·顺气一日分四时》指出："夫百病者，多以旦慧、昼安、夕加、夜甚。"此根据四时气候的变化对人体的影响和一日之中人体阴阳消长的状况，将一天划分为四时，朝为春，日中为夏，日入为秋，夜半为冬来说明疾病在一天中的变化情况。一般疾病大多在清晨比较轻些，下午起逐渐加重，夜半病情最重。人体对昼夜节律的反应，已引起国外学者的重视，Volker 观察到脉搏、体温、氧的消耗量、二氧化碳的释放量、通气量、排尿量及尿中含氮量等有昼夜起伏的不同。Halberg 由实验得出，激素分泌也有 24 小时的特定节奏。这些研究对探讨昼夜病情变化的实质无疑是有益的。

《内经》还特别重视脉象与气候的关系，四时各有其正常脉象，五脏亦有其应时之脉，这是人体适应气候的表现。《素问·玉机真脏论》说："春脉如弦，夏脉如钩，秋脉如浮，冬脉如营。"春脉属肝，为东方木，万物始生，脉来端直以长故弦；夏脉属心，为南方火，万物所盛，脉气来盛去衰故钩；秋脉属肺，为西方金，万物所收，脉来轻虚故浮；冬脉属肾，为北方水，万物所藏，脉气来沉以搏故营；脾为土，孤脏以灌四傍，弦钩浮营脉见，则脾脉和平。如果人体不适应气候的变化，可形成太过不及之脉，脉反四时为病。《玉机真脏论》指出："太过病在外"，"不及病在中"。王冰注云："气余则病形于外，气少则病在于中。"气余则太过，气少则不及，外病多有余，内病多不足。春脉反者，其脉气来实而强，弦之太过，则肝气有余而善怒目眩；其气来不实而微，弦之不及，则肝虚而两胁胀满。夏脉反者，其脉气来盛去亦盛，钩之太过，则阳气有余而身热肤痛；其气来不盛去反盛，钩之不及，则心气不足而烦心咳唾。秋脉反者，其脉气毛而中央坚，浮之太过，则肺气有余而壅塞气逆背痛；其气毛而微，浮之不及，则肺气不足而少气喘咳。冬脉反者，其脉气来如弹石，营之太过，则阴邪盛，肾气伤，真阳乃虚而腰酸脊痛，肾藏精，精伤则无气，故少气不欲言；其气去如数者，营之不及，则真阴虚，虚则心肾不交，故令人心悬而怯如病饥，肾水不足则小便遗淋癃闭也。脉气来如水之流者，脾土太过而湿胜四肢不举；其气来如鸟之啄者，脾土不及而虚弱，则四脏失养而九窍不通。《内经》还根据五行相克的理论来说明脉逆四时必病重难治。《玉机真脏论》又说："所谓脉逆四时者，春得肺脉，夏得肾脉，秋得心脉，冬得脾脉，其至皆悬绝沉涩者，命曰逆四时。""脉逆四时，为不可治。"此四时皆得克己之脉，失四时之和，故其病难治。这是以脉象来判断四时疾病的预后，在临床上有一定的指导意义。

当然，在发病学上，气候仅是一个条件，尚需联系社会地理环境、个体差异和正气盛衰等加以研究。已观察到在同一地区，同一季节条件下，有人发病，有人不发病，有人立即发病，有人暂缓发病，有人病情轻微，有人病情严重等等情况，《内经》认为这是由"禀赋"和"正气"所决定的。近代欧洲学者也看到这一现象，称之为"气象敏感"（metcorot ropcsm）。据调查，正常人群中约有30%的人对气象敏感，这种人在天气变化时容易产生各种不适症状。

二、精神因素与发病

精神情志活动是人类生命的象征和基本特征，属于医学心理学研究的范畴。《内经》将人们的心理现象归纳为神、魄、意、志、思、虑、智等内在意识思维活动和随着外界刺激而产生的喜、怒、忧、思、悲、恐、惊等七种情志活动。《内经》非常重视精神因素（情志）在某些疾病发病中的作用，"精神内守，病安从来"之句正是强调了它的重要性。

1. 情志失调伤神

《内经》关于"神"的概念比较广泛而复杂。一般认为有两种含义：其一是指整个人体生命的外在表现，包括生理、病理等反应于体表的征象；其二是指人的意识、思维、精神活动。在发病学上，前者表现为形神病变，后者表现为精神错乱，属于中医精神病学的内容。

《灵枢·本神》说："心怵惕思虑则伤神，……脾愁忧而不解则伤意，……肝悲哀动中则伤魂，……肺喜乐无极则伤魄，肾盛怒而不止则伤志。"此论情志伤神之害。五脏各藏其神，心藏神，肝藏魂，肺藏魄，脾藏意，肾藏志；五神各有其舍，脉舍神，血舍魂，气舍魄，营舍意、精舍志，以内守为治。今情志失调，伤及五脏之神可以引起表现于体表的"破䐃脱肉，毛悴色夭"等形神败露的各种病证。现代精神病学也认为，严重的精神刺激，可以引起代谢变化、消瘦，乃至出现恶病质，此与《内经》之说颇相符合。

《内经》中记载的因情志失调伤神而引起的精神病主要有癫狂痫病。《灵枢·癫狂》说："狂始生，先自悲也，喜忘苦努善恐者，得之忧饥"，"狂言，惊，善笑，好歌乐，妄行不休者，得之大恐"，"狂，目妄见，耳妄闻，善呼者，少气之所生也"，"善笑而不发于外者，得之有所大喜"。狂证的发病为受精神刺激引起情志活动的失调所致。狂躁不安，吵闹不休，詈骂不避亲疏，甚则登高而歌，弃衣而走，是狂证的证候特点，与现代精神病学的狂燥型精神分裂症极为吻合。《癫狂》又说："癫疾始生，先不乐，头重痛，视举目，赤甚作极，已而烦心……癫疾始作而引口啼呼喘悸者，……先反僵，因而脊痛。"此概述了癫疾发作前征兆和发作时临床表现，从经文所描述的症状看，即是癫痫病。其发病原因，《素问·奇病论》作了探本求源的回答："人生而有病颠疾者，……病名为胎病，此得之在母腹中时，其母有所大惊，……故令子发为颠疾也。"此说明了癫痫病是由于其母"大惊"所发，"得之母腹"，即与遗传有关，这与现代遗传学所证实的由常染色体显性基因遗传而致的原发性癫痫的发病情况一致。

2. 情志失调伤脏腑气机

《内经》认为：精神情志活动的物质基础是五脏精气，情志失调可伤及五脏。如《素问·阴阳应象大论》指出："人有五脏化五气，以生喜怒悲忧恐。""怒伤肝，喜伤心，思伤脾，忧伤肺，恐伤肾。"怒为肝志，大怒则肝气上逆，血随气溢，故面目红赤，吐血衄血，甚则卒倒；喜为心志，大喜则血气涣散，心神不宁，故失神狂乱；悲为肺志，悲甚则肺气抑郁，耗气伤阴，致形疲气少；忧思为脾志，思虑过度，脾气受伤，运化不足，食欲不振，腹胀便溏；恐为肾志，大惊卒恐，则精气内损，肾气受伤，故遗尿阳痿，足不能行。又心为五脏六腑之大主，故《灵枢·口问》有"悲哀愁忧则心动，心动则五脏六腑皆摇"之说。现代医学也认为，任何情志太过，都将影响人体健康。首先是引起神经活动的机能失调，这通常叫神经官能症。此后，神经机能病将转成各种各样的疾病，包括心血管疾病。

《内经》又认为：心理活动变化亦可导致气机功能的紊乱。如《素问·举痛论》说："余知百病生于气也，怒则气上，喜则气缓，悲则气消，恐则气下，……惊则气乱，……思则气结。"此"六气"当中，"气缓"似指生理而言，但气上、气消、气下、气乱、气结，乃是情志失调而引起气机升降功能紊乱的现象，由此可产生呕血飱泄、上焦胀满、下焦不通等一系列症状。由此可进一步说明情志伤五脏和情志伤气机之间深刻的内在联系。情志累及五脏而致病，正是由于异常的精神因素破坏了五脏之气的平衡协调关系，导致人体的整个气化功能发生异常的结果。

3. 情志失调伤形体

《内经》藏象学说认为：五脏外应五体，所以形体病亦与精神因素有很大影响。《灵枢·九针论》指出："形乐志苦，病生于脉；形苦志乐，病生于筋；……形乐志乐，病生于肉；形苦志苦，病生于咽喝，……形数惊恐，筋脉不通，病生于不仁……。"形体苦于过劳，固能生病，但在形体无劳时，仍使病生于脉肉筋骨，乃由于志苦志乐，即情志悲喜失常所致。然而，这里的形体病变，一般病情尚轻，尚未伤及形体之神，与前述情志失调伤神不同。另外，痈疽的发病，虽与饮食有关，但从《内经》看，精神因素的作用亦不容否认。如《灵枢·玉版》说："病生之时，有喜怒不测，饮食不节，阴气不足，阳气有余，营气不行，乃发为痈疽。"正说明由于喜怒无度，破坏了机体阴阳气机的平衡，因而气血不通，发为痈疽。

4. 情志失调对外邪致病的影响

精神情志活动的失调，不仅能引起神、脏、气、形的各种不同疾病，而且对外邪亦产生很大影响，或改变其发病途径和部位，或加重其病情。《灵枢·百病始生》说："卒然外中于寒，若内伤于忧怒，则气上逆，……而积皆成矣。"寒为六淫之一，此言情志内伤而挟寒成积。忧怒先伤其内，寒邪卒中于外，怒则气上，则寒邪随上逆之气而上行，使经脉不通，温气不得下行全身，血因寒凝，著而不去。可见情志失调改变了寒邪发病途径和部位，从而发为积症。张景岳《类经》注文中还强调"此必情性乖戾者多有之也。"后世医家在《内经》影响下，亦十分重视情志发病。如明·吴又可在论述温疫发病时也认为与情志有关。"时疫初起，……然亦有触因而发者，或饥饱劳碌，或焦思气郁，皆能触动其邪，是促其发也。"此"焦思气郁"即是精神心理因素的作用。

三、体质因素与发病

体质即指人的个体差异性，由先天禀赋和后天摄养所决定。目前对其无确切定义。笔者综合《内经》的论述，认为体质可能是指个体在形态结构、脏腑性质、机体阴阳偏颇和对环境适应与否等方面的各种特殊性，这些特殊性往往决定着个体对某种病邪的易感性，发病的倾向性和特异性。《内经》对体质和发病的关系亦非常重视，认为体质不同，发病有异，并且在病程中左右着疾病的发展变化。《灵枢·五变》非常形象地以斧伐木作比喻，说明疾病的发生主要是由体质的强弱来决定的。"人之有常病也，亦因其骨节皮肤腠理之不坚固者，邪之所舍也，故常为病也。"《灵枢·本脏》有问："有其独尽天寿，而无邪僻之病，百年不衰，虽犯风雨卒寒大暑，犹有弗能害也；有其不离屏蔽室内，无怵惕之恐，然犹不免于病，何也？"张景岳在《类经》中做出回答："此天禀有出常之强者，有出常之弱者。"

1. 五形人发病有季节性

《内经》根据阴阳五行学说，结合人的肤色、体形、精神常态，将人的体质归纳为木火土金水五种类型；并按五行配五音，又各分为五类，共有阴阳二十五人。因五行各有旺时，五行人发病也有其季节性。由《灵枢·阴阳二十五人》可知，木火形人的体质，耐于春夏，不耐于秋冬，易于感受寒邪而生病，木形人多病足厥阴，火形人多病手少阴。土金水形人体质怕热，畏亢燥，喜滋润，故不能耐受春夏温热之气。土形人多病足太阴，金形人多病手太阴，水形人多病足少阴。此不仅指出了确实存在着个体体质的特异性，而且遵照整体观的宗旨，在五行学说的基础上将体质与四时联系了起来，不同的体质对四时气候有不同的适应性。适应者不病，不适应者病生。这是发病学的一个规律。

2. 皮肉厚薄色异，感邪不同

《内经》认为：由于人们皮肤色泽不同，在每一季节中最易受病的情况也有不同。如《灵枢·论勇》说："黄色薄皮弱肉者，不胜春之虚风；白色薄皮弱肉者，不胜夏之虚风；青色薄皮弱肉者，不胜秋之虚风；赤色薄皮弱肉者，不胜冬之虚风也；……黑色而皮厚肉坚，固不伤于四时之风：……其皮厚而肌肉坚者，必重感于寒，外内皆然，乃病。"此根据五行生克规律，说明不同皮肤色泽的个体在每个季节感受不正之风而发病不同。如黄色属土，春季属木，木能克土，故黄色薄皮弱肉者经不起春季不正之风而生病；白青赤色依此推。黑色一般是健康的象征，其皮肉坚厚者不病，但若感受长夏虚风，又重感寒邪，亦不免于病。

《内经》还认为：疾病的发生，由人体皮肤、腠理、肌肉、骨节的坚固与脆弱来决定。如《灵枢·五变》指出："肉不坚，腠理疏，则善病风。……小骨弱肉者，善病寒热。……粗理而肉不坚者，善病痹。"说明外邪侵犯人体不仅与邪气的性质有关，其发病部位、发病过程和病情变化，亦主要取决于上述体质因素。肉不坚则腠理必疏，风邪乘疏而入，漉漉汗出，为外感表虚之证；若风邪留于腠理肌肉之间，著而不去，则痹证乃成。弱肉则皮不致密，邪在皮肤则发热；骨小者其髓必不满，邪气深入骨髓必发寒证。

3. 五脏有小大坚脆，病生有别

《内经》认为：体质因素还包括脏腑的形态和性质。《灵枢·本脏》剖析了五脏的形态大小，位置高下正偏，性质坚脆等各种不同情况，说明禀赋脏腑器官的畸形脆弱，会引起疾病发生（表3）。

这些重要论述，不仅说明《内经》中脏腑学说是以实践为基础的，而且给研究《内经》发病学，提供了宝贵的古代解剖资料。其中如五脏皆大、位置或高或下或偏颇等情况，与现代医学的内脏畸形、内脏异位、内脏下垂和巨大内脏等相似。

表3　五脏禀赋与发病的关系

五脏	大	高	下	偏颇	小	坚	脆	端正
心	易伤于邪	满于肺中，悗而善忘	脏外，易伤于寒，易恐	操持不一，无守司也	易伤以忧	脏安	善病消瘅	和利难伤
肺	多饮，善病胸痹喉痹逆气	上气，肩息咳	居贲迫肺，善胁下痛	胸偏痛				
肝	逼胃迫咽，苦隔中，胁下痛	上支贲，一切胁悗为息贲	逼胃胁下空，易受邪	胁下痛	脏安			
脾	苦腠眇而痛，不能疾行	眇引季胁而痛	下加于大肠，脏苦受邪	善满善胀				
肾	善病腰痛，不可以俯仰，易伤以邪，	苦背膂痛，不可以俯仰	腰尻痛，不可以俯仰，为狐疝	苦腰尻痛				

4. 体质阴阳偏颇，病从而变

《内经》认为，人群中人体有阴阳寒热虚实的偏盛偏衰，从而形成其各有所偏的体质类型；各种类型又有不同的特点，其发病有不同的倾向性；

在病程中，邪气又朝着其所偏的方向发展，疾病的性质亦随之而变。《素问·调经论》说："阳虚则外寒，阴虚则内热，阳盛则外热，阴盛则内寒。"并进一步指出，阳受气于上焦，以温皮肤分肉，若寒气客于外，则上焦之气不通，寒气独留于外，故寒栗。劳倦伤脾则形色衰少，脾不转运，则上焦不行，下焦不通，胃气热，熏于胸中，故内热。阳盛则上焦不通，皮肤致密。腠理闭塞，玄府不通，卫气不得泄越，故外热。阴盛而寒气厥逆于上，积于胸中而不泄，则温气去寒独留，故中寒。所以临床上阳虚者易感外寒，阴虚者易受燥热，阳盛者易感外热，阴盛者易引动内寒。后世医家发展了《内经》的学术思想，所谓"从化"之论源出于此。如清·吴谦说："人之形有厚薄，气有盛衰，藏有寒热，所受之邪，每从其人之脏气而化，故生病各异也。是以或从虚化，或从实化，或从寒化，或从热化。"明·吴又可在论述疫疠发病时，也观察到病情的发展变化亦"因其气血虚实之不同，脏腑禀赋之各异"，这种邪气因人而化，病之阴阳因人而变的观点，也是《内经》发病学的重要内容，这有待进一步研究，使之有效地指导临床。

综上所述，我们清楚地看到，《内经》发病学是建立在"人与天地相应"和人体是一个统一整体基础上的一种独立的学说。社会、地理和气候环境对人类发病的影响是重要的外部条件，人的精神因素和体质是发病的内部条件。病邪在发病中有一定的作用，但它终究还受着环境因素的影响，还得通过机体起作用。由于这些条件不同，发病亦明显不同。正如《内经》所说："正气存内，邪不可干。""阴平阳秘，精神乃治。"总之，既要看到环境因素，又要看到机体因素，既要看到物质方面，又要看到精神方面，这是《内经》发病学的整体观。任何疾病的发生，都是机体阴阳失调的结果，这是《内经》关于发病的总机制。

《内经》病机理论探讨

病机是疾病的发生、发展、变化的机理。一般病机理论是对具有普遍意义的病机规律的阐述，并以邪正斗争、阴阳失调、升降失常概括之。这是《中医基础理论》教材上的观点，是较普遍的认识。然而基本病机是否较为清晰完整地反映了邪正矛盾运动的一般规律？概括归纳是否严谨？却有商榷之必要。

　　首先从邪正斗争、阴阳失调、升降失常三个概念来看，阴阳失调与升降失常不宜对等并列。阴阳是相互关联的某些事物和现象对立双方的概括，阴阳概念的外延中有升降运动。阴阳和升降的关系，从逻辑学角度言之，属真包含关系，即属种关系。属概念和种概念不能并列使用，否则易致混淆。其次，邪正斗争是指致病因素与人体正气的相互作用，即邪正相互作用产生各种临床现象；而病机是一客观存在，是疾病现象内在的本质的必然联系，邪正斗争的规律才可能称为病机。径直将邪正斗争称为病机，是含混的提法。再次，若依照教材的说法，邪正斗争和阴阳失调是对等并列的两条病机规律。那么具体的病机，不是体现出邪正斗争的共性，便是体现阴阳失调的共性。但深入分析一下，二者也存在包含关系。邪正的相互作用之具体表现为邪气对正气的损伤及正气抗邪之反应，及由邪气导致脏腑阴阳气血等的功能紊乱和机体自我阴阳调节与代偿。其中脏腑气血阴阳津液等功能紊乱的概括即是阴阳失调，阴阳失调是邪正相互作用的结果之一。由此可见，从逻辑学角度分析，作为基本病机之一的邪正斗争应该修正，并予以分化。再来分析一下基本病机的具体内涵，不难发现，邪正斗争所阐述的邪正消长、虚实进退，主要指疾病的病势变化，即传变转归问题；而阴阳失调、升降失常，实际上主要是疾病过程中机体病理改变的总括。但同时，基本病机不同概念的内容之间又有相互包容现象，以致界线不清。如疾病过程中的病理变化，象不足、郁滞等，属阴阳失调、升降失常概念范畴，但也属邪正斗争概念范畴；疾病的进退转归规律，邪正消长反映之，而阴阳消长也反映之，两者相互重叠，又不能划等号。由是对疾病过程的病理改变，疾病进退转归，可以从邪正斗争与阴阳失调两个不同的病机角度去认识，于是出现了概念内涵的交叉区和模糊区。这就说明基本病机概念，信息包容量过大，分化不全，也就不可避免地在某种程度上，含混邪正矛盾不同方面运动形式间实质的差别。把疾病过程中的病理改变、传变转归、机体自我阴阳调节代偿等事物间的差异简化了。妨碍人们从更深、更广的层次与范围认识疾病的一般规律，不能更深刻地探索疾病的本质。因而基本病机所反映的病机规律是笼统、模糊的。

　　因此，对基本病机的内涵，根据邪正矛盾运动的不同方面的规律，进行某些必要的分化、定义，继而进行深入的研究是十分重要的。笔者认为基本病机可分化为三个主要方面：基本病理变化、病传规律（包括传变转归及因果变换规律)、自我阴阳调节与代偿。它们大体反映了邪正矛盾运动的一般规律。本文就此对《内经》病机理论进行研究与探讨。

一、基本病理变化

病理变化是指机体整体或局部的形态、功能及代谢的异常改变。表述它的术语很多，如阴阳失调、升降失常、气滞血瘀、寒热、虚实、郁滞、逆乱、不足、有余、亢胜、衰弱等。在不同的疾病过程中，机体的不同系统，不同部位可以出现共同的病理改变，即基本病理变化，这较易理解。但如前所述，阴阳失调、升降失常不能作为基本病理变化来看待，因此哪些变化是共同的，尚待研讨。

病理改变是病因病位内在作用的具体表现，也是病机的一个构成基础。因此，通过对具体病机的广泛分析，可以找出其中的病理变化，再经归纳、总结、抽象，便能得到对病理变化的一般认识。如若对 1984 年版《中医基础理论》教材整个脏腑病机一节进行分析的话，可知其病理变化可以分成四类。如心之心神失养、鼓动乏力、血不养心，肝之升发不及、藏血不足，脾之气虚不化、清气不升、气虚水停、统血乏权，肺之宣肃无力、敷布乏权，肾之藏精不足、作强不能、精关不固、关门不利、关门失阖、纳气不能等，反映了功能低下、物质不足的病理改变；心之邪气犯脉、脉络痹阻，肝之疏泄不及，脾之气机阻滞，肺之宣肃受阻、气失宣畅等，反映了郁滞凝涩的病理变化；肝之疏泄太过、升发太过，肾之精室受扰、阳亢强中等，反映了功能亢进、作用过强之病理变化；肝之血失归藏、内风妄动等，反映了逆乱之病理改变。归纳之，上述四类不同的变化可以用源自《内经》的不足、有余、郁滞、逆乱概念表达。

1. 不足

不足是指机体之功能和物质的病理性衰减。就脏腑而言，机能发挥较差及生化作用低下，即是不足之表现。几乎所有病邪都可引起不足。如《内经》认为五劳过度会令血气肉骨筋衰弱，五味偏颇、情志激烈、气候六淫会造成脏腑及机体组织的损伤；饮食不节、生活无常致使机体元气真精耗散；外伤出血、堕坠跌仆能致气血消亡；大暑酷热亦会烁髓消肌等等。

不足可发生于机体的各个功能系统，导致各类症状、病证。五脏不足所致症状，在肝可见"目䀮䀮无所见，耳无所闻，善恐"；在心可见"胸腹大、胁下与腰相引而痛"；在肺可见"喘，呼吸少气而咳"；在肾可见"脊中痛，少腹满，小便变赤黄"；在脾可见"腹满肠鸣，飧泄食不化"。脾又为胃行津液于四末，"形不足则四肢不用"；肾为生气之源，"志不足则厥"。上述症状涉及了呼吸、消化、泌尿、运动、神经以及精神诸方面。此外，《素问·方盛衰论》还详述了脏腑不足与精神活动的另一形式——梦的关系，如肺气虚梦见白物等。

经络之六经不足可为病痹证，如厥阴生热痹，太阳病肾痹等。十五络脉不足则可因其部位、功能等不同，而出现纷杂症候。如手太阴别络病小便遗数；手少阳别络病不收；任脉别络病搔痒等。《内经》对人身四海的功能较重视，气海不足则少气不足以言；血海不足则常想其身小，狭然不知其所病；水谷之海不足则饥不受谷食；髓海不足则脑转耳鸣，胫酸眩冒，目无所见，懈怠安卧。

机体物质不足导致的病理变化，典型地表现于阴阳营卫气血津液之虚亏。阴不足则热，阳不足则寒，营虚则不仁，卫虚则不用，血亏则不荣，津枯则不润等术语，均反映了体内物质不足引起的病理变化。

2. 有余

有余是指机体功能的病理性亢奋，如脏腑机能作用过强，生化功能亢进等。导致有余病理变化的因素很多，如"因于寒，欲如运枢，起居如惊，神气乃浮"，"阳气者，烦劳则张"，"味过于甘，心气喘满色黑乃绝"，"风寒客于皮肤之内，分肉之间而发，发则阳气盛，阳气盛而不"，"诸躁狂越，皆属于火"，"肺喜乐无极则伤魄"，"怒则气上"等等，上述征象都是在六淫、七情、五味等病因刺激下，机体发生的过亢激烈反应。它们大多有碍健康，但有的也具有保护性意义。如受寒时阳气之外浮发热，饮食不当的某些呕吐腹泻，精神刺激后的某些发泄，如哭、怒、笑等。这是功能亢奋而逐邪外出的一种本能调节反应。因此，医者宜按具体情况，审慎辨析有余病理的变化，分清利害关系，调动和维护机体的内在抗病能力。

五脏有余导致的病证十分广泛。肝有"善怒，忽忽眩冒而癫疾"，肺有"喘咳逆气，肩背痛，汗出"等。神气形血志为五脏所藏，故有"神有余则笑不休"，"形有余则腹胀，泾溲不利"之类的论述，这实际上是五脏某一部分或某一方面功能有余的反映。脏腑有余同样也能导致相应的梦觉变化，出现恶梦纷纭，乱梦颠倒等临床症状。

经脉之六经有余，除了为痹之外，尚可为病隐疹、寒中、身时热、胁满等。十五别络有余，病证更为复杂。如手太阳别络多节弛肘废，手阳明别络多龋聋，脾之大络多身尽痛等等。反映胃、冲脉、膻中、髓功能的四海发生有余病理改变，如气海则有"气满则胸中喘息"；水谷之海则有"腹满"等症状。

有余导致的病理变化与寒热等也有内在联系。"气有余便是火"及"阴盛则寒，阳盛则热"等语就体现了这种联系。再从临床症状分析，有余病理改变之症状多与辨证学中实证的表现类似，因此，有余是导致实证的机制之一。

3. 郁滞

郁滞指机体的正常功能运动和物质流通、代谢途径的障碍。其既可是气滞血瘀、络脉痹阻，又可是六淫、痰湿、虫积等邪稽留，也可为精神情志抑郁。其病因复杂，为病广泛，存在于任何疾病过程之中。归纳《内经》对郁滞病因的广泛阐述，诸邪导致郁滞病理变化的作用机制主要有四：一为邪气搏结，壅遏阻滞，如风湿客忤、虫瘕蛟蛕；二为收引拘急，气涩血凝，如寒邪凝敛、酸咸涩滞；三为气行血运迟缓郁滞，如火热灼津、气壅血涩。四为情志怫郁，气机失畅，如思虑不舒、忧郁胸闷等。

积聚、痹证、水胀是脏腑郁滞导致的典型病证。五脏之积有伏梁、息贲、肥气、奔豚、痞气等。脏腑之痹有心痹、肾痹、胞痹、肠痹等。水胀是指脏腑气机郁滞而导致水湿潴留的病证，它也有五脏六腑之分。此外，脏腑郁滞为病尚多，如《素问·痿论》之痿，其病理为五脏郁热，尤以肺之郁热为关键。

郁滞发生于阴阳卫气营血，变化病症甚多。如"结阳者肿四肢，结阴者便血"；"血凝于肤者为痹，凝于脉者为泣，凝于足者为厥"；"有所结，气归之，津液留之，邪气中之，凝结日以甚，连以聚居，为昔瘤，以手按之坚"。《素问·生气通天论》、《灵枢·痈疽》等篇较为详细地指出了营卫之气郁滞不行为病痈疽的病理过程。

经络及五体的郁滞可为病积痹、疼痛诸证。积有筋瘤、骨瘤、肉瘤、七疝、瘕聚等；痹有深痹、五体痹；痛如"邪客于足少阳之络，令人卒心痛，暴胀，胸胁支满；邪客于足厥阴之络，令人卒疝，暴痛"等。

《素问·六元正纪大论》尚有木火土金水五郁病变之记载。它对五郁病理变化的阐述，主要从运气立说，以五运联系五脏。五郁的病理变化首先影响到有关的脏腑和经络，及其既久，或在气分，或在血分；或郁于上，或郁于下；或病精神情志，或病气血脏腑；或归于阳，或归于阴；见证各有不同，然其郁滞之基本病理改变则一致。

4. 逆乱

逆乱指阴阳气血循行及脏腑气机升降活动方向的紊乱。肺气之宣发肃降，肝气之升发疏泄，脾气之升清与胃气之降浊，以及心火下降与肾水上升之间方向的失常，都为其具体表现。

诸邪引动气机是发生逆乱病理变化的重要机理。六淫风寒外袭，引动体内经气厥逆，致有风厥、厥疝、脑逆头痛之变。七情失调，引发脏腑气机逆乱，轻则伤肝、损气、视误、神惑，重则昏厥仆倒如薄厥之证。邪气之扰乱逼迫也是产生逆乱的常见机理。如"因而大饮则气逆"，寒气客胃，厥气上逆而见哕噎，火热之邪扰迫而见诸逆冲上，诸呕吐酸，暴注下迫等症候。

脏腑间功能协调异常重要，故《内经》有"不得相失"之告诫。相失含义之一便是逆乱。脏腑之生理作用颇为广泛，故当其发生逆乱之病理变化时，病证错杂繁复，诸如情志失调、梦幻纷扰、目不瞑、烦心密嘿、俯仰喘喝、霍乱、暴瘅、气上冲胸、腹中常鸣、善呕、长太息、厥心痛、真心痛，以及脏腑寒热相移之肺消、鬲消、隔中等皆为其例。

在阴阳气血发生逆乱的病证中，血气并走于上之大厥最为险笃，有甚于煎厥与薄厥。此类病证在《素问·厥论》中，还被认为与阳气逆乱有关，如言"阳气乱则不知人也"。阴阳诸气之敷布运行有一定秩序，若阴阳反作，逆从失秩，就会有飧泄、肿胀、手足厥寒厥热等病变。此外里寒、内热、肉苛、骨痹、肉烁，"头脑户痛，延及囟顶"等病证均起于阴阳、水火、营卫之逆乱。

经脉逆乱病变以《厥论》记载为详，篇中——胪列病证，如"巨阳之厥则肿首头重，足不能行，发为眴仆"等。《灵枢·经脉》篇认为，经气厥逆与肢体之气逆乱有关，而有臂厥等称谓。络脉逆乱，轻者如肺络之逆，起居如故而有瘄，重者如尸厥昏仆。由是，络脉气逆也不容忽视。逆乱为病尚多，如"黄疸暴痛，癫疾厥狂，久逆之所生也"等等，不一而足。

以上讨论从病因、病位、病症等不同角度出发，涉及了《内经》的大量篇章，充分证明了四个基本病理变化存在的普遍性和客观性。《内经》尽管没有基本病理变化的概念，但已意识到了大多数疾病均具有一些共同的病理改变，提出了诸如有余、不足、逆乱、郁滞等名词与概念，并应用这些概念对病证进行分析、归类，进而阐明病机。如《灵枢·四时气》之善呕苦水，心中愦愦之呕吐证，《内经》明确指出了其病机逆乱之改变，并提示了其为邪郁胆腑，胃气上逆。《内经》用大量、广泛的论述，无可非议地表明了基本疾病病理变化之在整个辨证论治研究中的重要地位和意义。

《内经》运气学中有内生五邪思想。有的认为内生五邪属于病因，其实它们仍是疾病过程中，由于气血津液、脏腑阴阳等生理功能失调而产生的类似六淫外邪的病理现象。由于病起于内，故分别称为内风、内寒、内湿、内燥、内火。因此，从某种意义上说，它们并非病因。如"诸暴强直，皆属于风"，"诸风掉眩，皆属于肝"。即明确了这些症候与风邪为病同类，也指出了内风主要与肝有关，揭示了风气内动是阳气亢盛、逆乱导致的一种病理状态。又如阳气不足可生内寒，阴气不足导致内热，津液不足变生内燥，脾运不足内湿潴留等，均表明了不足的病理变化与内生之邪的内在联系。

基本病理变化是产生各种寒热、虚实、阴阳证候的基础。所谓证，是疾病处于一定阶段一定部位时机体体质、反应状态、症状、体征以及病因、病机等临床资料的总括。一般而言病理改变是产生证的内在本质。不足导致的病理改变多表现为虚证，有余表现为实证，逆乱、郁滞多表现为实证或虚实夹杂证。四种病理改变均可导致寒热证候。虚实、寒热常可同时出现，表现出纷繁复杂的证候群，如不足可致虚寒或虚热证。阴阳证候是寒热虚实诸证之总括。分析时仍要落实到各具体证候中去。

病理改变与证的关系大体若此，但不可概言之。如有余病理改变可表现为机体之实性亢奋和虚性亢奋，虚性亢奋则多伴不足病理改变，属两种改变共存。像阴虚阳浮之动风证，便是多余、不足同时存在的证候，而辨证属虚证；不足改变能致实邪产生，如阳虚运化不及，可致痰湿潴留，此种痰湿即为实邪，证当属实。因此，不能将虚实证候与不足有余简单地划等号，而应细审病理变化后再行定论。同理，也不可将实证简单地归为逆乱、郁滞病理改变。寒证和热证与病理变化的具体关系较为复杂，更应详辨。

基本病理变化各不相同，但可在不同或相同的病位上并存。如肝胃失和病机中，可同时存在肝的郁滞与胃的逆乱；在脾胃运化不及的病机中，不足病理改变可同时存在于脾和胃；肝阴不足，肝阳浮动的病机中，并存着升发太过之有余及阴不敛阳之不足两种改变。不同的部位产生病理变化的倾向常有着较大的差异。如对脏腑经络病位而言，每表现肝有余，脾、肾不足，经络郁滞、逆乱的改变。而仲景的六经病位中，太阳、阳明、少阳多有余，证候多为实；太阴、少阴、厥阴多不足。表现为虚寒证或虚热证。这种倾向差异主要产生于各自生理基础之不同。

疾病过程中，病理改变间每相互关联，互相影响，互为因果。如脏腑功能不足、运化无力，可致某一部位产生郁滞。郁滞一经发生，便可作为原因导致机体气血阴阳运行障碍。于是，又进一步加深了脏腑功能之不足，成为不足—郁滞—进一步不足之恶性循环；再如气血偏聚之逆乱可导致为有余或不足的病理改变，而脏腑的有余或不足，也可导致气血逆乱的产生。

二、病传规律

病传指疾病的传变与转归。它认为疾病过程中的病位、病性、病理改变等因素都变动不息，诸因素发展变化的各环节间，又有一定的因果关系与变化规律。病传充分体现了《内经》病机学整体恒动观。

1. 基本传变途径

传变是由于正邪斗争发展的不平衡导致病情按某一趋向发展、变化。对此，《内经》设有专篇及专论予以阐述。归纳其所述，传变不外三种基本途径：即表里、上下及相关脏腑间的传变。

（1）表里传变　表里为相对概念。"外内之应，皆有表里"，病邪由肌表入体内，由腑入脏，由络入经，由阳经入阴经等，皆为由表向里之传变，反之则为由里出表的传变。前者传变趋势为由浅入深、由轻转重，后者则反之。

六淫之邪"从皮毛而入，极于五脏之次"，是《内经》对外感疾病传变的一般认识，其传变途径是由皮毛而孙脉而络脉而经脉而腑而脏。后世医家将外感疾病主要分为伤寒与温病两大类，并形成了各自的传变学说。

伤寒传变，以《素问·热论》六经传变为基础，经张仲景发挥后渐趋于完善。它的传变规律是：伤寒病邪由皮肤肌腠而入，循太阳、少阳、阳明，太阴、少阴、厥阴诸经，传入所属脏腑，其传变趋势为由表入里，由阳转阴。故其证候特点，初见伤寒表证，继若风寒不解，里郁化热，转为里热实证；若伤寒日久不愈，正衰阳弱，则可见"但欲寐，脉微细、自利，腹满，四肢厥冷"等一系列脏腑损伤，阳气虚弱，邪气内陷的证候。

温病传变，主要以卫气营血传变为基础。"营气者，泌其津液，注之于脉，化而为血"，"壅遏营气，令无所避，是谓脉"。营气能化生为血，当与血相类，其行于脉管之内，位于机体较深层次；"卫气者，所以温分肉，充皮肤，肥腠理，司开阖者也"，"卫在脉外"。卫气为起着温煦、御邪作用的阳气之一，位于机体较外之分肉皮肤之间。故外邪侵入，卫气多首当其冲，然后波及营、血（营为血之气）。所以《内经》明确提出辨别病邪所在，要"定其血气，各守其乡"，掌握病邪于气分血分的传变情况。清·叶天士《外感温热论》一书提出了完善的卫气营血病机理论，对病邪传变的层次，认为："肺主气属卫，心主血属营"，"卫之后方言气，营之后方言血"，其说当源自《内经》。概括之，温病传变规律为温邪由口鼻而入，循卫气营血而入所属脏腑，其传变趋势由浅而深，由火热转为伤阴烁液，甚则耗血动风。故其证候特点为卫分短暂，若恶寒解而高热不退则属气分；若热邪较甚，则能传入营血，出现谵语神昏，动风痉厥以及迫血妄行等危急证候。

（2）上下传变　《内经》认为，当机体感受某些阴阳邪气时，传变可依上下而行。"喉主天气，咽主地气，故阳受风气，阴受湿气。故阴气从足上行至头，而下行循臂指端，阳气从手上行至头，而下行至足。故曰阳病者，上行极而下，阴病者，下行极而上。故伤于风者，上先受之，伤于湿者，下先受之，疾病之上下传变，是以脏腑经络的阴阳之气的上下升降为基础的，感受阳邪多由上至下传变，感受阴邪多由下往上传变。结合《内经》关于三焦之生理病理之论述，上下相传的规律对后世三焦传变理论的提出，有很大的启迪。"上焦出于胃口，并咽以贯上膈而布胸中"，"中焦亦并胃中，出上焦之后，""下焦者，别回肠，注于膀胱而渗入焉"。《灵枢·小针解》篇说；"邪气在上者，言邪气之中人也高，故邪气在上也。浊气在中者，言水谷皆入胃，其精气上注于肺，浊留于肠胃，言寒温不适，饮食不节，而病生于肠胃，故命曰浊气在中也。清气在下者，言清湿地气之中人也，必从足始，故曰清气在下也。"根据上述，似可认为，上中下三部的划分即为三焦分部之肇始。上焦部位主要在胸中，中焦部位主要于胃脘，下焦部位主要在少腹。因此，病变的上下相传就是外感阳邪由于"天气通于肺"，邪由鼻入肺，然后循脾胃肝肾之序而传；内受阴邪由于"地气通于嗌"；邪自口入于脾胃，既后上传于肺，或下传肝胃、大肠。清人吴鞠通创立了温病三焦病机。其著《温病条辨》对温病三焦传变作了详述："温病由口鼻而入，鼻气通于肺，口气通于胃，肺病逆传则为心包。上焦病不治则传为中焦，胃与脾也；中焦病不治即传为下焦，肝与肾也。始上焦，终下焦。"完善了三焦上下传变学说。

（3）脏腑传变　脏腑组织间的五行生克关系及其相互之间生理病理联系，是脏腑疾病传变的内在依据。《内经》记载较多的，是按相克次序的传变。《素问·玉机真脏论》指出："五脏相通，移皆有次，五脏有病，则各传其所胜"，"是顺传所胜之次"。它还具体讨论了风寒外袭，内传五脏的过程。风寒客忤不去，遍传五脏的次序为：肺之肝之脾之肾之心之肺，这类传变又称"不间脏"，预后多不佳，"脉反四时及不间脏，曰难已"。而由脾之肝之肺之心之肾之脾之次序之传变，也有记载，《素问·气厥论》介绍的五脏寒热相移即为此例。由于这类传变与顺传相逆，故曰"气厥"，即脏腑寒热之气蕨逆相移。由肺而肾而肝而心而脾而肺为相生传变，此又称"间脏"传。《内经》认为这类传变病势较轻，容易治愈。《素问·脏气法时论》说："夫邪之容于身也，以胜相加，至其所生而愈"，《难经·五十三难》也说："间脏者生"。

脏腑间传变一般皆由腑传脏，但也有从脏传腑。如《素问·咳论》之五脏咳、六腑咳，"五脏之久咳，乃移于六腑"。此外，脏腑与躯体组织有连属关系，疾病也互为传变。如《素问·痹论》云："五脏皆有合，病久而不去者，内舍其合也。故骨痹不已，复感于邪，内舍于肾"。五体与五脏息息关联，痹由五体传至五脏，说明痹证日久不愈，有越传越深的趋势。上述五脏相传、脏腑相传、机体组织与脏腑间的传变，在《内经》中大多与外感邪相联系，而后世则作为内伤疾病的传变基础。

疾病之传变也并不都循前述次序，还有很多特殊表现。如《素问·玉机真脏论》就指出："然其卒发者，不必治于传，或其传化有不以次，不以次入者忧恐悲喜怒，令不得以其次，故令人亦病矣"。说明情绪所致疾病可不按上述规律传变，且发病常十分剧烈。导致病气传变的原因很多，但根本则在于正气之不足，因此，必须倍加注意扶持和保持正气，以使疾病产生由里出表，由深变浅，由重转轻的转变，乃至痊愈。这对临床防治疾病有着极为重要的意义。

2. 因果变换规律

因果变换规律是自然和社会普遍存在的规律之一。疾病过程中的原因和结果经常处于一定的相互作用之中，相互交替，相互转化。这种因果交替的过程就形成了疾病过程，因此因果变换规律是疾病变化转归的规律。疾病的发生、发展、恶化、好转，都按因果变换的规律进行。《内经》虽未明确提出它的概念，但对其现象和内容却有一定的认识。

原始病邪作为"因"，侵入机体后，引起机体邪正斗争之"果"，正邪斗争之果又可成为疾病进一步发展的"因"。如《灵枢·本神》篇说："心怵惕思虑则伤神，神伤则恐惧自失，破䐃脱肉，毛悴色夭，死于冬。"这是个具体的疾病因果交替发展变化的过程。情志病邪作为因，产生正不敌邪，心神不足之果；心神损伤又作为因，累及肺脾不足，而见肌肉消瘦、皮毛憔悴；而肺脾病变则又进一步加深了心神之亏虚，导致心火不足，令冬季寒水当旺时，病情恶化。如此原因与结果交替，形成了一个循环链，但它并非是上次循环之重复，而是呈现一个螺旋式的发展过程。在这一过程里，每一环节既是前一现象的后果，同时又是后一现象的原因。再如《素问·风论》说："风者，善行而数变，腠理开则洒然寒，闭则热而闷，其寒也则衰食饮，其热也则消肌肉，故使人怢栗而不能食"，其中寒热之机体阴阳有余与不足的病理改变，既是风邪侵入之结果，又是产生脾胃病变之原因。

随着因果交替的不断向前推进，疾病可出现明显的阶段性。例如疾病之前驱期、明显期、转归期，以及伤寒之六经，温病之卫气营血，三焦等阶段、层次之划分，均属于此。再如胃痛由肝气犯胃、肝胃郁热型逐渐发展至瘀血停滞、胃阴亏虚等型，就具有明显的阶段性。它如内伤杂病中的由噎—膈，由癃—闭，由癫—狂，中风由闭证—脱证，以及肺痈由初期—成痈期—溃脓期—恢复期等，其阶段性意义则格外显著了。这种因果交替的最终结局，可因为因果交替向坏的方向发展而形成恶性循环导致死亡，如由眩晕发至中风或黄疸病中的阳黄转阴黄等。或可向好的方向发展形成良性循环而恢复健康，如由积证变为聚证或由阴水转为阳水等。《素问·脏气法时论》阐述了五脏病在五脏之气盛衰生克等不同情况下的转归，将其发展过程分为"起"、"愈"、"加"、"持"四个不同阶段。其中"起"、"愈"是因果交替进入良性循环的结果，"加"则是进入恶性循环之结果，而

"持"是正邪相当，因果交替处于暂时的相对静止的状态。

疾病过程中的因果联系是复杂的。同一原因可引起几个不同结果，多个原因也可导致同一结果。如《内经》认为肾为水脏，为水液代谢之本，肾气不足，排泄无权，水聚为病。水湿郁滞作为病因又可导致一系列不同之结果：若郁滞肌腠，则卫气运行不畅，易招致外邪侵袭；郁于肺，则宣发肃降失责，而见喘促，不得卧；滞留于腹，则可为腹大臌癖等。可见肾气不足之病理改变，可导致机体多处的病理改变。痹证的基本病理变化是局部气血之郁滞，而导致郁滞，则是三种病邪——风寒湿杂至的结果。

疾病过程中因果交替的各个环节所起的作用并不相同，有些环节是主要的，有些则是次要的。因此，在施治上只有抓住疾病过程中的主导环节，才能提出有效的治疗措施，打断其恶性循环，建立良性循环，使疾病向痊愈方向发展。

《内经》中有及早打破疾病恶性循环的观点，如"邪风之至疾如风雨，如善治者治皮毛，其次治肌肤，其次治筋脉，其次治六腑，其次治五脏。治五脏者，半死半生也"，"上工救其萌芽，下工救其已成，救其已败"，都强调了早期截断病邪发展的重要性，即一方面可及时控制病邪蔓延深入，一方面可避免正气的过度损耗。张仲景《金匮要略》首篇之"见肝之病，知肝传脾，当先实脾"论述，亦是这种思想的具体表现。当代一些医家提出的"截断扭转"的治疗方法，在临床上收效较好，这也是受病机学疾病传变转归思想启发的结果。

三、自我阴阳调节

《内经》认为，机体正常的生理状态为体内外阴阳平衡协调，不然则为疾病。此亦所谓"阴平阳秘，精神乃治，阴阳离决，精气乃绝"。《内经》还认为，疾病过程中机体内部存在着恢复阴阳平衡的调节能力。《素问·调经论》说："血之与气并走于上，则为大厥，厥则暴死，气复返则生，不返则死矣。"血气在病邪刺激下，发生逆乱性病理改变，升降运行失却平衡，但若调节奏效，则返生有望。《素问·脏气法时论》等篇章，便讨论了一些疾病的自然好转与阴阳五行间的关系，如"病在肝，愈于夏，起于春"，"心病者，愈在戊己，起于丙丁"，"脾病者，日昳慧，下晡静"等，这是机体固有的维持体内外阴阳平衡协调的自控本能，即自我阴阳调节。自我调节是在心神统率下，通过脏腑的紧密配合，经络的相互联属，气血的周流循环而完成的。《内经》阴阳学说从生命运动内在的动因与源泉角度，阐述了对机体功能、物质运动平衡调节之理解，强调了阴阳自我协调是整体动态平衡之最一般的规律。五行学说是对阴阳学说的补充，它主要从五行制化与胜复的角度阐明了机体客观存在的自行调节机制与途径。

《素问·六微旨大论》说："亢则害，承乃制，制则生化。"张景岳《类经》说："造物之机，不可无生，亦不可无制。无生则发育无由，无制则亢而为害"，必须生中有制，制中有生，才能生化不息，相反相成。如在正常情况下，一方面木受金之制约，但木又能通过生火而反制金，使金对己之制不致过甚；另一方面，木受水滋，木又通过生火加强对金的制约以消弱金生水的作用，使水对己之资助与促进不致过分。两方面的结合，使木处于不亢不衰的状态，而木的不亢不衰又使火得以正常生化发展，这是制化调节的大致情形。但仅以相生相克的制化调节，尚不足说明事物发生某些异常变化时，在一定限度内能保持自身相对稳定的情况，必须还要胜复制化调节。《素问·六节脏象论》说："太过，则薄所不胜，而乘所胜也。……不及，则所胜妄行，而所生受病，所不胜薄之也。"《素问·至真要大论》则说："有胜之气，其必来复也。"有胜气出现，必然有复气来调节，这便是胜复调节规律。如木太过为胜气，则乘土令其衰，土因而减弱了对水的制约，水盛使火偏衰，则减轻了对金的制约，金旺则克伐太过之木，使其恢复正常。相反，木不及则金侮，使木制土不力，导致土气偏盛，土制水加剧令之衰，从而火气偏亢加强了制金，金衰则消弱了对木的制约，使木不及之气变为平气，维持了五行系统的相对平衡。《素问·天元纪大论》说："形有盛衰，谓五行之治，各有太过不及也。故其始也，有余而往，不足随之，不足而往，有余从之。"便是指的这一调节过程。它又说："夫五运阴阳者，天地之道也，万物之纲纪，变化之父母。"由此可见，阴阳五行学说是机体自我阴阳调节的理论核心。

在正常生理状态下，机体自我阴阳调节具体体现于气血阴阳的互根互制及脏腑经络间的五行生克制化，它使机体在不断变动的内外环境中，保持自身生命运动动态平衡，保证各种正常生理功能的发挥。在疾病过程中，病邪之侵扰是破坏机体内外平衡协调的重要因素，因而，此时自我阴阳调节作用具体反映在正气的抗邪纷争中，其抗争是全身性的，而首先表现于相应的病位上。在整个疾病过程中，体内正气通过与病邪的抗争，力图驱逐或消除病邪。并且纠正已经产生的平衡偏颇，维持协调。"阴者藏精而起亟也，阳者卫外而为固也"，机体阴阳之气是正气的集中概括。当正气强大时，疾病可以迅速恢复。如《伤寒论》说："太阳病，脉浮紧，发热，身无汗，自衄者愈"，即说明侵于肌表的寒邪，可随着津血的外出而被机体阳气逐出，表证即瘥。当正邪相当，病邪可被阴阳正气局限于某一病位或机体浅表，并随正气的逐渐增强而消除。《伤寒论》中说："太阳病，头痛至七日以上自愈者，以行其经尽故也"，说明正能抗邪，就可平安度过自然病程。当正不敌邪，邪气对正气及脏腑产生了一定限度的损伤，此时自我阴阳调节作用，也能通过机体物质与功能的病理性代偿，最大限度地抵消病邪干扰，维持生化功能的继续进行。这种代偿作用，可表现于阴精、气血等物质的弥补与修复、功能的代替与维持等等。如一定程度之失血，气能生之；某种程度之津液耗损，阴精能补充之。若自我阴阳调节能力低下，则邪气易于扩散，或迅疾入里，病情可致恶化，甚则亢而无制，衍为大病，如身体素质较差和慢性病患者又得新病，一般总比常人严重。伤寒病寒邪直入三阴，呈现一派阴盛阳微证候等，即为是例。

此外，自我调节作用还具体体现于疾病康复阶段中阴阳正气的来复。《素问·五常政大论》"无代化，无违时，必养必和，待其来复"的论述便明确了这种思想。后世医家结合临床，对此有进一步的认识。《伤寒论》记载的"风家表解而不了了者，十二日愈"，"凡病若发汗，若吐下，若亡血，亡津液，阴阳自和者，必自愈"等论述都是指邪气去后，机体靠阴阳自和的调节功能，使阴阳在新的基础上重归平衡，疾病向愈。

疾病过程中的自我阴阳调节，主要体现了机体正气对病邪的各种反应，它是疾病向愈的促进力量。因而，在临床病机辨析中，重视辨析它的状况，并合参病理改变与疾病传变，对制定最佳的治疗、调节方案有着十分积极的意义。

《内经》因地制宜论与医学地理学

现代医学正在兴起一门新的边缘学科——医学地理学。它是研究疾病的病源、发病机理与地理环境的关系，研究疾病的地理分布，某些高发病区和特发病区的地理环境的性质和组成，研究生活习惯对疾病的影响，发病率随地理环境和生活习惯的改变所产生的消长，研究季节、气候、气象对人体健康和疾病的影响等的一门学科。

重视地理环境对人体健康和疾病的影响是中医学的特点之一。《内经》及后世医家对医学地理问题皆有论述。《内经》不仅对我国的地理进行了分区，而且就各地域的气候、水土、物产、风俗习惯等特点对人体的影响，各地的多发病和相应的诊断治疗等都进行了描述，为中医医学地理学的形成奠定了基础。

此外，地理环境对历代医学流派的形成也有一定的影响。如伤寒、温病学派的产生，除了其他方面的原因外，南北地理环境的差异亦是其主要因素之一。今人通过对浙江义乌、陕西延安等地的临床群体体质进行调研，表明景岳主阳、丹溪主阴学说的倡立与他们生活的特定地理环境是分不开的。所以开展对《内经》医学地理学的探讨研究，无疑是很有意义的。

一、《内经》医学地理学的形成基础

从古代的居住遗址和城市遗址中，我们可以发现，很久以前，人们就知道依山傍水而居。其选择的地形，一般皆具有气候温和，森林茂密和水源优质的特点，可见那时的人们就认识到了地理环境与人体健康的关系。

人们对地理环境的研究渊源颇久。《诗经》、《山海经》、《管子》等著作中就有关于气候变化、海陆变迁等现象的记载，《史记·天官书》及《淮南子》还提到了测量湿度及风向的仪器。在此基础上，人们进一步研究了地理环境与人体健康的关系。如关于水质优劣问题，《山海经》中有"高前之山，其上有水焉。甚寒而清，帝台之浆也。饮之不心痛"的记载。《管子》则进一步指出：春季要挖除井中的积垢瘀泥，换以新水；并疏通沟渠，排除积水，以保证水源的质量。地方性甲状腺肿是一种很古老的地方病，它是由于饮水中缺碘引起的。《吕氏春秋》认为："轻水所、多秃与瘿人；重水所，多尪与躄人；甘水所，多好与美人；辛水所，多疽与伛人。"指出了健康与水源的关系。其中瘿即地方性甲状腺肿；尪与伛人可能与地方性氟骨病、大骨节病有关。关于居住环境的选择。《吕氏春秋》指出"饮食居处适，则九窍百节千脉皆通利矣。"具体要求"避燥湿"、房间大小要有适度。《墨子·节用》中也指出："古者人之始生，未有宫室之时，陵丘掘穴而处焉。圣王虑之，以为堀穴曰：冬可避风寒。逮夏，下润湿、上熏蒸，恐伤民之气，于是作为宫室而利。"论述了居住环境与人体健康的关系。

综上可见春秋战国时期古人已有较丰富的地理知识，并已经逐渐认识到它与人类健康的关系；虽然比较笼统，不够具体，机理亦未能阐释清晰，但这些见解无疑为成书于这一时期的《黄帝内经》医学地理学的形成，奠定了基础。

二、《内经》医学地理学的基本内容

《内经》运用古代的哲学思想总结：概括、整理了当时的地理知识与医药知识，不仅对我国的地理进行分区，而且对各地域的气候、水土物产、风俗习惯等特点及对人体的影响，各地区人群体质、性格、寿命的差异，各地多发病和相应的诊断治疗等皆进行了描述。从而初步形成了中医医学地理学的雏形。现就《内经》中有关这一学说的基本内容，作以下阐述。

1. 地理环境对人体的影响

在自然地理环境中，不同地区的气候差异、物产分布、地质地貌等因素，均能影响人的生活及健康状态。《内经》十分注意这一问题，对此有较系统的论述，主要包括地势水土、地域气候、区域时间及饮食风俗等诸方面内容。

（1）地势水土差异对人体的影响　地球上不同的地形可影响人们产生某些疾病。如世居平原的人登上高山或高原时，由于空气稀薄，可因缺氧不能适应而发生高山病。在不同的土壤类型中，化学元素的种类和含量是不均一的，存在着明显的区域差异，致使居住在不同环境水土中的居民在健康和疾病发生方面有着明显差异。如地方性甲状腺肿是由于当地水土中缺碘所造成；克山病的发生可能与当地环境中低硒有关等，这些都说明居住环境的地势高下、水土厚薄与人体的健康是密切相关的。

《内经》认为我国东南部地势低下，气候温热；西北部地势高峻，气候寒凉。如"北方者，天地所闭藏之域也，其地高。""南方者，阳之盛处也，其地下。"又说；"天不足西北，地不满东南。"指出西北方属阴，东南方属阳。由于地势高则多风多寒多燥，地势低则温暖潮湿。人体为适应环境，便会产生一系列的自我功能调整，引起生理参数的变化。所以地势的不同可造成体质状况的差异，如北方人身材高大，南方人则身材矮小。《内经》还认为人体寿命与居处地势高下有着密切关系。指出高则气寒、下则气热。寒则阳气内固、精气秘藏，因而身体健强，故"高者气寿"；热则阳气妄泄，阴精内耗，机体则易患病，故"下者气夭"。对此，《清史》中也有如下记载。康熙年间，朝廷侍卫拉锡探查黄河源头，来到青海省海拔4500米的星宿海时，给皇帝奏折中称："至星宿海，天气渐低，地势渐高，人气闭塞，故多喘息。"记述了人体在氧气缺乏，空气稀薄时的生理反应。《内经》关于地势高下对人体健康的影响已为现代医学所证实。如高山环境下的轻度缺氧，常表现为呼吸深度增加；缺氧加重时，呼吸频率逐渐加快，血液中红细胞、血红蛋白的含量均有所增加。一般而言，海拔高度越高，血红蛋白上升越快，动脉血氧饱和度则下降迅速。有人对世居高原的成年人生长发育情况调查表明，各项指标均高于陆地。如居住于克什米尔印度列城（海拔3514米）的拉达克人比居住低海拔的普通印度人要长得快，身高、体重、胸围皆超过后者。现代医学的这些研究结果，无疑会加深我们对《内经》上述观点的理解。

水土厚薄主要是指水土营养成分含量的多寡和种类，是中医对土壤及水质化学成分的概括。《内经》指出：东方是"鱼盐之地，海滨傍水"；西方为"金玉之域……水土刚强"；南方则"水土弱，雾露之所聚"等，指出了各方水土在成分上有所差异。现代环境地质学对地壳表面元素分布的不均一性及其与人类健康的关系研究表明，世界各地区人类、动物和植物的发育，因各地水土中微量元素的含量不等，呈明显的地区性差异，人体中的各种成分与水土中各种成分呈密切相关性。从而揭示了水土厚薄对人类健康和疾病产生的机理。

（2）地域气候差异对人体的影响　关于地域气候，《内经》指出："天有八纪，地有五里"，"天不足西北，地不满东南，此天地阴阳所不能全也，故邪居之。"说明了不同地区有着各自独特的地域气候。《内经》还认为，东方生风，南方生热，西方生燥，北方生寒，中央生湿。指出了五方、五域的气候特点。

同时《内经》认为地域气候不仅受五方区域的影响，还受地势高低的影响。在同一区域中，"高者气寒，下者气热"。这是古人长期观察气候变化的总结，同样符合现代科学道理。因为空气的温度主要是吸收地面辐射而不是吸收太阳辐射。靠近地面的大气吸收地面辐射便使温度升高，随着温度的对流作用，把热量扩散并传送至大气的上层，所以随着地势的升高，空气的温度便逐渐降低。根据观测，地势每升高 100 米，气温约降低 0.6℃。《内经》认为温度的变化可加快或阻滞人体气血的运行，影响人体的正常生理活动。如"天地温和，则经水安静；天寒地冻，则经水凝泣。"通过长期的观察，《内经》还得出人体最适合的状态是"寒温适中"时的温度，认为此时气候对人体的气血运行干扰较少，可以保证气血运行的通畅。现代医学通过大量的临床和调查资料的统计，也表明 18 ~ 20℃ 是人体最适应的温度，过高过低都将对机体产生不良影响。

《内经》在论述不同的地域气候对人体影响的同时，还认为同一区域不同的季节性气候对人体的影响也较大。关于四季气候的特点，《内经》指出："春三月，此为发陈，天地俱生，万物以荣"；"夏三月，此谓蕃秀，天地气交，万物华实"；"秋三月，此为容平，天气以急，地气以明"；"冬三月，此为闭藏，水冰地坼"。并指出不同的季节性气候能引起人体生理活动的相应改变。如对人体气血运行的影响，"春气在经脉，夏气在孙络，长夏气在肌肉，秋气在皮肤，冬气在骨髓。"因为春季气候转暖，冻解冰释，雪融水行，所以气亦开始在经脉中运行；夏季天暑气热，血涌于脉，故溢于孙络；长夏季节，因经络皆以受气，满则溢于肌肉；秋季气候转凉，天气始收，所以腠理闭塞，皮肤紧缩；冬季万物收藏，血气由外入内，闭藏于骨髓，通于五脏。又如季节性气候对脏腑功能的影响，"正月二月，天气始方，地气如发，人气在肝；三月四月，天气正方，地气定发，人气在脾；五月六月，天气盛，地气高，人气在头；七月八月，天气始杀，人气在肺；九月十月，阴气始冰，地气始闭，人气在心；十一月十二月，冰复地气合，人气在肾。"再如对脉象的影响，又有"春弦、夏洪、秋毛、冬石"的不同。现代医学研究表明，人体在不同的季节性气候中某些生理参数会产生相应的变化，如血糖的冬低夏高，血脂的冬高夏低，血钙、血磷在 2 ~ 3 月份含量最低，夏秋季含量最高等。这些参数的变化无疑有力地证实了《内经》的上述观点。

《内经》认为疾病的发生也与季节性气候有一定关系，如"春气者，病在头"、"南风生于夏，病在心……西风生于秋，病在肺"等。有人对季节性疾病的调查研究表明：高血压患者的脑血管卒中多发生在春季，哮喘在立秋时发作的多，而冠心病的发病率则是夏季增加，冬季减少。这一研究在某种意义上可以说与《内经》的上述观点相吻合。

（3）地域时间差异对人体的影响　现代时间生物学的研究表明，人体的生理活动是有一定的生物节律的，而生理节律的建立及其特点与地理环境条件的刺激是分不开的。多数生物节律具有内因性，它的频率和时相可以保持很长一段时间，并有周期性的变化。如果地域环境发生变化，人的生物节律便会出现某种不适应，导致时相关系失调，甚至发生功能性疾病。所以地域性时差给人体带来的影响是不容忽视的。

据地理知识可知：日照时间是随着地理位置的不同而改变，有着明显的地域性。《内经》认为日照可以影响人体内阳气的运行，使之呈明显的节律性。如"阳气者，一日而主外，平旦人气生，日中而阳气隆，日西而阳气虚，气门乃闭。"说明了一日之中，日出阳生，日旺阳盛，日落阳虚的生理节律性变化。卫气是阳气的一部分，它的盛衰同样受日照状况的影响。"天温日明，则人血津液而卫气浮，故血易泄，气易行；天寒日阴，则人血凝泣而卫气沉。"

地域性时间的差异，不仅表现在一天之中日出时间的不同，一年四季时间的变化也较大。四季时间的差异会使不同地域的人有着独特的生物年节律。因此，居住在不同地域的人，可以形成不同的日节律和年节律。二者对各地人群体质的形成和病理变化等方面都有一定的影响，这对临床施治有一定的参考价值。

（4）饮食风俗对人体的影响　由上所述，地区不同、水土差异，可使长期生活不同地区的居民在起居、劳作、衣着饮食等方面习惯不同。《内经》说：东方人喜"食鱼而嗜咸，皆安其处，美其食"；西方人"陵居……不衣而褐荐，其民华食而脂肥"；北方人"乐野处而乳食"；南方人"嗜酸而食胕"；中央"其民食杂而不劳"。清·王燕昌亦认为地域不同，饮食习惯有所不同。他说："淮水左右，五谷俱至，南向专食米；北向专食麦、秫、豆。"不同的衣着、起居、饮食等生活习惯对各地人们的体质有一定的影响。如西北高原上的牧民，因经常以牛羊肉为主食，以奶茶代水饮，以及长期出没在风沙冰雪中，锻炼出了强壮的体魄，所以他们抵御外邪侵袭的能力都较强。但由于生活条件所限，放牧中经常当风冷饮冷食，或因御寒而饮酒过量，故易发生一些消化系统疾病。即《内经》所谓"邪不能伤于形体，其病生于内。"关于饮食偏嗜对人体生理和病理的影响，《内经》中也有较精辟的论述。指出："五味入于口也。各有所走，各有所病"，"酸走筋，多食之令人癃；咸走血，多食之令人渴；辛走气，多食之令人洞心；苦走骨，多食之令人变呕；甘走肉，多食之令人悗心"。又说："多食咸，则脉凝泣而变色；多食苦，则皮槁而毛拔；多食辛，是筋急而爪枯；多食酸，则肉胝胎而唇揭；多食甘，则骨痛而发落。"这种饮食与疾病的关系，近年来，已被实例所证实。有人调查的结果表明，北方高血压患者偏多的原因，除地理因素外，还与当地居民食盐量有很大关系。又如浙江遂昌等县的某些山区，不少人喜欢吃捞蒸饭，即将米下水煮开后再捞起来蒸食。这样 B 族维生素起码损失 33%，其中核黄素损失 50%，并且蒸饭往往太干而发硬，所以当地居民中胃病及脚气病的发病率较高。

2. 地理环境与人体健康状况的空间分布

人类赖以生存的地理环境在不同的空间有着不同的组合形式。因此，居住于不同区域的人群，必然在身体发育、体质、性格、寿命等方面，借遗传、变异等因素而产生一定的差异。《内经》在讨论地理环境对人体影响的同时，还对各地人群的健康状态进行了初步论证，大致勾划出了我国人群的健康状况分布图。

（1）体质状况的空间分布　《素问·异法方宜论》曾对长期生活在不同区域的我国古代人群体质状况进行归纳、加以分析。如由于东方是"鱼盐之地，海滨傍水"，其民"嗜鱼而嗜咸，鱼者使人热中，盐能胜血"，所以生活在这种环境中的东方人，易形成"热中"与"瘀血"的"黑色疏理"体质；西方是"金玉之域，沙石之处，天地之所收引"，其民"陵居而多风，水土刚强……不衣而褐荐……华食而脂肥。"所以他们较易形成不受外邪侵犯而易成内伤的体质等。《内经》这些对人体体质状况的地域性差异所做的结论，迄今仍有现实指导意义。尤其值得提出的是，当时《内经》已认识到之所以出现这种差异，乃地理环境的不同，即"地势使然"。

关于对地域性体质状况分布差异的认识，历代医家皆有论述。如元·危亦林认为：北方人"体多实而少虚，"南方人"体多虚而少实。"孙思邈结合临床用药进一步指出："凡用药者，皆随土地之宜。江南岭表，其地暑湿，其人肌肤薄脆，腠理开疏，用药轻省；关中河北，土地刚燥，其人皮肤坚硬，腠理闭塞，用药重复。"

今人曾对我国东北、西北、东南地区人群的病理性体质进行了考察，发现东北、西北的体质分布相近，西北地区多是寒证或易于寒化，东南多为湿热之证或易于热化，可见体质分布确有一定的地域性。

（2）寿命状况的空间分布　《内经》还认识到地域环境与人体寿命的关系，提出了"阴精所奉，其人寿"、"阳精所降，其人夭"、"高者气寿，下者气夭"的观点。《内经》认为："天不足西北，左寒而右凉；地不满东西，右热而左温。""阴阳之气，高下之理，太少之并异"，"是以地有高下，气有温凉，高者气寒，下者气热"，"东南方阳也，阳者其精降于下，阳精所降，其人夭；西北方阴也，阴者其精奉于上，阴精所奉，其人寿。"提出了东南方与西北方人群寿命的差异。从我国第三次全国人口普查资料来看，我国的百岁老人比例最高的地区也是西北的新疆、西藏、青海等地区。《内经》认为人群寿命的空间分布不仅在远距离地域上有所不同，既使"一州之气，生化寿夭"也有所变化，其原因仍是地势高下的缘故。并进一步指出，人的寿命长短因"地之大小异也"，其中"小者小异，大者大异"。

人体寿命何以会有地区差异呢？《内经》认为这与人体精气秘藏状况有关。因为精旺则神生气健、御邪力强，所以欲要健康长寿，首先当秘藏精气。如果精气泄露，生命的根底便不牢固，给邪气侵袭以可乘之机。精气秘藏须依赖两方面条件：一是保持安静舒适、轻松乐观的心理状态，即"以恬愉为务，以自得为功"；二是依赖于低温的闭藏，"冬三月，此为闭藏"。西北地势高亢，气候寒凉，与冬季气候很相似，所以长期居住那里的人们，精气多能藉严寒之气得以秘藏，不致泄露，东南地区则相反，故两地人群寿命有差异。现代人在观察动物寿命与温度关系时，也发现了这一现象。比如法国的棘鱼，其寿命是 14～18 个月，但在较北纬度的棘鱼仅仅为了达到性成熟，就要花好几年的时间。又如生活在菲特湖中的苗鱼，只有 6 年左右的寿命，然而它在北极的变种寿命却超过 12 年。

现代抗衰老研究表明，人体的衰老与周围环境温度的关系很大。低温环境可以减缓细胞的分裂速度，从而促进人体长寿。这一研究结果与《内经》中的观点是一致的。

三、后世医家对《内经》医学地理学的发展

自《内经》医学地理学思想形成以后，历代医家通过各自的临床观察

和亲身体会，对此有很多精辟的阐述，进一步完善了《内经》这一思想的内容。

隋·巢元方在《诸病源候论》中发展了《内经》理论，论述了很多由于地理因素所引起的疾病。如瘴气候、脚气缓弱候、不伏水土痢候、风湿候、土癥候、瘿候等，并逐一论述了地势、水土等地理因素对上述疾患的影响。如在不伏水土候中说："不伏水土者，言人越在他境，乍离封邑，气候既殊，水土亦别，因而生病，故云不伏水土。病之状：身体虚肿，或下痢而不能食，烦满气上是也。"

唐代孙思邈在《千金翼方》中强调人们居住环境应当选择"背山临水、气候高爽、土地良沃、泉水清美"的地方，以免传染上"溪毒"、"水毒"、"射工"等地方病，并告诫人们不要久居病区或饮用山水、坞中泉水及阴溪地冷水。

宋代著名医家成无己在长期临床实践中，已逐渐体会到经方中有些药物剂量已很不适宜，提出当随地理环境的变迁进行增减的观点。宋代沈括在《梦溪笔谈》中指出采药时间也当随地之宜，如"岭峤微草，凌冬不凋；并汾乔木，望秋先陨；诸越则桃李冬实，朔漠则桃李夏荣。此地气之不同也。"提出因地择时采药的观点。

医之门户分于金元。如刘河间倡泻火，张从正倡攻邪，李东垣倡补土，朱丹溪倡滋阴等。这些不同医家论点的形成，实际上与他们所处的具体地理环境是分不开的。刘完素对当时盛行的五运六气学说非常重视，指出"不知运气而求医者无失，鲜矣。""一身之气，皆随四时五运六气兴衰而相失矣。"强调地理气候在人体发病中的影响。当时许多医家对刘氏防风通圣散能治"一切风热燥证"，神芎丸治"一切热证，常服保养，"益元散能"补五劳七伤，一切虚损"等观点，很不理解。认为以泻为补，用药偏颇，违于常理。但只要分析一下就可以发现这正显示了地理环境在医家学术思想形成中的作用。刘氏地处北方，气候干燥。又"天以常火，人以常动"，人们习性刚强，多食粗粮，肠胃偏于秘燥。在这样的环境下，常用些辛苦寒药开通导滞，利湿润燥，正是活用了《内经》医学地理学的结果。再如朱丹溪倡言江南地土卑弱，湿热有余，相火为病甚多，故提出"阴常不足，阳常有余"的观点，这与他所处的地理环境同样也是分不开的。义乌是丹溪居住和行医的地方，其气候温暖，地卑潮湿。现代医学通过对义乌的病理性体质构成的调研分析，充分证实了它与丹溪学说的形成有密切关系。因此分析古代医家学术思想，应该考虑地理因素在其形成中的作用。

明清时代，对医学地理学的讨论更加普遍，其说已渗入到生理、病理、诊断、治则、用药等方面。如石芾南认为地理环境可对中药质量和性能产生影响，指出"且地气不同，如麦冬本甘，今甘中带辛，杭产者辛味犹少，川产者辛味较多。"尤其值得一提的是《本草纲目》对中药物候学、道地药材、矿泉水的药用等的认识已很接近现代医学地理学的模式。

四、《内经》医学地理学的应用

《内经》医学地理学自形成时，就很注意它在养生保健、辨证施治中的运用。以后经历代医家的论述和发挥，其在临床上的指导作用已逐渐体现出来。

1. 指导施治用药

地理环境的不同，对疾病的发生有着直接的影响。因此在治疗上必须考虑地理因素。这在《内经》上称为"因地制宜"。所谓"治不法天之纪，不明地之理，则灾害至矣。"为医者要"上知天文，下知地理"等。现就它在临床上的运用作以下阐述：

（1）因地诊断《内经》根据我国东南部地势低下，气候温热；西北部地势高峻，气候寒凉的特点，提出了"温热者疮"，"寒凉者胀"的观点。又指出东方者"鱼盐之地，海滨傍水，其民嗜鱼而嗜咸……其病为痈疡"；西方者"其病生于内"；北方者"其地高陵居，风寒冰冽……脏寒生满病"；南方者"其地下，水土弱，雾露之所聚……其病挛痹"；中央者"其地平以湿……其病多痿厥寒热。"朱丹溪指出："西北二方，极寒肃杀之地，故外感甚多；东南二方，温和之地，外伤极少。"明代王纶在《明医杂著》中亦说："北方多寒，南方多热。江湖多湿，岭南多瘴。"清·王燕昌认为"在东南方常是湿热、痰、燥；在西北方常是寒泻、疼麻"，均指出了诊断与地理环境的关系。

例案曹秋霞……庚申移居太平州。其母年逾六旬，发热不休，面红目赤。进以芩栀等，热仍不解，再以生地、石斛大剂寒凉，其热更甚，彻夜不寐，汗出气喘。症已危险，邀吾师诊之。吾师曰："治病宜察气候土宜。此处四面临江，低洼之乡，掘地不及三尺，即有水出。阴雨日久，江雾上腾，症由受温化热，湿温症也……。"

[按] 此案指出诊病当参合地理因素。前医不明地理，见其发热，即用清解，清解罔效，旋又增液。终至"其热更甚"，险至殒命。后医结合患者住处地卑潮湿，又值阴雨江雾的地理特点，诊断为湿温证。于是"平以苦热，以苦燥之"，药用一剂，便"热退身安"。可见准确的诊断，当结合独特的地理因素。这对于疑难病案的诊断，尤其显得重要。

(2) 因地立法　因地立法指根据地域之异而采取不同的治疗措施或施以相应的治疗原则。《内经》认为地理环境与生活习惯的不同可导致不同的疾病，并进一步指出对于不同的地域性疾病，当采取不同的治疗措施，或针灸、或汤药、或按摩，各取所宜。如东方之域"其病皆为痈疡，其治宜砭石"；西方之域"其病生于内，其治宜毒药"；北方之域"胜寒生满病，其治宜灸焫"；南方之域"其病挛痹，其治宜微针"；中央之域"其病多痿厥寒热，其治宜导引按跷"等。但是，这并不意味着一种病只能用一种方法治疗，而应根据具体情况具体分析，做到"杂合以治，各得其所宜。"

后世医家对因地立法的运用，侧重于因地制宜采取不同的治疗原则。明·张介宾说："西北气寒，寒固于外，则热郁于里，故宜散其外寒，清其内热。东南气热，气泄于外，则寒生于中，故宜收其外泄，温其中寒。此其为病则同，而施治则有异也。"论述了同一种病由于生在不同地域环境宜采取不同治则的道理。王纶《明医杂著》说："昔东坡先生仕黄州，其民疫疠流行，先生以圣散子治之，其功其效。是其地卑湿，四时郁热，腠理疏通，汗液妄泄，阳气虚寒，是以相宜。西北疫疠，民用之死者接踵。此余之目击也。"诚然，因地施治并不是一个简单的问题，它应考虑诸多综合因素，比如地域水土气候、风俗、饮食习惯以及由此而产生的体质差异等。只有在临床上细心体会，逐步摸索，方能得心应手，收效显著。

例案　某某某，男，成年。患者表现为心慌气短、动则气喘、食少乏力、畏冷、手足发凉。系初到高原地区工作，所发生的"高山适应不全证"。开始辨证为正气虚衰（主要是心肺二脏），用大补元气法治疗，投予四君子汤加减。然而疗效不佳，有时反而加重。后随地之宜，改用养血安神法治之。进三剂，诸证皆减。

[按] 患者心慌、气短、乏力、畏冷、手足发冷，诊断为正气虚衰，当属正确。医者施以大补元气之法，理应效如桴鼓。然而效果不佳，缘系高

原之地得之也。人体正气的产生，源于人体内水谷精微与空气中氧气的化合。高原之正气不足，非体内水谷之精气亏损，乃空气中氧不足所致也。所以本案之正气虚衰，不宜辛温补气，而应结合高原地理特点，施以养血安神之法，以降低机体对大气氧分的需求，从而逐步提高人体适应高原气候的能力。药用三剂，诸症皆减。说明了同病异治、因地立法的重要性。

（3）因地用药　由于各地气候、水土等的不同，因而每一区域有着各自的常用药物。一般而言江南两广等地空气潮湿，气候温暖，人们腠理开疏。凡遇风邪感冒，多为风热。当用辛凉之剂，如用桑叶、薄荷、菊花之类解表。关中河北天寒地燥，人们皮肤坚强，腠理致密。凡遇风邪感冒，多为风寒。当用辛温之剂发汗，如用麻黄、羌活之类等。用药随地之宜还包括药量的变化，如徐大椿说："西北之气，气深而厚，凡受风寒，难于透出，宜用疏通重剂；东南之人，气浮而薄，凡遇风寒，易于疏泄，宜用疏通轻剂。"张锡纯进一步明确指出："麻黄用数分，即可发汗，以此治南方之人则可，非所论于北方也。"又说："河间天水散，为清暑之妙药，究之南方用之最为适宜。若北方用之，原宜稍为变通。盖南方之暑多温湿，故宜重用滑石以利其湿。若北方湿去而燥愈甚，暑热转不易消也。"可见临证处方，药量亦当随地之宜进行化裁。

例案　刘某某，男，31岁，四平车站职员。于1959年11月患肠痈。其父乃三代世传中医，恰从安徽原籍来看子孙，遂为其子医病。处方：生大黄30克、丹皮10克、桃仁15克、地丁25克、芒硝20克、银花50克，水煎顿服。药后其腹痛、发热恶寒、恶心欲吐均减轻，右腿能伸直，大便连泻三次。翌日原方去芒硝，大黄减15克，继服。药进两剂，腹痛又发，绵绵不休，脘胀恶心，头部自汗，微恶寒，蜷卧，苔黄转白，脉沉数无力。其父见子病变为阴证，急处附子薏米败酱汤加味，制附子10克、薏米50克、败酱草25克、生芪30克、白芍10克、甘草5克，立服。药进四剂病转剧，即送某医院手术。术后三日病情再复，注射青、链霉素，输液等治疗四天病情恶化……其父焦急无策，遂另求良医。症见腹痛绵绵不止，尤以创口部更剧，脘胀欲呕，不思饮食，便下稀沫，日行三四次，蜷卧，畏寒，四肢凉，面白形瘦，舌淡无苔，脉细微。据此，我仍用其父处之原方，惟将附子加至50克，甘草加至15克，另加木香15克，水煎服。二剂后，身转温，腹痛减，泻止，熟睡。次日附子减20克，甘草减10克，木香减5克，继服

6 剂而愈。

[按] 此案例强调了药量当根据地理环境的特点进行灵活化裁。前医药证本相投，憾未能因地制宜，没有虑及北方多寒，气候酷烈的地理特点，初治时阳证用凉药其量未减（大黄 30 克），寒之太过；后治阴证用热药其量未增（附子 10 克），温之不及。致使病情恶化，险遭不测。可见临证用药，不掌握处方剂量规律，亦误人非浅。

2. 指导养生保健

《内经》认为人体应适应自然环境，随着地理环境的改变而调节自身的功能状态，这样才能达到健康长寿的目的。《内经》提出四种人的养生原则：真人为"提挈天地，把握阴阳"、至人"和于阴阳，调于四时"、圣人"处天地之和，从八风之理"、贤人"法则天地，象似日月"等。

《内经》指出人能随着地理环境的改变而调节自身的应激状态。如脉象的变化"四变之动，脉与之上下"，"春日浮，如鱼之游在波；夏日在肤，泛泛乎万物有余；秋日下肤，蛰虫将去；冬日在骨，蛰虫周密"。再如人体在不同温度环境下的生理变化"天寒衣薄，则为溺与气，天暑衣厚则汗出"等。均说明人体有适应环境的能力。然而不同的人体，由于禀赋、年龄、性别、地理等因素的不同，其适应地理环境的能力是不等的。如北方人耐寒力强，耐热力较弱，南方人则相反。形成这种现象的原因，一方面是由于遗传因素的影响，另一方面则是后天地理因素的刺激。所以《内经》又认为人体适应地理环境的能力是有一定限度的，超过这一限度就会产生疾病。如"苍天之气……失之则内闭九窍，外壅肌肉卫气散解"等。可见提高机体适应环境的能力在养生保健中是很重要的。

如何才能适应地理环境呢？笔者认为：首先宜慎起居，即根据地理环境选择居处及决定作息时间。唐·孙思邈在《千金翼方》中认为居处选择当为"背山临水、气候高爽、土地良沃、泉水清美"的自然地理环境，以免传染上溪毒、射工等病。起居时间亦应随地域气候的改变而进行调节。《素问·四气调神大论》中指出：春季当"夜卧早起，广步于庭"以适应春生之气；夏季应"夜卧早起"以顺应夏长之气；秋天宜"早卧早起，与鸡俱兴"以适应秋收之气；冬天则宜"早卧晚起，必待日光"以应冬藏之气。由于日照等的影响，一日之中人体的功能状态也有所不同。黄昏时人体阳气已收藏，此时宜"无忧筋骨，无见雾露"，不要劳作，不然，形体就会受到邪气的困扰。

其次，当随着地域气候的变迁来调整饮食。如《吕氏春秋》指出："食能以对，身必无灾。"《周礼·天官·医师章》说："凡食齐眡春时，羹齐眡夏时，酱齐眡秋时，饮齐眡冬时。凡和春多酸，夏多苦，秋多辛，冬多咸，调以滑甘。"以增强脏腑适应季节气候的能力。《内经》从病理角度论述了调整饮食以提高脏腑适应环境的重要性，指出肝属春，色青，"宜食甘，粳米牛肉枣葵皆甘"；夏属心，色赤，"宜食酸，小豆犬肉李韭皆酸"；秋属肺，色白，"宜食苦，麦羊肉杏燕皆苦"；冬属肾，色黑，"宜食辛，黄黍鸡肉桃葱皆辛"；长夏属脾，色黄，"宜食咸，大豆豕肉栗藿皆咸"等。根据季节气候的变迁来调节饮食，可以提高人体适应环境的能力，对病后护理亦有很大指导作用。

再者，情志变化与人体健康的关系也非常密切，故如何根据地域环境来调节情志，便成为养生保健的一大课题。《内经》认为北方气候寒冷能伤肾，然而情志的过分恐惧也能导致肾脏机能低下，所以北方人勿过恐。同理，东方之人应勿过怒，西方之人勿过悲，南方之人勿过喜等。《素问·四气调神大论》有根据四季气候调节情志的方法，指出春天宜"被发缓行，以使志生"；夏天当"无厌于日，使志无怒"；秋季宜"收敛神气，无外其志"；冬季则应使"精神伏匿，少使外露"。这样调节情志方能保证人体在不同的地理环境中，气血畅通，五脏协调，不受邪气的侵犯。

综上所述，《内经》中的医学地理学思想经后世医家的运用和发挥，已逐渐形成了一套比较完善的理论体系，并在养生保健、临床施治用药、医家学术思想的形成等方面起到了一定的作用。我们相信随着研究的继续深入，医学地理学的应用范围将更加广泛。

《内经》因时制宜论与时间治疗学

时间治疗学是研究时间在疾病治疗中的影响及怎样利用这种影响去提高疗效的新课题。该学说有可能成为引起现代医学治疗学变革的重要动力之一。

中医学界很早以前就发现时间对治疗有影响，并在实践中总结出了不少宝贵的经验，提出了独特的见解，成为中医学的一大特色。中医学重要典籍《黄帝内经》中即记载有这方面的丰富内容，是中医时间治疗学的宝贵文献。对其发掘整理，无疑对揭示中医时间治疗学的实质、内容及特点具有重要意义。同时，由于时间治疗学的基础是时间生物学，研究《内经》时间治疗学的意义还在于纠正国外所持的最早详实地研究时间生物学的文献是法国的 Demairan 观察植物叶片昼夜活动的记录这个错误观点，确认《内经》是世界上详实记录时间生物学内容的最早文献。此外，对于时间治疗学研究，国外主要是实验室研究。而《内经》时间治疗学则源于临床，千百年来一直有效地指导着临床，总结探索之，既利于其发扬光大，又可充实、发展现代时间治疗学。

一、《内经》时间治疗学的形成

《内经》时间治疗学的形成与《内经》以前时代人们对于自然变化与生物活动关系的认识，对治疗影响的观察总结，以及《内经》时代自然科学的进步、哲学中朴素的唯物主义和辨证法的发展与广泛传播有关，以观察到的人体具有生物节律性的事实为基础。

我国是世界上最早进入农耕国家之一。由于农作物的播种、生长、成熟、收藏与天文气候关系密切，古代人民在长期生产劳动实践过程中就观察到自然界动植物与环境周期变化之间有密切的关系。如《淮南子·地形训》云："哈蟹珠龟与月盛衰。"《淮南子·天文训》亦说："月虚而画脑减，月死而赢蜕臊。"同时还认识到人体疾病与自然变化息息相关，如殷商甲骨卜辞记着："旬无祟？王广（疾）首，中日羽（慧）？"（《前》六一七七）这句话意思是：这一旬没有祸患吗？王头痛，何以中日而除？可见其对于人体疾病的预测已能结合自然界周期性变动的时间过程来认识。马王堆汉墓竹简《五十二病方》著成年代早于《内经》，其对服药时间已有初步规定。如治疗"白处"（有皮肤色素消失症状的皮肤疾患，类似现在的白癜风类病变），内服药物要求"旦服药"，即清晨服；外用药物"以旦未食敷药"，即在清晨进食前敷用。这些对《内经》时间治疗学的形成不无启示。到了《内经》成书秦汉时期，国家已经统一，人民安居乐业，农业生产发展，与农业有关的物候学、气象学和天文历学等有了较大的进步。尤其是阴阳五行学说及"天人相应"思想的形成、发展促进了医学的进步，并成为《内经》深入探讨人体生理、病理、诊治与日月、四时关系的基础。

《内经》发现在自然周期变化的影响中，人体相应地表现出一些生理、病理变化的周期节律性，提出了"人与天地相参，与日月相应"的科学论断。无疑，这些对时间治疗学的形成产生了巨大的推动作用。随着因时施治法则的大量应用，《内经》时间治疗学终于得以形成。

二、《内经》时间治疗学的内容

《内经》要求"治病者，必明天道地理，阴阳更胜，气之先后，人之寿夭，生化之期。"根据"日之寒温，月之虚盛，四时气之浮沉，参伍相合而调之。"《内经》认为施治"法天则地，随应而动，和之者若响，随之者若影"则疗效明显，为"至治"、"甚治"，即最优化治疗；而治不本四时，不知日月，即忽视自然界周期性变化对人体的影响，非但病不能愈，反可贻害于人，或"新病复起"或"释邪改正"。故《内经》反复强调治疗要"取之以时"、"无后其时"，要"因天时而调血气"，并告诫医家"谨候其时，病可与期，失时反候，百病不治。"

《内经》时间治疗学所强调的"时"主要包括寒暑更替的四季、月亮生盈亏空的周期、阴阳消长的时日，以及疾病变化的时间节律。从而根据这些变化的规律，选用治疗手段，择取药物方剂，及确定服药施针时机等。

1. 根据季节变化施治

四季更替对人体生命的影响很大。《内经》观察到人体脏腑气血的生理、病理活动与四季变动有关。一年四季中，五脏的生理、病理变化为：肝应于春，心应于夏，肺应于秋，肾应于冬，脾应于四季末等；人体亦有春在经脉，夏在孙络，长夏在肌肉，秋在皮肤，冬在骨髓中的不同；脉象有春弦、夏洪、秋毛、冬石的变动；人体的津液输布也随四时而有异。若邪犯人体，季节不同，其病变部位、脏腑、病种也有不同的倾向性。以发病部位言，则春多头部病变，夏多心胸疾患，秋常病在肩背，冬常病在四肢；以脏腑病变言，则春多发肝病，夏多发心病，长夏多发脾病，秋多发肺病，冬季发肾病；以病种论，春季多发衄衊，长夏多发洞泄寒中，秋冬多发风疟，冬季多发痹证等。故治疗亦应与自然变化及人体生理、病理活动节律相应，以提高临床治疗效果。《内经》根据临床实践提出以下治疗原则。

（1）冬季闭塞，少用针石 《内经》认为冬季不宜选用针刺疗法，《素问·通评虚实论》说："冬则闭塞，闭塞者用药而少针石也。"因为冬季寒冷气候使人体之气闭藏于内，体表组织活动相对减弱。《灵枢·刺节真邪篇》、《素问·离合真邪论》谓："天寒地冻则经水凝泣"，"人气在中"，"皮肤致，腠理闭，汗不出，血气强，肉坚涩。"而针刺疗法是通过对人体体表组织的刺激达到调整机体阴阳的目的，所谓："针石治其外。"故冬季用针刺则体表组织的针感弱，疗效差。"善用针者，亦不能取四厥"，"是以天寒无刺。"此时应尽量采用口服之药，因为人气在中，而"毒药治其内。"《内经》认为针刺的深浅度四时应有不同。《灵枢·寒热病篇》说："春取络脉，夏取分腠，秋取气口，冬取经输。凡此四时，各以时为齐。"《灵枢·终始篇》说："春气在毛，夏气在皮肤，秋气在分肉，冬气在筋骨，刺此病者，各以其时齐。"阐明了春夏针刺宜浅，秋冬针刺宜深，以时为齐的原则。《灵枢·终始篇》："故刺肥人者，以秋冬之齐，刺瘦人者，以春夏之齐。"因肥人体表脂肪肌肉深厚，一般针刺均较深，瘦人体表脂肪肌肉薄少，一般针刺均较浅。这正体现了秋冬宜深刺，春夏宜浅刺的要求。

为什么针刺深浅，要以时为齐呢？《内经》认为自然界四季变化不同。会导致人体经气所在体表位置不同。《素问·四时刺逆从论》说："春气在经脉，夏气在孙络，长夏气在肌肉，秋气在皮肤，冬气在骨髓。"因为"春者，天气始开，地气始泄，冻解冰释，水行经通，人气在脉。夏者，经满气溢，入孙络受血，皮肤充实。长夏者，经络皆盛，内溢肌中。秋者，天气始收，腠理闭塞，皮肤引急。冬者，盖藏，血气在中，内着骨髓，通于五脏。是故邪气者，常随四时之气血而入客也。"可见在四时之气的影响下，人体体表各层次经络之气的活动有旺衰之异。在经气活动的旺盛层次，邪气难以深入。因而邪气之深浅部位常与人体正常生理性应时活动的经气所在位置相关。针刺具有导邪外出，调和气血的功能，但针刺深浅必须合于四时人体经气活动所在，才能达到邪气犯侵之部位，达到却病的目的。即所谓"至其变化不可为度，然必从其经气，辟除其邪，除其邪则乱气不生"。《难经·七十难》对四季之针刺原则亦有阐述，如云："经言春夏刺浅，秋冬刺深者，何谓也？然，春夏者，阳气在上，人气亦在上，故当浅取之。"清·叶霖注云："四时受病，亦各随正气之浅深，故用针以治病者，各依四时气之浅深而取之也。阳气者，谓天地之气也，调营卫之气也，上言皮肉之上，下言筋骨之中，浅取深取，必中其病也。"所以临床针刺一定要考虑四时影响下人体经气活动变化，"春夏秋冬，各有所制，法其所在"，不然将导致严重后果。如冬季针刺，《内经》以位于深层的骨位喻其深度，针刺时应深至于骨。如果违背这一准则，则会给人体带来较大的危害。如"冬刺经脉，血气皆脱，令人目不明；冬刺络脉，内气外泄，留为大痹；冬刺肌肉，阳气竭绝，令人善忘"等。

现代医学研究发现，人体皮肤痛觉敏感性存在季节性差异，人体神经系统功能、体表血管组织的张缩及血流阻力等亦因季节的变化而不同，这些变化对针刺疗效有较大影响，可见《内经》针刺深浅，以时为齐的治则具有一定的科学依据。

（2）用寒远寒，用热远热　《内经》认为用药要注意季节的寒热变化。如《素问·六元正纪大论》所论"用寒远寒，用热远热。"意为在寒冷季节用大寒药，炎热季节用大热药必须慎重。因为春夏为阳热之季，"人气在外，皮肤缓，腠理开，血气减，汗大泄，肉淖泽。"机体阴阳失调一般呈阴气虚而阳气盛的倾向，病变多为热病伤阴；秋冬为阴寒之季，"人气在中，皮肤致，腠理闭，汗亦出，血气强，肉坚涩。"机体一般呈阴气盛而阳气衰的倾向，病变多为寒邪伤阳。而温热药主升发开泄，多损阴，寒凉药主沉降收闭，多伤阳。故春夏不宜多用大热药，秋冬不宜多用大寒药，不然将与人体生理阴阳盛衰变化相悖，会导致不良后果。如《素问·六元正纪大论》说："不远热则热至，不远寒则寒至，寒至则坚否腹满，痛急下利之病生矣；热至则身热，吐下霍乱，痈疽疮疡，瞀郁注下，瞤瘛肿胀，呕鼽衄头痛，骨节变肉痛，血溢血泄，淋闷之病生矣。"

《内经》"用寒远寒，用热远热"的因时施治的用药原则，经大量实践证明具有重要的临床意义。如张仲景在《伤寒论》168条白虎汤方后注云："北方立夏后，立秋前乃可服，立秋后不可服。"因为白虎汤属寒凉之剂，秋后冬寒之时，人体阳气内敛，故慎用为要。《金匮要略》千金麻黄醇酒汤"冬月用酒，春月用水煮之"，因为酒性辛热而走散，冬月寒冷之际用之可祛寒；而春夏阳气温和，故不用酒而用水煎药。李东垣亦认为"冬不用白虎，夏不用青龙。"现代临床上对麻疹初期透表用药，冬春之交常用辛温解表剂，春夏之交则多用辛凉解表剂。这也是季节影响的结果。有时因病需要，不得不在夏季用温热药，冬季用寒凉药，则在剂量及药物配伍上适当控制。如治一风疹病人，秋时用玉屏风散加附子、赤白芍、陈皮、甘草等服之而愈，后复发恰逢盛夏，仍沿用秋时所用原方原量，结果药用一剂即病症加剧，并增腹满、心热、口干、失昏等症。后将方中附子、白术等减至小量方获疗效。

诚如前述，《内经》"用寒远寒，用热远热"的原则，是以人体生理机能、病理改变有季节变化特征的认识为基础的。现代有关研究已提供了一些科学论据，证实不同季节中人体生命活动有不同变化，一些药物疗效有季节性差异。例如：

——人体血清总蛋白、白蛋白、血色素、白细胞、二氧化碳结合力、血压、胃酸、皮质醇、甲状腺分泌功能、男性血胆固醇等均是冬高于夏，γ球蛋白春高于冬，血小板春高于夏。人体钙磷代谢变化也有明显的季节性等。

——东莨菪碱夏季应用易使服药者中暑。冬眠宁在不同季节给药，其疗效、毒副反应有异，故宜因季节之异而调整药量。

——降压药春夏使用的效果优于秋冬。

——消炎痛在冬末使用有晨服作用短，副作用大；夜服作用长，副作用小的特点，而在夏季使用则无此现象。

——夏季影响利尿药的治疗作用。冬季寒冷用间羟胺，有促其释放内源性去甲肾上腺素的作用等。

从上可见，《内经》"用寒远寒，用热远热"的治则是有其科学内涵的，有必要对其进行整理、探索，以更好地指导临床。

（3）春夏养阳，秋冬养阴　《内经》认为对某些慢性疾病的治疗，应采取"春夏养阳，秋冬养阴"的法则。该法则寓意有二：一是要求人们春夏注意养护机体阳气，秋冬注意养护机体阴气；二是要求借助春夏阳旺阳升之势，对阳虚者用助阳药，秋冬阴盛阳降之势，对阴虚者用滋阴药，以更好地达到扶阳助阴，调和阴阳的目的。近代名医秦伯未说该法则"即适应了环境，还利用环境来加强本身的体力，更帮助在治疗上解决了不少问题"。

临床表明该法则对治疗某些慢性病确有指导意义，尤其是"春夏养阳"法则，有较高的运用价值。如老年性慢性支气管炎，患者多伴有肾阳不足，阴寒内凝等证象，因不耐冬季阳气潜藏，阴寒生盛之时，故好发于冬季而称"冬病"。临床发现在夏季，人体阳气欲盛之时，运用补阳药、针灸等法，可以改善患者的阳虚内寒，使冬季发病得以制止或减轻。此法已被总结为"冬病夏治法"而广泛用于临床，除痰饮咳喘病变外，对慢性结肠炎、风湿、类风湿性关节炎以及属于中医脾胃虚寒类的疾病等均有较为理想的效果。

"春夏养阳，秋冬养阴"治则的目的是，对正气虚弱的患者，通过借助人体四时生理变化之势施治用药，而达到扶助正气，除疾愈病的效果。临床采用本法时，要注意与"用寒远寒，用热远热"治则区分开来。二者有补虚泻实、治体、治邪之异，不可混同。

《内经》根据季节变化施治的方法，还有因季取刺不同五腧穴等内容，如《灵枢·顺气一日分为四时篇》："春刺荥，夏刺腧，长夏刺经，秋刺合，冬刺井"，值得深入探讨。

2. 根据月亮盈亏施治

《内经》发现人体经络脏腑气血活动具有周期变化规律，某些生理机能的变化周期与月亮生盈亏空的周期相对应，如《灵枢·岁露篇》记载有"月满则海水西盛，人血气积，肌肉充，皮肤致，毛发坚，腠理郄，烟垢著，……月廓空则海水东盛，人气血虚，其卫气去，形独居，肌肉减，皮肤纵，腠理开，毛发残，膲理薄，烟垢落……"等。因此，对针刺疗法提出了根据月亮盈亏施治的法则。

（1）日空络虚，不宜针刺　在月亮亏空时，不宜采用针刺治疗，这是《内经》根据月亮盈亏采取的针刺宜忌原则之一。《素问·八正神明论》认为"月廓空则肌肉减，经络虚，卫气去，形独居"，故月廓从"无治"。诚如前述，针刺疗法主要是通过对人体体表组织的刺激达到调整气血的目的。月亏空时，经络空虚，体表组织气血相对衰少，有可能使人针感减弱而疗效差，甚至可发生"阴阳相错，真邪不别，沉以留止，外虚内乱，淫邪乃起"的"乱经"现象，给人体带来不利影响。

（2）月生无泻，月满无补　月亏空时不宜针刺，月生、月满时可针刺，但用补泻的时间有别。《内经》认为月生无泻，月满无补。《素问·八正神明论》曰："是以因天时而调血气也……月生无泻，月满无补，月廓空无治，是谓得时而调之。"为什么说用针补泻亦因时而异呢？《内经》认为由于月亮周期性规律的影响，人体气血充盈有周期性变化。"月始生，则血气如精，卫气始行，月满则血气实，肌肉坚。"月生时用针少泻多补使长，月满时用针多泻少补使长无太过，是为了不使气血充溢过度。如果月生而泻，内脏气血功能有被削弱的可能；月满而补，则"血气扬溢，络有留血。"导致实者更实，贻患无穷。

（3）视月死生，以为痏数　所谓视月死生，以为痏数，意指根据月亮生盈亏空的周期变化，决定针刺穴位的适当次数，这是《内经》根据月亮盈亏规律施治的又一法则。《素问·缪刺论》说："以月死生为数，用针者，随气盛衰，以为痏数……。以月死生为数，月生一日一痏，二日二痏，十五日十五痏，十六日十四痏。"在月生至月满时人体血气由微而甚，针刺次数可渐递增；自月满至月亏时，人体血气由盛而微，针刺次数则逐步递减。当然，《内经》所举月生一日一痏，二日二痏之数意在说明针刺次数应随月亮运动的不同而相应增减，临床时不必拘泥此数。《内经》认为针刺若能以月死生为数，则能收到较好效果。不然则"针过其日则脱，不及日数则气不泻"，于病无益。《内经》根据月亮盈亏周期制定的施治法则是以人体生理、病理活动的周期性变化为基础提出来的，现代时间生物医学关于月亮盈亏与人体生命活动关系的研究，肯定并深化了《内经》的认识，现将有关研究结果略陈数端，以资证明。

——国外通过对一万多名妇女月经周期的调查，发现月圆时经量显增。

——对 1 千例出血病人的观察，发现82%的出血危机发生在月亮1/4 上弦和1/4 下弦之间的日子，而圆月时最危险。

——肺结核引起的大咯血多在圆月前 7 天内。

这些均与《内经》"月廓满则血气实"的论述大致相符，也可作为月满无补，补则人体"血气扬溢，络有留血"的依据。

——月球运动对人体神经系统、情绪、怀胎率、血 pH 值均有影响。

——人体垂体促性腺激素的分泌、肾素－血管紧张素－醛固酮系统活性、尿 17－酮类固醇的排泄量、胡须的生长、痛阈和体重都有月亮周期变化规律，其与月亮盈亏可能有关。

——月亮对治疗的影响，人们已初步发现新月的第二周喉部充血严重，此期不宜手术，并已有满月时手术易出血的经验。

月亮是怎样影响人体的呢？可能有直接与间接两种作用途径。直接作用是月球对地球上一切液体的引力作用，对此《内经》亦有认识。如《灵枢·岁露篇》曰："月满则海水西盛，……月廓空则海水东盛。"月亮运动可引起海水潮汐变化，同样对人体体液也有影响。《灵枢·岁露篇》说："月满则海水西盛，人血气积，肌肉充……至其月廓空则海水东盛，人气血虚，其卫气去。"间接作用包括两方面：一是月球运动可引起气候变化，而气候的改变对人体有影响，如可引起情绪波动等。二是月球运动对地球磁场有影响，而磁场是一切生物生存中始终起作用的一种物理刺激。科学研究发现针刺疗法与人体神经－体液因素、磁生物效应有关。以后者言，针刺不仅要选择一定的穴位，而且对穴位要有一定量的刺激才能发生磁场效应。《内经》根据月亮盈亏规律选择针刺时机、补泻手法、刺针次数，可能与月球变化所导致的人体神经－体液因素、磁生物效应等变动有关。

上述科学事实说明《内经》根据月亮盈亏规律进行的施治法则具有一定的科学道理，并有继续研究的必要。

3. 根据时日阴阳气血盛衰施治

人体阴阳有昼夜消长的节律变化，气血在脏腑经脉中依时循序流注。《内经》根据时日阴阳气血盛衰不同，进行施治，其基本法则是：针刺补泻，候气逢时；阴阳消长，顺势施治。

（1）针刺补泻，候气逢时　人体经脉气血流行不止，受自然界变化的影响很大，如"天地温和，则经水安静，天寒地冻，则经水凝泣，天暑地热，则经水沸溢。"并依时循序流注各脏腑经脉，表现出定时盛衰的节律变化。鉴于此，《内经》认为针刺宜结合脏腑经脉气血变化进行，并制定了针刺补泻，候气逢时的治疗原则。如《灵枢·卫气行篇》说："候气而刺之，奈何？……谨候其时，病可与期，失时反候者，百病不治。""刺实者，刺其来也；刺虚者，刺其去也。此言气之存亡之时，以候虚实而刺之。是故谨候气之所在而刺之，是谓逢时。"《灵枢·九针十二原篇》也说："知其往来，要与之期。"针刺"候气"与"逢时"是密切相关的。"候气"指利用经脉气血的变化选用不同的针刺手法。"逢时"指经脉气血变化有一定的时间性，要候气必逢时，只有逢时而刺，才能达到候气的目的。候气逢时是针刺补泻的重要原则，是针刺治疗中必须重视的问题。

《素问·针解篇》曰："补泻之时者，与气开阖相合也。"《灵枢·卫气行篇》曰："刺虚者，刺其去也；刺实者，刺其来也。"经脉脏腑气血流注旺盛之时，称为"开时、来时"，气血流注旺盛之后，称为"阖时、去时"。针刺补泻，候气逢时应与经气开阖来去相应。对虚证补之，宜在经气阖时、去时，此时经脉气血相对空虚，虚宜补，虚则受补。针刺时可顺着经脉走向与气血流注方向下针，所谓"以追而济之，补也。"对实证泻之，宜在经气开时、来时，此时经脉气血相对充实，实宜泻，实则受泻。针刺时可迎着经脉走向与气血流注方向刺之，所谓"以迎而夺之，泻也。"针刺补泻，候

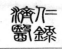

气逢时的法则，经临床不断实践总结而发展，逐渐形成了中医独特的按时取穴针刺法。它对经脉脏腑气血流注衰旺有了更为具体的时间分期，对针刺穴位，刺治时间有了限定，并运用干支计时法推演计算取穴，择时针刺，被国外时间生物学界称之为"中国钟"学说。现代研究表明，《内经》针刺补泻，候气逢时法则所依赖的基础，即经脉脏腑气血活动时日盛衰的节律性确实存在。实践发现各经脉导电量、光子发射数量，一日中会因时而改变；针刺同一穴位的"开时""闭时"对心电图、肌肉、血流等变化有不同影响。十二经脉所络属的脏腑功能活动也有盛衰变动。临床表明，用针刺补泻、候气逢时法治疗各种痛证、神经性耳聋、面神经麻痹、胃痉挛、痹痈等疗效好。对照观察结果认为，按时针刺组疗效明显优于不按时针刺组。可见，在临床针刺治疗活动中，应该重视运用《内经》这一针刺法。

(2) 阴阳消长，顺势施治 《内经》认为应根据人体阴阳昼夜消长的变化施治。《素问·生气通天论》说："平旦人气生，日中而阳气隆，日西而阳气已虚，气门所闭。"《灵枢·营卫生会篇》说："夜半阴气陇，夜半后而为阴衰……，日中为阳陇，日西而阳衰。"《灵枢·顺气一日分为四时篇》说："朝则人气始生……，日中人气长……，夕则人气始衰……，夜半人气入脏……黄帝曰：治之奈何？岐伯曰：顺天之时，而病可与期，顺者为工，逆者为粗。"《内经》强调顺从大自然阴阳消长的变化施治，实际上是要求顺应人体阴阳消长的变化施治。因人体阴阳消长受自然界阴阳消长变化的影响而与之息息相应。如《素问·金匮真言论》说："平旦至日中，天之阳，阳中之阳也，……故人亦应之。"

顺应阴阳昼夜消长之势施治的目的，是为了借助人体阳气升发、阴气沉降的作用趋势，更好地发挥药物的治疗效果以减免药物对人体阴阳气血生理活动的干扰。后世医家的实践充分证明《内经》这一法则具有很高的临床应用价值，如元·王好古临床体会到，发汗药上午服，可借阳气升发之力助其发汗；一般苦寒攻下药午后或晚上服，可乘阴气沉降之势利于攻下。张子和对导水丸、禹功散等要求临卧服，时在午后或晚上，其意同此。《证治准绳》对鸡鸣散要求鸡鸣时服，以借旦时阳气之开而温宣降浊，除去所感之寒温毒气。四肢为诸阳之本，药宜藉清晨人体阳气的运行而传至病所；而骨髓病变常以病深在里属阴，药宜乘夜间阴盛沉降之势而达病所，发挥作用。故《王氏匮存》总结出四肢病变服药宜在旦，骨髓病变用药宜在夜的经验。

综上所述，顺从人体昼夜阴阳消长之势而治，实际上是根据药物的性质去选择用药时间，使药物的作用与人体阴阳昼夜消长各时间阶段中的特点同性、同向，以求二者作用相加，发挥药物最大功效。故只能助阳或欲借阳气发挥作用的药物，诸如补助益气、温中散寒、行气活血、散结消肿等剂，多宜清晨或午前服；滋阴或欲借阴气发挥作用的药物，诸如滋阴补血、收敛固涩、重镇安神、定惊熄风之类，可在午后或晚上服。现代研究表明，人体细胞中存在的着 cAMP 和 cGMP 两种物质，两者的浓度变化及对细胞的调节作用相反。cAMP 水平升高对细胞某些功能起加强或促进作用，cGMP 水平升高则起减弱或抑制作用（某些特殊功能除外）。前者与中医所论"阳"的属性似同，后者与"阴"的属性似同，故在一般情况下，可将cAMP 的升高归属阳，cGMP 的升高归属阴。据三个正常人 24 小时尿中cAMP 与 cGMP 浓度测定（图 1）发现其变化与《内经》所论人体阴阳昼夜消长变化趋势相符（图 2），cAMP 变化曲线与人体阳气变化曲线趋势相似，cGMP 与人体阴气变化趋势相似。

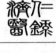

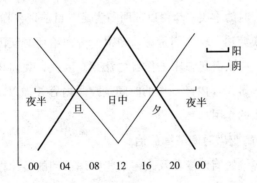

图 1　三个正常人 cAMP、cGMP 昼夜平均变化

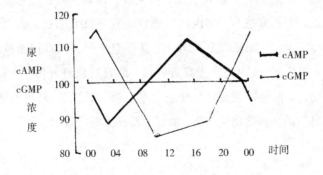

图 2　《内经》人体阴阳昼夜消长示意图

此外，皮质激素在人体也有类"阳"作用，图3为三个正常人尿－17羟浓度昼夜变化曲线（图3），与人体阳气变化趋势相似。可见，《内经》关于人体昼夜阴阳消长的认识具有一定的科学道理。

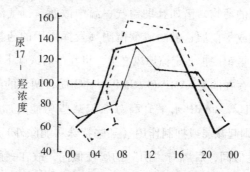

图 3　三个正常人尿17－羟浓度昼夜变化

现代研究发现昼夜给药时间不同，其产生的疗效、毒副反应和药物在体内的代谢情况亦有一定的差别。虽然在具体时间的选择上与《内经》所论有无相同之处还待研究，但《内经》阴阳消长、顺势施治法则中所蕴含的临床用药须择时的本质，却得以证明与肯定。目前，在临床疗效不好时，多考虑的是更换药物、增减剂量等，却很少考虑给药时间因素的影响，这显然不够全面，应该引起临床工作者的注意。因此，我们相信，如果用现代科学技术深入研究《内经》中的时间治疗学内容并加以临床验证，该学说将会发挥更大的作用。

4. 根据疾病变化时间节律施治

由于自然环境的周期变化及人体某些生理活动的节律性，一些疾病也表现出周期变化的特点。如《素问·三部九候论》中"是故寒热病者，以平旦死；热中及热病者，以日中死；病风者，以日夕死；夜水者，以夜半死"等记载。对伤寒热病，《内经》观察到有一日太阳受之，二日传于阳明，三日传于少阳，四日传至太阴，五日传至少阴，六日传至厥阴的病理传变规律；对疟证，《内经》发现有一日、间日或数日发作一次的周期性；对五脏病变，《内经》发现一日中有"慧、静、甚"，一年四季中有"愈、甚、持、起"的病情周期性变化，并已总结出其时间规律。

表4　五脏病变时间节律表

四季变动节律				五脏	昼夜变动节律			治疗法则及药味
持	甚	愈	起		慧	静	甚	
冬	秋	夏	春	肝	平旦	夜半	下晡	急食辛以散之，用辛补之，酸泻之
春	冬	长夏	夏	心	日中	平旦	夜半	急食咸以实之，用咸补之，甘泻之
夏	春	秋	长夏	脾	日晡	下晡	日出	急食甘以缓之，用甘补之，苦泻之
长夏	夏	冬	秋	肺	下晡	夜半	日中	急食酸以收之，用酸补之，辛泻之
秋	长夏	春	冬	肾	夜半	下晡	四季	急食苦以坚之，用苦补之，咸泻之

从表4中可以看出《内经》关于五脏病变的周期性变化时间节律不同于《灵枢·顺气一日分为四时篇》中"夫百病者，多以旦慧、昼安、夕加、夜甚"的时间节律，这主要是因为当病邪深入五脏时，"脏独主其病"，其病势之进退受脏气与五行休王节律制约，而不为阳气消长之时间节律影响。由于五行休王节律关系到五脏精气四时盛衰的变化，故其与《内经》所述人体的四时、月相、昼夜阴阳的生理节律一样重要，是时间治疗学的基础，有必要加以阐述。

所谓"休王"是"休、王、相、死、囚"五者的简称，它们是五行精气不同量的代号，标志着精气活动的多少、盛衰、消长。"王"是精气活动量的最高峰，"休"、"囚"则依次下降，"死"为精气活动量的最低值，"相"是精气活动量开始上升。五行精气相互滋生、相互制约，有的为王，有的为休、为囚、为死、为相。它们之间的关系是当令之行精气为王，如春令木王；生王者为休，水生木王，故春令水休，如春木生火，故春令火相；克王者为囚，金克春木则春令金囚；王克者为死，春木克土，则春令土死。也就是说春季木气活动量为最高峰，水次之，金又次之，土为最低值，火气活动量则开始渐升。以此四时五行精气之盛衰节律来说明五脏精气盛衰的时间性。以脾为例，则肝属木，其脏气活动量在春最盛，夏次之，长夏又次之，秋最低，冬又开始渐盛。而五脏在某季的精气盛衰，以春为例，则脾气活动最盛，肾气次之，肺气又次之，脾气最低，心气开始渐盛。以上可见，五行休王节律与五脏精气节律的产生是五行或五脏精气因时变化，互相影响的结果。王玉川教授将五行休王与五脏休王的时间节律绘制成下表：

表5　五行休王与五脏休王的时间节律

时间节律				五行休王					五脏休王				
年	旬	日	昼夜	休	王	相	死	囚	肝木	心火	脾土	肺金	肾水
春	甲乙	寅卯	平旦	水	木	火	土	金	王	相	死	囚	休
夏	丙丁	巳午	日中	木	火	土	金	水	休	王	相	死	囚
长夏	戊己	辰丑	晨	火	土	金	水	木	囚	休	王	相	死
秋	庚辛	申酉	下晡	土	金	水	木	火	死	囚	休	王	相
冬	壬癸	亥子	夜半	金	水	木	火	土	相	死	囚	休	王

　　从表5中可以发现：表4中五脏病变的时间周期节律的形成，正是由于五脏精气活动具有时间节律性的缘故。如肝病之所以在一年之中有愈于夏、甚于秋、持于冬、起于春，一日之中有平旦慧、下晡甚、夜半静的病情变化，按照五行休王理论就是因为木死于秋、相于冬、王于春。肝在五行属木，所以肝病秋天加重，冬天较平稳，春天好转。又因为木王于平旦，囚于晨，相于夜半，故肝病患者在早晨较为轻松，日落时病情加重，夜半时病势趋于平稳。

　　基于这种认识，《内经》提出了根据疾病变化的时间周期，或先期截之，或于病情发作时攻之的施治原则，如《素问·脏气法时论》按照五脏疾病的昼夜变动时间周期，提出了及时治疗的方法（见表4）。《素问·疟论》提出"凡治疟，先发如食顷乃可以治，过之则失时也。""十二疟者，其发时如食顷而刺之。"要求治疟宜在病情发作前约一顿饭的时间即用针药，以便截止其势。后世称治疟为"截疟"，其意源于此。《素问·玉机真脏论》也说："凡治病……，乃治之无后其时。"强调治病宜在病情发作前，或正在发作时治之，不要延误发作后才予施治。

　　实践证明，《内经》这种施治法则有较高的临床运用价值。如《伤寒论》论太阳之邪欲再传阳明时，先针刺足阳明以迎而夺之，则病不传经而愈。《金匮要略》有用蜀漆散治疟宜在发作前服用的体会。中国中医研究院针灸研究所发现针刺治疟，于发作前约2小时行针，疗效确有增加。我们对夜间哮喘者及五更泻病人等，于临卧前施以补肾止喘及健脾温肾之品可制止或减轻哮喘发作及晨间腹泻。黄一峰老中医针对湿温证午后病情渐甚之特点，而于上午热势未张之际施以清热化湿、调和营卫药物，效果明显。一病人子时胃痛用中西药治之无效，经用中药改为睡前迎病服用而治愈。

一患者每至夜间2~3点大腹胀满已10年，多方施治无效，经参考子午流注学说诊断处方，以每晚6时服头煎药，9~10时服2煎，2剂后症减，再10剂而愈。此法用以治疗妇科病尤具神效。如经前期紧张证，以此法治疗102例，结果痊愈81例（占79.4%），显效12例（占11.7%），有效9例（8.9%），没有无效病例。我们在临床治疗痛经时，参照朱小南医师经验，气郁型在行经前几天服药，血瘀型在行经初期服药，气虚型在平时用药等，收效较好。目前，已有人根据《素问·脏气法时论》所述五脏疾病变化节律，提出"脏气法时针法"，初试临床疗效颇佳。亦有参照《内经》此法，根据《伤寒论》六经欲解时的病变节律，提出针刺的"时运法"，试之临床，即获初效。凡此临床实例，均证明《内经》根据疾病周期变化的时间性而施治的原则不容忽视。

现代医学根据疾病变化节律施治用药的研究刚刚开展，已获成果。如：

——高血压所致急性左心衰多在晚间11时至1时发病。若于晚10时左右服以适量扩血管及小量利尿药物，可防止夜间左心衰的发生。

——肿瘤组织细胞在分裂代谢最旺盛时对放疗、化疗最敏感，易被杀死。印度、意大利等国医师据此在肿瘤组织代谢旺盛时予以放疗，发现对头颈部癌肿、乳房肿瘤、口腔癌等疗效较好。由于药物在体内的代谢速率与作用高峰有一定的时间性，因此根据病情变化的周期性而择时施治，既可使药效得以正常发挥，又可相应减少药物剂量及毒副反应。同时，及时制止了病情的发作，防止机体组织功能受到进一步损伤，从而利于疾病趋向痊愈。

运用本法施治，要求明辨疾病变化的时间节律，掌握药物、针刺等治疗手段作用发挥的时间进程。如此才有利于施治时间的安排。

三、《内经》时间治疗学的特点

《内经》时间治疗学有以下三大特点：

1. 择用时间注重反映客观外界变化

目前，关于生物周期性变化原因的解释存在外生论与内生论两种观点。外生论派认为：生物体内的周期性变化是生物体自身的生理功能对来自自然环境的某些信号作出反应的结果，外界因素有生物、气象、理化等，其中尤以昼夜周期性变化的影响最大；内生论派则认为生物周期性变化是生

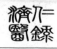

物体内自发振荡频率的表现，它是生物体本身所固有的，与自然界变化无关。《内经》认为人是自然界的产物，人生活在天地相交的自然环境之中，其生理功能的变化时时受到自然界影响。"天人相应"，如人体阳气，其变化趋势与自然界之阴阳消长规律一致，春夏自然界阳气多，人体亦同此。可见《内经》在对生物节律方面基本同于外生论派。

由于一定的时间总是反映了自然界一定的变化内容，作为外生论者，《内经》选择时间是以自然变化周期及其对人体的影响作标准的，其规定的时间分期与长短，总是与自然界的客观变化密切相关。如《内经》将一日划为"平旦至日中，日中至黄昏，黄昏至合夜，合夜至鸡鸣，鸡鸣至平旦"等几个时间分期就反映了太阳周日运动的变化周期。人体受自然变化影响并与之相应，故此分期实际上也反映了人体阴阳变化的时间。时间治疗学的前提是为了顺应并利用人体周期变化的某种状态，故择用时间必须符合人体实际变化，才能达到预期效果。《内经》择用时间注重反映客观外界变化，选用日中，黄昏等"自然时间"标准，而不是七点、九点等"人为时间"标准，正是为了更准确反映与自然变化息息相关的人体状态变化周期，以达到因时而治的目的。

2. 择时施治注重人体的整体性

《内经》认为人体是一个整体，当自然环境变化时，人体的相应变化将是各脏腑组织功能活动变化整体综合效果。阴阳气血强调的是人体脏腑组织功能、实质等共性及其内在联系，《内经》故以其作为人体整体功能状态时间进程的表征。可见《内经》时间治疗学注重的是对人体整体活动反应下某种状态的择时施治。

3. 与临床实践紧密相关

《内经》时间治疗学是从临床成功的经验与失败的教训两个方面总结归纳出来的，并在临床实践中不断地被验证完善与发展的。因此，它从一开始就与临床紧密相关，总结出了丰富的临床择时施治的经验，如针刺的深浅以时为齐，是顺应人体季节变化而施治；如春夏养阳，选择季节治疗老年性慢性支气管炎，是利用人体季节变化而施治等。

总之，中医时间治疗学是一门古老而又新兴的学科，如能努力发掘，加以提高，必将对人类的健康作出重大的贡献。

《内经》因人制宜论与体质学说

因人制宜学术思想，渊源于《内经》，散见于历代名医论著，体现于大量治验医案，但至今却鲜有较为系统、完整的专论，以致这一学说的研究不够深入，临床应用不够普遍。因此，全面完整地整理、研究、继承和发扬这一学说，对于完善中医治疗学理论体系，推动中医发展，提高中医临床疗效，均有着重要的理论意义和实用价值。

一、《内经》有关因人制宜的内容

《内经》因人制宜的内容，主要是讨论临诊施治时，如何在把握普遍规律的前提下，根据具体病人，辨识矛盾的特殊性，灵活地制定治疗方案和治疗法则，选择祛病手段，区别针刺强度及方药宜忌，以期达到最佳疗效。

1. 因人制宜采取治疗手段

疾病发生以后，一般来说都须以人为的手段将其解除，以消灭它对人体的危害。在同疾病作斗争的历史过程中，人们总是就地寻找最适宜的方法，《内经》指出："东方之域……其治宜砭石，故砭石者，亦从东方来。西方者……其治宜毒药，故毒药者，亦从西方来。北方者……其治宜灸焫，故灸焫者，亦从北方来。南方者……其治宜微针，故九针者，亦从南方来。中央者……其治宜导引按蹻，故导引按蹻，亦从中央来。故圣人杂合以治，各得所宜。"由此说明，不同治疗手段发源于不同的地域，而不同地域的人，又适宜不同的治疗手段。《灵枢·病传》即明确指出："导引、行气、乔摩、灸、熨、刺、焫、饮药……诸方者，众人之方也，非一人之所以尽行也"，然"后世医者，未能通晓，每以方剂通治百病；治之不愈，延为终身之疾者多矣！故为医者，必当深考古法，博览群书，然后能操纵在手，运用如神也。"说明医者临诊施治，针对具体病人，首先要确定用什么手段来解除疾病，因为不同的治疗手段对不同的个体效价不等，应当择优而用。例如针刺疗法，简便易行，可用来治疗各科疾病，对于经络不敏感或敏感性低者，其效果却不够理想（当然，不同的病证疗效也不一样），而不得不求助于药物。气功、体育疗法对于小儿来说，由于难以恰当地掌握其要领和强度，也就无法与成人一样去运用。同样，小儿捏脊疗法治疗腹泻、疳积等，疗效确切，有人曾用此法治疗 4 000 多例小儿疳积患者，总有效率达 90.9%，但却很少用于成人，原因在于小儿脏气清灵，随拨随应，非成人可比。又如心理疗法，在《内经》时代已很受重视。《素问·移精变气论》谓之为移精祝由，吴昆说："凡人之用情失中，五志偏亢为害，而病生也……为之祝说病由，言病有所偏，则气有所病，和以所生。"认为情志活动失调，导致了气机之运行失常，通过精神移变，以情胜情，即可使紊乱的状态恢复正常。后世医家如华佗、张从正都很善于运用此疗法。近来有人认为情志信息输入人体，是通过熵流量作用于病变部位而达到愈病目的的。一般资料表明，心理疗法以情志波动大者疗效为好，故也当因人而施。

《内经》记载了多种治疗手段，每一手段虽适用于不同的病证，也适宜于不同的个体。如用个体对针刺敏感与否即可合理地解释了针刺疗效发生的差异的原因。随着中医现代研究的深入，不同治疗手段与不同个体疗效间的关系，必将被逐步认识，并将对临床起到越来越普遍的指导作用。

2. 因人制宜选择针灸手法

针灸疗法，历来为中医驱除疾病的主要手段之一。《内经》一书有关针灸经络的内容所占近半，充分反映了这一疗法在当时的应用盛况和研究水平。近年来，随着人们对药物副作用越来越多的了解，在全世界范围内掀起了研究、应用针灸疗法的热潮。但令人遗憾的是，人们却普遍忽视了针灸疗法也应遵循因人制宜的施治法则。

针灸施于不同个体的差别，首先表现在对针具的选择上。《灵枢·官针》曰："九针之宜，各有所为，长短大小，各有所施也。"每一类针具，适用于不同的疾病，也适用于不同的个体。《灵枢·九针十二原》明确指出"皮肉筋脉各有所处，病各有所宜，各不同形，各以任其所宜。"例如婴儿"肉脆血少气弱，刺此者，以毫针，浅刺而疾发针，日可再也。"因为小儿气血不盛，肌腠娇嫩，针刺以毫针为宜，且应刺入轻浅，不可久留，避免伤其正。肥瘦者穴位深浅不同，针具的长短当有所别；偏寒偏热之体，阴阳盛衰有异，灸之壮数也应有所差异。

其次，表现在手法强度上。不同个体，虽然可以对针刺的敏感度有异；相同疾病，发生于不同个体，针刺相同穴位，但针刺的强度、留针的久暂当加以区别。"刺布衣者，深以留之；刺大人者，微以除之"；"刺布衣者，以火焠之；刺大人者，以药熨之"。所谓布衣，实指体质壮实之劳动者，其病多为邪气亢盛，正气不虚，针刺强度应大，留针时间稍长，以尽除邪气为要。所谓大人，乃体弱少动之人，正气不足，邪气也多不亢，故除邪须防伤正气，故针刺手法宜轻，进针不可过快，只宜缓图其功，或辅之以药物。现代一些针灸名家，即深谙此理，认为年幼、年老者刺激宜轻，青年人刺激量应大，中年人量应中等。《内经》认为："年质壮大，血气充盈，肤革坚固，因加以邪，刺此者，深而留之，此肥人也。广肩腋项，肉薄厚皮而黑色，唇临临然，其血黑以浊，其气涩以迟，其为人也，贪于取与，刺此者，深而留之，多以其数也。瘦人者，皮薄色少，肉廉廉然，薄唇轻言，其血清气滑，易脱于气，易损于血，刺此者，浅而疾之……"。从外表推求其内部气血盛衰和调与否，找出互相间的差异，以决定针法强度、进针快慢以及留针之久暂。《灵枢·行针》还指出了这种用针有别的机理："百姓之血气各不同形，或神动而气先针行；或气与针相逢；或针已出而气独行；或数刺乃知；或发针而气逆；或数刺而病益剧。"说明由于个体气血不同，针刺作用的效应有很大区别，因此要予以不同手法。

3. 因人制宜进行组方遣药

药物治疗是解除疾病的主要手段，药力的峻猛与和缓应根据个体而取舍。如《内经》曰："胜毒者以厚药，不胜毒者以薄药"、"胃厚色黑及肥者，皆胜毒；故其瘦而薄者，皆不胜毒"等都是说的这个道理。在组方遣药时，还应考虑到个体差异而因人制宜。壮者气血盛，对药物的耐受力强，故可大剂峻猛以求速效；而体弱者气血衰，不耐药力，当以平和之剂，小量缓进为宜。

《素问·五常政大论》曰："故治病者，必明天道地理，阴阳更胜，气之先后，人之寿夭，生化之期，乃可以知人之形气矣。"地理气下为一矣！恶有乱者乎？夫一人者，亦有乱气，天下之众，亦有乱人。"即使生活条件相同者，也还可能存在着气血上的差异，构成了人体"材力"厚薄之不等，决定了治疗方药之不同。如老年人，"质虽厚，此时也近乎薄，病虽浅，其本亦易以拔，而可以劫药取速效乎？"现代研究证明，药物进入老年人体内，在血中达到最高浓度的时间可能较慢，但以后峰值较高，治疗用药显然有别。对此，李中梓也进一步论述为："膏粱之体，遇外感经病，宜用轻清解表，不得过用猛烈；若治内伤，宜寓扫除之法；脏腑柔脆，峻攻固所不宜，而浪投滋补，尤易误事。藜藿之体，遇外感经病，发表宜重宜猛，若用轻清，因循贻误；内伤病，消导攻伐之品，极宜慎用；遇宜补者，投以补剂，其效尤速。"《素问·疏五过论》强调要"从容人事，以明经道，贵贱贫富，备品异理，问年少长，勇怯之理。"即指出了年龄、性别、生活条件，精神情志均为治疗中应考虑的方面。如"王公大人，血食之君，身体柔脆，肌肉软弱，血气慓悍滑利"，与食"藜藿之味"之体质壮实者比较，大部分药物的半衰期会相对地延长，故老人用药量应减少。

因年龄不同，药量大小有别，用药的重点亦不同。《素问·示从容论》曰，"年长则求之于腑，年少则求之于经，年壮则求之于脏。"马莳认为，老年"过于味"，而多伤六腑；少年奔走劳役，故多伤筋脉；壮年人多纵欲为过而精损，五脏者藏精；不同年龄人的生活特点和生理病理特点，决定了其被治疗的侧重面。所以李中梓认为"人至中年，肾气日衰，加之逸欲，便成衰损，兴阳补剂服之则潮热不胜，专服滋降之方，虽暂得气爽，久则中气愈虚，血无生化"。

性别不同，治疗也不同。《灵枢·五音五味》曰："妇人之生，有余于气，不足于血"，虽然原文本义是从气血情况来解释妇女的生理特征的，但正由于其血气与男子存在差异，故治疗有别。后世医家，对此多有发挥，如龚廷贤指出："人身之气，一身之主也，要在周流运行而无病矣。逆则诸病生矣。男子宜养其气，以全其神；妇人宜平其气，以调其经。"这是针对男女治疗上的一般性差异而言，对于妇女经、带、胎、产不同生理期所患的杂病来说，其治疗更当别论。如妇人经期外感风寒，《伤寒论》称"热入血室"，治以小柴胡汤或刺期门，有别于常人之治。又如妇人有孕，"一旦被邪盘踞，攻其邪胎必损，安其胎必碍乎邪，静而筹之，莫若攻下方中，兼以护胎为妥。"皇甫中治疗妇人恶阻，常根据患者胖瘦而分别论之，"肥人恶阻因痰，二陈汤加黄芩、白术、竹茹、贝母，去半夏；瘦人是火，前方再加黄连、山栀仁。"药物的加减仅仅是因为二者体形不同，并非拘于病证。张元素提出："产妇临月未诞者，凡有病，先以黄芩、白术安胎，然后用药治病……产后诸病，忌用白芍药、黄芩、柴胡。"朱丹溪主张："产后无得令虚，当大补气血为先，虽有杂症，以末治之。"对此，吴瑭颇有心得，他认为："产后气血诚虚，不可不补，然杂证一概置之不问，则亦不可，……但产后实证，自有妙法，妙法为何？手挥目送是也。手下所治是实证，目中心中意中注定是产后，识证真，对病确，一击而罢。"在以病证立治的大前提下，却应时刻虑及产后多虚的特点，不得已投以攻下克伐之剂，必须一击而罢，万勿犯虚虚之戒。这些认识共同说明不同性别，不同生理状况下的个体，即使患了相同病证，治疗上也该区别对待，合理选择方药。

二、因人制宜与体质学说

概括以上所述，《内经》因人制宜的内容应包括个体性别、年龄、体质、生活条件和居住环境等多方面的差异，并根据患者这些方面的差异，合理地选择治疗手段以及针灸、方药的施用法则。而体质学说研究的是个体素质间的差异。二者相互之间既有联系又有区别。但目前普遍的倾向是认为因人就是因个人的体质特点，几乎用体质学说包罗甚至取代因人制宜学说，这种认识上的模糊与混淆，有碍于中医理论的发展与提高，有必要加以澄清。

关于体质学说的研究是医学界一直注目的重要科研课题，《内经》对体质作过较多的论述。其中有代表意义的主要是以木、火、土、金、水五行比类法将人体素质分为五大基本类型。又从五声出发，将每一类各分为五，五五二十五亚型。每一型的人都有不同的表现和生理病理特点，因而有不同的治疗。历代医学多循《内经》旨义对体质学说进行了较广泛的研究，概括各家主要观点，体质学说认为由于人的先天禀赋不同，加之后天不同的生活、工作环境和条件，构成了不同的个体素质。一般说，个体的体质是相对稳定的，但随着时间的迁移和生活、工作等条件的改变，体质也会有所变化。由于体质差异，以致出现对同一致病因子不等同的抗御力和免疫力。所以不同体质类型的人容易罹患不同的疾病。即使患相同疾病，其病理变化与临床表现却常为体质特点所左右，成为不同的证，并且有不同的转归和预后。因此，在治疗上应加以区别，对于不同的体质，而采取不同的治法方药。甚至有人提出了以辨质论治取代辨证论治。

病邪作用于人体，体质因素与病邪往往成为相抗争的矛盾的两方面，个体差异决定其感受相同病邪后发病与否。正如《内经》所云："勇者气行则已，怯者则着而为病。"这种勇怯强弱，建立在气血阴阳等物质基础上，由于物体质量的不等和分布状态之不同而致个体出现差异，并通过一定的表象而显现。可以说，直到今天我们对于体质的实质还多有欠明之处，以致造成对体质涵义认识的不统一和类型的多样化。中医对体质的分类，从

《内经》的阴阳二十五型，到今天的六型、七型、十二型等多种划分，其共同点在于都是以直观信息作为依据，以望、闻、问、切作为获取信息之手段。因此体质作为客观存在的个体差异，只有当我们规定了构成体质各物质量及功能指标的客观系数之后，才能确定正常体质的界限。正常体质界限以内的差异，并不出现明显的病态和生活障碍。既然体质因素有些或有时又不可能在症状中得到反映，也就是没有介入证中，这样在论治阶段就必须考虑到患者的体质特点，选择适宜的治疗法则或方药。因人制宜不仅限于体质，两者虽互相联系，但也有很大区别。因人制宜属治疗学范畴，体质差异是它们依据的一个因素而不是唯一的因素；体质学说主要是探讨人类不同身体类型的生理病理特点，以及部分情况下与治疗的关系。根据目前各种分类的体质类型，因人制宜所依赖的个体差异中有许多内容并不能在这些体质类型中得到反映。例如，妇女经、带、胎、产属于暂时或一时性的生理现象，不能被较为恒定的体质特点所概括，而这些因素又是在治疗中必须注意的因素。因此说，因人之异绝非仅限于体质之异。在治疗学中，因人制宜比体质学说含义更深刻、范围更广泛。深入研究这一问题，使中医因人制宜学说与体质学说的研究互相补充、日趋完善。

三、因人制宜与辨证论治

辨证论治是中医诊断治疗学的基本核心。中医诊治疾病，强调辨证论治，那么为什么又要因人制宜呢？这个问题不仅是因人制宜学说的立足点，而且是揭示证的本质的一个关键。故此，必须进一步研究明确因人制宜与辨证论治的关系，从理论上揭示症、证、体和治病中治证与治体的深层联系，充分发挥它在临床实践中的重要作用。

1. 证的形成及其内涵

中医传统的诊断方法是通过望、闻、问、切四个方面去考察患者的反常现象。掌握了诸多与疾病有关的信息后，再把这些分散的信息进行编排辨别，找出此一信息与彼一信息之间的必然联系，找出信息与人体脏腑功能、阴阳偏向、气血盛衰、津液盈亏等生理活动及其物质基础之间的内在联系。换句话说，也就是找出病理信息之间的联系和病理信息与生理信息之间的联系，对病体阶段性症状作出正确的综合判断，确认矛盾焦点，为方药的针对性提供准确的目标，这就是辨证的过程与任务。

证是由四诊获得的多项信息提炼而成，我们可以把这每一信息概称为"症元素"，这里的"症元素"与西医的症状不同，它包括病体的一切反常现象和感觉，也就是包括了症状和体征。反常的舌与脉象也是一个"症元素"，如果舌与脉象没有病象表现，这个信息系数就作为零看待。规定了"症元素"以外的内容不在辨证要素之内，这样就增强了证的客观性和规范性。

疾病通过"症元素"加以表现，每一"症元素"都是病体和病邪相争的反映。《内经》曰："正气存内，邪不可干"，"邪之所凑，其气必虚"，分析每一病症，就可发现每一"症元素"都含有机体正气与致病邪气的双重因素，辨证后的证与各自独立的"症元素"有了本质的区别。证是疾病发展的阶段性本质反映。在一般情况下，证确实能反映疾病发生、发展的普遍规律，按证立法、组方遣药，多可收到满意的效果。由于证中已含有体质因素，据证立治包含了治体，无须再辨质，故笔者认为辨质论治提法不可取。但有时体质及其他个体特点未能参入症状的形成，证反映疾病本质的准确性就会降低。因此治疗须考虑到证以外与疗效有关的诸因素。

2. 辨证论治必须因人制宜

辨证论治包括的"同病异治"和"异病同治"，是从同病异证和异病同证两方面强调了证的重要性，据证立法组方遣药，是我们普遍遵循的治疗准则，有是证，用是药。然而，在大量的临床实践中，有一部分病人或一部分疾病按常规据证立法用药常不能取效，究其原因，主要是在证的形成中遗漏了一些与疗效有关的重要因素，没有做到"因人制宜"所致。

"有诸内，必象形于外"，是针对辨证过程中的一般情况而言，但由于各种因素的影响，疾病和表现往往有其特殊性。拿目前严重威胁人类生命的癌症来说，如有的病人有了异样感觉或体表有了病状表现时再以"症"去求"证"，其病多已届中晚期。治疗十分棘手。又如急性黄疸性肝炎，有的患者使用清热利湿等药后，黄疸消退，症状消失，由于没有"症元素"可依，也就辨不出病证了，但肝脏的损害并未完全恢复，若不继续治疗和适当休养，常常迁延不愈或传为慢性而反复发作。这些情况说明，机体内部的某些病理活动并没有外部表现，以致出现无症之病。

进一步的分析还可发现，在有症可辨所得的病证中，有时也难免遗漏一些内部病机因素或其他与治疗有关的因素。例如伤寒阳明腑实证，主症痞、满、燥、实、坚悉具，治当峻下热结，取大承气汤，但如果病人年幼、老迈、体弱或为妇女妊娠期间，其体难受攻伐。虽然证不变，但一些体质特点和生理特点没有介入证中，而这些特点，却与疗效及预后直接相关，施治用药必须考虑这些因素而因人制宜。再以妇女感冒为例，妇女当感受风寒或风热外邪，太阳之表受累，出现一系列"症元素"，但其时又恰逢月经来潮，通过四诊我们掌握了与感冒有关的诸信息，按辨证主要分属风寒感冒和风热感冒两型，与男性感冒并无明显不同。月经这一正常生理现象与感冒证型并无必然联系，按常规当取发散风寒或发散风热两种治法，有时甚至加入大剂辛温或寒凉之品，但这对经血流行不利。药物过寒凉，可能会引起血脉凝滞，经水中断，甚至痛经；药物太温，就难免助血飞腾，导致经水量多或崩漏。所以，在论治时就须因人制宜，兼顾到月经因素，用药当寒温适中，勿使太过。近代妇科名医陈筱宝认为治疗妇人疾病时，"滋血宜取流畅，行瘀宜取和化，顺气应取疏达；清不可寒，温不可辛燥。例如月经不行，有因风冷寒湿而血瘀者，当温经散寒行滞，但过于辛热则血热妄行，上为吐衄，下为崩败，暴下之患，损伤阴血，病遂难治。"他的这种观点，不仅对月经病的治疗有重要意义，而且对月经期其他病症的治疗也有很大的参考价值。

不同地理环境对人体产生不同的影响，有些影响是暂时的，有些是长期的。即使你迁移他乡，原居住区地理环境对机体生理的影响在短时间内却不会消失，甚至构成了地区特性的体质，治疗时必须考虑到这种地区性体质特点。徐灵胎曾指出："人禀天地之气以生，故其气随地不同。西北之人，气深而厚，凡受风寒，难于透出，宜用疏通重剂；东南之人，气浮而薄，凡遇风寒，易于疏泄，宜用疏通轻剂。"现代社会人口流动性大，因此患者的籍贯也成为因人制宜的因素之一。

生活条件的不同对于辨证论治也有很大影响。对此，李中梓曾有精辟的论述："大抵富贵之人多劳心，贫贱之人多劳力；富贵者膏粱自奉，贫贱者藜藿苟充；富贵者曲房广厦，贫贱者陋巷茅茨。劳心则中虚而筋柔骨脆，劳力则中实而骨劲筋强；膏粱自奉者脏腑恒娇，藜藿苟充者脏腑恒固；曲房广厦者，玄府疏而六淫易容；茅茨陋巷者，腠理密而外邪难干。故富贵之疾，宜于补正；贫贱之疾，利于攻邪。易而为治，比之操刀。子和多疗贫贱，故任受攻；立斋所疗多富贵，故任受补……是又以方宜为辨，禀受为别，老壮为衡，虚实为度，不得胶于居养一途，而概为施治也。"他对生活条件不同者的生理病理特点及其对于辨证论证的影响进行了详细分析，从而合理地解释了张子和主攻，薛立斋倡补之原因；同时又指出虽然居养不同的人治疗有别，但绝不可胶执一端，而须参考禀受、老壮、虚实等具体情况。这些观点对于临床因人制宜进行辨证论治有着指导意义。

另外，肥人多痰气虚，瘦人多火阴虚。当这两类体质类型不同的人感受相同病邪，出现相同病证（当体质因素介入了症时，也可能出现不同的证型，其治应据证而施），在论治时就要区别对待。肥者少用滋腻，以防阻碍脾运，或者助湿生痰；瘦人少用温燥，以免助火伤阴，即使证同其治也要因人而异。《伤寒论》所言酒家、汗家、疮家、淋家忌用汗法，意与此同。又如"产前一盆火，产后一盘冰"，是对生产前后不同生理病理特点的高度概括，目的在于告诫人们辨证施治用药时应注意其生理特点，把握宜忌，以防伤正或变生它病。

总之，由于证在形成过程中常会遗漏一些与治疗有关的不同个体差异因素，主要包括年龄、性别、体质、生活和工作条件以及居住环境等。由于这些因素有时介入了症，有时没有介入症，以致证反映疾病的本质时有所局限性。故医生必须根据因人制宜的原则，辨证时将以上这些因素考虑进去。这样处方遣药才能全面，疗效才能有所提高。所以说，因人制宜是辨证论治过程中的一环，它弥补了据证施治的某些不足，使得辨证论治的理论体系更加完善和严密。

3. 因人制宜与治病治证

因人制宜法则，并不排斥治病与治证，恰恰相反，它与其他有关的治疗法则（如因地、因时制宜法则）共同弥补了仅据病证立治的某些不足与缺欠，应该把它们有机地容纳于治疗学中，使治疗学的理论体系更加完善和严密。

（1）治病和治证　治病是对不同的疾病，确定基本治疗大法、主方主药。如胸痹的主要原因是胸阳不足，饮邪稽留，治当通阳散结，主方当用瓜蒌薤白汤，主药为瓜蒌、薤白；结石病就应利胆排石而用排石汤。由于这些疾病的基本原因和病机转化规律已被医生大致掌握，一般都可用相同的治法方药而愈病，这就是所谓的治病。目前对这方面的研究比较多，而且出现了可喜苗头。如姜春华通过对温病病机的深入研究后，认识到邪热壅盛自始至终都是该病的主要病机，故得病之初即可大清邪热，如仍按叶天士所提："卫之后方言气，营之后方言血"的原则用药，难免殆误病情，这就是著名的治疗温病的截断扭转法。这一新的治法提出后使温病的治疗更加规范，且便于掌握和运用，明显地提高了治疗的效果。我们应该向治专病当用专方专药方面去努力，并同时去促进病名规范化、治疗规律化的早日实现。很多尚未了解发病原因和病机转化的疾病，医生只能将病人的各种病象进行综合、分析、辨证诊断，这就是所谓的治证。诚如前言，在多数情况下，证确能反映疾病的阶段性本质（注意与治病所要求的对该病全过程本质认识的重要区别），随证治之也多可收到满意效果。它不仅反映了中医整体运动观的特色，还解决了西医甚感困难的一些问题。如近年有人针对同一种抗生素对不同表现或不同个体的同一疾病疗效不等的情况提出了西药的辨证用法，以临床事实证明了治证的科学性与合理性。因此可以说，据证立治不仅是现在，而且是将来中医施治的主要形式。

虽然据病、证立治有着各自的特点和优势，但也确实存在一些缺欠和不足，这就是前文中所论说的证中遗漏了一些与疗效有关的因素，其中以个体差异为主要。因此，治疗学中就有治病、治证、治体的不同层次，在治病治证无效时，转而治体，使三者有机地结合起来，往往可以收到满意的效果。

（2）因人制宜的运用方式　因人制宜的法则主要是通过修订治法和变更方药来体现。辨证论治，一般都是根据疾病的证型确定治疗法则并选取适合方药的。治法与病证须恰相吻合，风寒感冒就散寒解表，肺痨之肺阴亏损证就养阴润肺。但是在个体因素未介入证而又对疗效有重要影响时，需要因人制宜。如悬饮证，为水流胁下，肝络不和，阴阳升降之气被阻，当治以十枣汤破积逐水。但若病者年迈体弱，虽方中有十枣扶正，也不耐芫花、大戟、甘遂诸药峻猛之戕伐，而不得不改变治法，另寻它途。或利气化饮，或扶正攻邪并施。又如李中梓治一妇人，淋沥两年，无药不尝，率无少效，其脉两尺沉数，为有瘀血停留，法当攻下，因在年高，不敢轻投。但于补养气血之中，加琥珀、牛膝等缓剂，须以数十剂收功。治法的改变，则方药多须重新组合。这一般在个体因素占主导地位时予以运用。因此说，更多的情况下，因人制宜是通过方药的变更来实现的。

在依据病证决定治法并选用了与治法相吻合的基本方药的前提下，由于个体的某些特点，对所用方药中的某味或几味药物进行取舍或药量的增减，以求更适宜于具体患者。如肠痈血热蕴结证，治当荡热逐瘀，医家多用大黄牡丹汤，但如果患者体弱，其大黄用量就应减少；如系孕妇，则活血药当慎用，或加入护胎之品，方为周全。当然，方剂内药物的增减有时是针对兼症的，如桂枝加厚朴杏子汤，可治太阳中风伴有咳喘。这种在主方的基础上增加治兼症的药物的方法，又不可与因人制宜相混淆。

关于因人制宜法则的运用规律，目前还鲜见有较全面的论述之文。故临床疗效的高低，除了取决于辨证的正确与否外，能否恰当地运用因人制宜法则，也是一个重要因素。尤其是一些疑难病证，病情复杂，难以明确地辨为何病何证，以致给治疗带来一定困难，只有那些临床经验丰富的医生，才能收到数贴奏功之效。

由于这些情况灵活性大，规律性差，有时难免会带上"只可意会，不可言传"的神秘色彩，这也是中医理论与临床脱节的表现，因此在还没有掌握规律的情况下，经验就显得特别重要。总结临床经验，既要反映治愈的规律，又不能忽视失败的教训。

四、因人制宜验案举隅

"熟读王叔和，不如临证多。"这话也从一个侧面反映了医学实践的重要性。在中医应用实验手段还很有限的今天，临床验案则成为检验理论正确与否的重要标准。翻开历代名医验案，以因人制宜法则为指导的治验屡见不鲜。

案一　江某某，右足膝盖痛引腿腨，渐移于左，状类行痹，行痹属风，治以驱逐，理不为谬，但邪之所凑，其气必虚，况童质禀薄，肾元未充，驱逐过猛，血气受亏。肝主筋，筋无血养则挛急；脾主肉，肉无气煦则枯瘦，以致腓干，髀日肿，足不任地，酿成废疾矣。古云：治风先治血，血行风自灭。闻所服诸方，皆全无治血之品也。无如桂麻羌独，药性太狠，难以监制，故只见其害。不见其益，在病初血气未衰，犹可辅驱并行，今则疲备如斯，尚有何风可逐？何络可通？倘再求逐功，见病医病，非但病不能医，而命亦难保矣。

[按]　本案足痹误治成痿，皆由于治未因人制宜。《内经》曰："胜毒者以厚药，不胜毒者以薄药。"说明人有强弱，药有厚薄。以薄治强则药不胜

病，以厚治薄则人不胜药。因此医者必须权衡得失，加以施治，始不致误。（《杏轩医案》）

案二李某某，22岁，女。患者产后时值炎暑，蜷卧于床，感觉闷热，乃大开窗户，躺于临窗榻上，凉风习习，不禁当风而昏昏瞌睡，以致感受风寒，醒后恶寒发热，头胀腰酸，肢节酸楚，恶露亦突然减少，遂来求治。

诊初：8月18日，新产13朝，身热恶寒，汗出不解，头胀腰酸。略有腹胀，脉象虚浮，舌苔薄白，症属产后营虚，复受风寒，治拟养心解散，炒当归10克，炒川芎5克，荆芥、防风各5克，秦艽10克，生地10克，郁金10克，白术7克，茯苓10克，桂枝5克，枳壳5克，荷叶1角。

二诊：8月20日，服药后热解而自汗亦少，恶露渐下，胃纳尚好，惟感腰酸肢软，神疲乏力，脉细数，苔腻，此属风寒虽解，元气已虚，治当健脾养血，固肾清解。炒当归10克，川芎5克，杜仲10克，续断10克，狗脊10克，白术7克，陈皮7克，茯苓10克，青蒿7克，鲜芦根一支，鲜荷叶一角。

［按］治疗产后，宜按照产后体质，补其虚弱，稍加解散，即可自痊。（《朱小南治验》）

案三周某某，女。患者感冒近旬日，经服中成药及汤药均不效。细问病情，得知其感冒两日，月经来潮，自服桑菊感冒片、银翘解毒丸不愈。前医予祛风散寒之桂枝汤亦不效。现月经已逾7日未净，时觉微热恶寒，头身肢节酸痛，纳食不馨，舌淡苔薄，脉紧。若避开月经因素（以往月经正常），据症而辨，属风寒感冒无疑，桂枝汤诚为切证之方。所以不效者，乃是忽视了月经与治疗用药的关系。先师曾告曰："妇人病无论何症，治而不效时，可投血分药佐之。"此患者外感之际经血流行，更当从血分求之，遂拟荆防败毒散去茯苓、前胡、甘草，加当归，荆芥改为炭，3剂药尽，外邪去而月事净也。

［按］此案说明，治病不辨证，风寒外感而服辛凉散热之剂，必然无效。而按证散寒解表仍不愈者，说明辨证后论治时还应因人制宜，方为全面。

临床实践进一步证明因人制宜是辨证论治过程中的重要一环。在医生诊治疾病时，既要根据不同的病证又要因人、因时、因地制宜，确定治疗法则，进行选方、用药才能取得较好的疗效。

五、因人制宜与抗老益寿

随着老年生物学与老年医学的进步，各种有关衰老的理论和抗衰老方法及药物不断产生。虽然对衰老的机理各家看法不一，但对个体正常的自然寿命却基本一致地认为应当在 100～150 岁之间。然而，世界上能享受百岁以上高龄而"尽其天年"者，实在是微乎其微。

防治各种老年性疾病，延缓衰老，延长生命，是发展我国老年医学的重要途径。大量的文献记载和现代临床科研均证明，药物尤其是中药，可以逆转或延缓某些衰老现象并增加寿命。这里，笔者以因人制宜法则为指导，根据个体和年龄特点，采取体质纠偏及年龄阶段干预两法，并选用针对性强的药物，探讨预防老年病及抗衰老的问题，以期拓宽《内经》因人制宜学说在医疗保健领域的应用范围。

1. 体质纠偏与预防老年病

人体进入中年以后，由于抵御力下降等原因，一些对组织器官会产生严重损害，威胁生命的疾病很容易发生。例如冠心病、高血压、糖尿病、肿瘤等等。即使这些疾病没有在短期内使人毙命，但每发作一次都会使脏腑组织遭受一定的损伤，影响其正常的生理功能，加快衰老步伐。因此，积极预防这类疾病的发生，是抗老益寿的重要环节。因人制宜的一个重要依据是体质差异。根据体质特点与老年病之间的相关性，在疾病发生以前，因人制定适宜的预防方案，纠正不良的体质倾向，以防患于未然。

从预防学角度出发，笔者特将人群划分为五个正常的体质类型。这里用"正常"一词的意义在于说明，五种类型体质都无明显病态，能正常生活与工作，其构成体质差异的物质基础如气血津液维持在允许的差数以内。五种体质中有一标准型，这类人一般享寿较高。另四种非标准型体质者，虽然暂时尚无明显病态，但都存在好发某些疾病的趋势。本方案的目的，是努力使非标准型体质向标准型体质转化和靠近，以防止或降低各种老年性疾病的发生，延长个体生命或保证生命的自然终止。

（1）标准型　体态匀称，胖瘦适中，目光有神，颜面润泽，声音洪亮，精力充沛，性情开朗，呼吸平和，饮食睡眠及二便正常，舌质淡红，舌苔薄白有津，脉来和缓有力。这类人青少年占绝大多数，其抗衰老可按年龄分段干预法实施。

（2）痰湿型　体态肥胖，汗多油腻，睡眠深久，鼾声频频，常觉肢体懈懈，舌质淡，体胖嫩，舌苔厚腻，脉显濡滑。法当健脾利湿，成方如参苓白术散、香砂六君子汤，常用药物如：苍白术、云茯苓、苡仁米、藿香、佩兰、厚朴、砂仁、石菖蒲、桂枝等。

（3）瘀滞型　面目色泽深黯，唇甲色紫红少泽，肌肤粗糙，常爱叹息，舌质深红，边尖有瘀点，脉来略显迟涩。法当理气活血，成方如四物汤、逍遥散、越鞠丸。常用药物如：柴胡、青陈皮、当归、川芎、赤芍药、桃仁、红花、牛膝等。

（4）阴血偏虚型　体态瘦削，面色萎黄，肌肤干燥，心情急躁易怒，睡眠浅短易醒且梦多，舌体瘦小嫩红，苔薄少津，脉偏细软。法当育阴养血，成方如六味地黄丸、一贯煎、四物汤、养心丸。常用药可选：地黄、大枣、柏子仁、何首乌、白芍药、天门冬、女贞子、玉竹、沙参、枸杞等。

（5）阳气偏虚型　冬春季特别怕冷，手脚发凉，懈惰易倦，夜尿多，面色㿠白，舌淡苔薄，脉偏迟弱。法当益气温阳，成方如四君子汤，黄芪建中汤、肾气丸、两仪膏。常用药可选：黄芪、人参、白术、仙茅、补骨脂、肉苁蓉、陈皮、桂枝等。

人的体质会逐渐变化。例如青少年多为标准型体质，中年以后，由于禀赋、生活习惯、工作条件、锻炼状况等因素的影响，一些标准型体质将逐步转向非标准型，因此该以药物预防与其他保养方法协同并进，以增强人体机能。

2. 年龄阶段干预抗衰老

《内经》认为人体衰老始于 40 岁前后，不同年龄阶段机体衰老的程度不同，根据年龄差距因人制宜法则，就可能对不同年龄阶段的人分别制定适宜的抗衰老方案。此种方法称为年龄阶段干预法。

一般说，人从青少年到达中年时，气血津液的需要量及分布发生变化，阴阳的平衡状态可能有所偏移，故非标准型体质比例将上升。这就像一架机器，在连续运转工作了几十年以后，既使没有明显障碍，也应作必要的修理与保养，所以张介宾曾指出："人于中年左右，当大为修理一番，则再振根基，尚余强半。"

宗《内经》之义，笔者把 100 岁以上的人作为长寿人，并将 50 岁以后分五个年龄阶段，每一阶段拟定相应的方药，以补益脏腑之气，达到抗老益寿的目的。

（1）50~60岁　肝脏机能下降，筋脉变得僵硬，弹性降低，肝血减少，视物欠明，疏泄不利，气血运行欠畅。法当养血柔肝，成方如一贯煎、当归补血汤、杞菊地黄丸。常用药可选：白芍药、鸡血藤、当归、青陈皮、何首乌、郁金、丹参、旱莲草、桑寄生等。

（2）60~70岁　心脏机能减退，心血运行不力，手脚时有麻感，言语不甚流畅，记忆力下降，夜梦多而易醒，面部老年斑增多。法当养血通络，成方如柏子养心丸、补心丹、炙甘草汤。常用药可选：地黄、柏子仁、甘草、酸枣仁、大枣、玉竹、丹参、川桂枝、降真香、当归等。

（3）70~80岁　脾脏机能减退，消化力减弱，大便可能不规律，肌肉萎缩，肌力减退，容易疲倦，下肢可能有肿胀感。法当健脾益气，成方如四君子汤、补中益气汤、参苓白术散。常用药可选：白术、淮山药、炒苡米、人参、黄芪、鸡内金、神曲、谷麦芽等。

（4）80~90岁　肺脏机能减退，呼吸功能衰下，动后易喘，皮肤干燥，毛发枯焦、咳嗽痰多、大便时干时稀。法当补气益肺，成方如生脉散、都气丸、温胆汤。常用药可选：黄芪、黄精、党参、蛤蚧、冬虫夏草、灵芝、百合、陈皮、瓜蒌、蜂蜜等。

（5）90~100岁　肾气衰，元阴元阳亏虚，全身各脏腑功能均明显下降，易感外邪，耳目不聪，牙齿脱落。此时应阴阳气血同补，成方如六味地黄丸、十全大补丸。

五阶段的干预性用药，在实际运用时并非绝然分开，而应成一种追加的方式，即60岁补肝补心，70岁补肝心脾，80岁补肝心脾肺，90岁以后五脏同补，阴阳气血兼顾。由于表象衰老发生在内脏机能衰退以后，所以本方案的实施年龄应根据个体情况前移10~15年，即从35~40岁开始施用。

服用补益性药物，需以阴阳气血互生关系为指导思想，虽然老人阳气衰弱较不突出，但绝不可一味补阳，以防"油尽添油，灯焰高而速灭"，而当以养阴填精为基础，方为至善。这里还应着重指出：补者要做到小滞不腻，每一处方中酌量加入理气活血之味，以求"流水不腐"。

年龄阶段干预衰老，是对标准型体质者的适宜方法，实际上老人标准体质者较少。因此，运用此方案须结合体质特点，全面考虑。清代医学家

《内经》学习心悟

陆以湉曾指出："人至中年，每求延寿之术……至于服食补剂，当审气体之宜，慎辨药物，不可信成方而或之偏，反受其害也"。

体质纠偏法可以防止老年性疾病的发生，以期每一个体都能享尽天年。年龄阶段干预法意欲使人类自然寿命得到普遍延长，二者相互结合，相互补益，必能使效果更佳。

《内经》五体痹证发微

五体即皮、肌、脉、筋、骨，是中医解剖学的概念，它反映了人体由浅入深的五个不同层次。痹是病因病机的概念，"风寒湿三气杂至合而为痹也"，"痹者闭也，以血气为邪，所闭不得通行而病也"。因此顾名思义，所谓五体痹证就是指由于和五体相合的脏腑、经络气血不足，感受了风寒湿热等邪而导致皮、肌、脉、筋、骨等部位气血闭塞不通的病证。《内经》对痹证的分类，主要有按病位区分的五体痹和按病因的病性区分的风寒湿痹（《医宗金鉴》分别称之为五痹和三痹）。二者的关系是：五痹为纲，三痹为目，一横一纵，纲目分明，它们各自从不同的角度反映了痹证的本质。从风、寒、湿等可以看出皮、肌、筋、骨、脉、痹的具体分型。因此，二者不能互相代替，更不能废此存彼，但自《金匮要略》倡三痹学说并奠定了治疗学基础后，后世多言三痹，五痹之说日趋淹没，现代教科书也只一笔带过，以至今日中医临床上多把痹证狭隘地与"关节炎"划等号，这就大大缩小了痹证的范围，殊与《内经》原旨不符。因此有必要对《内经》有关五体痹证的论述加以系统地整理和讨论，以期恢复和完善五体痹证的辨治体系。

一、五体痹证的病因病机

五体痹证的病因不外内因和外因两种。与五体相合的脏腑、经络气血虚弱是发出痹证的内因。即《内经》所指出的"厥阴有余病阴痹……，少阴有余病皮痹隐轸……，太阴有余病肉痹虚中……，阳明有余病脉痹身时热……，太阳有余病骨身重……，少阳有余病筋痹胁满"。这里的"有余"是指经脉中邪气有余而气血不足，"血气皆少则无毛，……善痿厥足痹"。"粗理而肉不坚者善病痹"，说明五体痹证的发生与体质因素有关。凡气血不足或肌肉疏松、腠理不密这种体质类型的人易为邪气所中而患痹证。临床所见，集一类型体质的人，患痹时还具有向某一证型发展的倾向性，如素体阴盛之人患痹多为寒型，素体阳盛之人患痹多为热型，素体肥胖之人患痹多痰湿型，素体晦滞之人患病多为血瘀型等。其寒者，阳气少，阴气多，与病相益，故寒也；其热者，阳气多，阴气少，病气胜，故为痹热。说明体质因素是决定痹证患者证型的内在条件之一。

诱发五体痹证的外因主要是风、寒、湿、热等邪气的侵袭。邪气乘经脉之虚客入五体，壅滞气血，阻闭筋脉。闭于皮则发为皮痹，闭于肌则发为肌痹，闭于脉则发为脉痹，闭于筋则发为筋痹，闭于骨则发为骨痹。"所谓痹者，各以其时重感于风寒之气也"。这里特别强调了"各以其时"的问题。《内经》认为每一体痹都有其好发季节，这是因为人体的气血的流行分布常随四时季节的更替、气温的变化而发生相应变动的缘故。"春气在经脉，夏气在孙络，长夏气在肌肉，秋气在皮肤，冬气在骨髓中，……是故邪气者，常随四时之气血而入客也。"当气血趋向于表时，感受邪气则易发皮痹、肌痹、脉痹，当气血趋向于里时，感受邪气则易发筋痹、骨痹。故《素问·痹论》说："以冬遇此者为骨痹，入春遇此者为筋痹，以夏遇此者为脉痹，以至阴遇此者为肌痹，以秋遇此者为皮痹。"这里就要求我们要重视季节因素在五体痹证发病中的作用，并为研究皮、肌、脉、筋、骨痹各自的好发季节提供了线索。此外，外伤瘀血也是患痹证的一个因素，恶血在内而不去，加上饮食不节，寒温不时，腠理开而遇风寒，则血气凝结，则为寒痹。现代医学也发现，某些关节炎、关节周围炎、坐骨神经痛等疾病的发生常有外伤史。

总之，五体痹证的形成与正气不足、体质因素、外邪侵袭、季节气候变化、气血分布状态、外伤瘀血与诸多因素有关，是内因、外因和不内外因相互作用的复杂的病理过程。

二、五体痹证的证候及中西医结合研究

证候是病理变化的外在表现，是疾病本质的反映。在疾病发生、发展的过程中，证候常以一组相关的脉症表现出来，在不同程度上反映了病位、病性、病因、病机，为治疗提供可靠的依据。因此，弄清五体痹的证候是辨证施治的基础。皮、肌、脉、筋、骨是中医解剖学和生理学上的五个不同层

次，"皮肉筋脉，各有所处，病各有所宜，各不同形。"每一体痹都有着与其他体痹相区别的特征和独立的证候群。现从历代有关论述及中西医结合研究角度讨论五体痹与现代医学有关疾病的关系。

1. 皮痹

皮痹的证候有：痹"在于皮则寒"，"血凝于肤者为痹"，"皮肤顽厚"，"皮肤无所知"，"遍身黑色，肤体如木，皮肤粗涩"等。概括起来，主要表现是：皮肤寒冷、肿胀、变厚、发黑、皮肤感觉迟钝、麻木。其发展趋势是："皮痹不已，复感于邪，内舍于肺。"从这些证候病程的描述来看，其与现代医学的硬皮病相符合。硬皮病的特征是皮肤显著增厚、硬化，颜色随病情发展渐渐加深呈棕色或棕褐色，皮肤感觉迟钝、麻木不仁，且大多伴有雷诺现象。近年来中西医研究硬皮病的结果证实，其基本病机是血瘀。有用电阻或电容扫描法测试硬皮病患者的中指血流图，看到代表血流量的波幅明显降低，表示血管弹性的重搏波不明显或消失，说明末梢血液供应明显减少，微循环灌流不良。甲皱与球结膜微循环均有血液瘀滞及红细胞聚集所致泥团样、断流样血流，血流速度减慢。当系统性硬皮病累及肺时，可发生肺广泛纤维变及囊肿性变，以至肺功能不全，出现呼吸困难、胸膈胀满、喘促等症。有人检查 50 例系统性硬皮病患者中，肺部胸片异常者 31 例。当系统性硬皮病累及消化道时，主要表现为食管排出排空障碍，胃、十二指肠和小肠张力低，蠕动缓慢，出现吞咽困难，恶心呕吐等症。日本秋山报告的 59 例病案中，具有消化道症状者 26 例（44.0%），其中以食管病变引起吞咽困难及胸骨后烧灼感的发生率最高。这些表现与"肺痹者，烦满喘而呕"的描述十分相符，故系统性硬皮病累及肺和消化道似可看作是皮痹发展为肺痹。

2. 肌痹

肌痹的证候有："肌肤尽痛"，痹"在于肉则不仁，""四肢缓而不收持"，"体淫淫如鼠走其身上，津液脱，腠理开，汗大泄，鼻上色黄"，"汗出，四肢痿弱，皮肤麻木不仁，精神昏塞"等。概括起来，主要表现是："肌肉疼痛，顽麻不仁，四肢痿软甚或手足不遂。其发展趋势是：肌痹不已，复感于邪，内舍于脾。"这些描述与现代医学的风湿性、多发性肌痛症，多发性肌炎——皮肌炎相类似。前者常出现肩、颈、骨盆一带的肌肉疼痛，程度剧烈，甚至限制正常活动；后者以肌肉发炎、变性、退化为主要的病理特征，多数对称性分布。四肢近端肌肉常无损，再累及其他肌肉。四肢在进行性萎缩下肌力急骤减退，软弱无力，出现动作困难。有人报告57例皮肌炎中伴吞咽困难者35例（61%）。本病还易伴发恶性肿瘤，并以胃癌、肺癌、鼻咽癌为多见。如有人报告的34例皮肌炎伴发恶性肿瘤的10例（29.7%）。因此"脾痹者，四肢懈堕，发咳呕汁，上为大塞"，盖指多发性肌炎及皮肌炎伴有咽喉或食管的肌肉病变，或伴有胃癌、肺癌、鼻咽癌等情况而言。"痹，其时有死者……其入脏者死。"说明肌痹发展入脏而成脾痹的严重性，并说明脏痹绝非轻证。

3. 脉痹

脉痹的证候有："血凝而不流"，"令人萎黄"，"其脉在寸口，脉结而不流行，或如绝者是也"。可见脉痹最突出的表现是脉搏减弱或消失。其发展趋势是："脉痹不已，复感于邪，内舍于心。"从脉痹的表现来看，与现代医学的多发性大动脉炎（无脉症）颇相似，无脉症由于受累的动脉不同，而产生不同的临床类型，其中以头和臂部动脉受累引起的上肢无脉症为多见，其次是降主动脉、腹主动脉受累引起的下肢无脉症。有人在"脉痹——多发性大动脉炎一例"的报道中，从病理学角度探讨了中医脉痹的现代意义。该患者中医诊断为阳气虚弱，脉络瘀痹，气血流行失畅的心肺同病（即脉痹发展为心痹），而西医诊断为多发性大动脉炎并发左心衰和肾功能不全，合并右上肺炎，终因心衰、尿毒症、循环衰竭而死亡。尸检病理诊断为：①多发性大动脉炎伴继发性动脉硬化；②左心室肥大；③肾小动脉硬化，继发性固缩肾。根据患者的临床表现及发展过程，结合尸检的病理诊断，该作者认为："属于'血凝而不流'的脉痹证。……脉痹不已，复感于邪，内舍于心，……似与本例所见的心肾二脏病理改变相符。"无脉症（特别是下肢无脉症），由于血压持续增高，日久可使左心室增大，甚至发生左心衰竭。从《内经》所描述的心痹症状"脉不通，烦则心下鼓，暴上气而喘，嗌干善噫，厥气上则恐"来看，很象急性左心衰竭时出现的心源性哮喘。发作时，病人常在睡眠中突然憋醒，有窒息感，胸闷（心下鼓），被迫坐起，重者气喘（暴上气而喘），发绀，咳粉红色泡沫样痰，咽干，口渴（嗌干善噫），心率加快，出现心慌、心悸、不安（烦、厥气上则恐）等症状。"脉不通"是无脉症原有的表现，若进一步发展，会出现右心衰竭。由于消化道瘀血，又可见"时害于食"的症状。因此，由脉痹发展为心痹，盖指无脉症等疾病引起心衰的情况而言。

4. 筋痹

筋痹的症候有：痹"在于筋则屈不伸"，"筋挛节痛不可以行"，"肝脉微涩，筋缩挛，腰背不伸，强直苦痛"，"脚手拘挛，伸动缩急"，"游行不定"等。概括起来，主要症状是：筋急挛痛，腰背强直，步履艰难。其发展趋势是："筋痹不已，复感于邪，内舍于肝。"这与现代医学的某些脊神经疾病（坐骨神经痛、臂丛神经炎等）相似。如坐骨神经痛，临床上根据其发病的部位不同，分为根性和干性两种。前者"腰背不伸，强直苦痛"，主要表现为下背部痛和腰部僵直感，局部有明显压痛；腰骶部位及下肢活动受限制或呈保护性姿势。后者"筋挛节痛，不可以行"，主要表现为沿坐骨神经分布区疼痛，多呈持续性钝痛而发作性加剧，或呈烧灼样、针刺样、刀割样性质，活动受限。一般说来，筋痹和骨痹的区别是："手屈而不能伸者，其病在筋；伸而不能屈者，其病在骨。"下肢亦同理。应当指出，中医所说的筋不仅仅包括脊神经，也包括韧带、肌腱在内。如《灵枢·经脉篇》言内关穴的位置："去腕二寸，出两筋之间"，这里的筋指肌腱。像风湿性关节炎一类以关节韧带病变为主者，有时亦可归属于筋痹，因此，筋、骨痹往往并见。当筋痹日久不愈，复感于邪，内舍于肝，发生肝气郁闭，疏泄失常，而出现肝痹的证候。如"夜卧则惊，多饮，数小便，上为引如杯"，"有积气在心下支胁……腰痛足轻头痛"。肝主筋，其经脉下过阴器抵小腹，上循咽喉入颃颡，其疏泄功能直接关系到人体气机的调畅，而气机调畅又是水液代谢的必要条件。

肝气郁滞则积气在心下支胁，故可出现多饮，小便数等症，或坐骨神经痛。"肝藏魂"肝气痹则魂不守，当夜卧变换体位时，压迫了疼痛部位，将有"当夜卧则惊"的现象。因此，肝痹实际上是对在筋痹基础上出现肝气郁闭，疏泄失常的情况而言。

5. 骨痹

骨痹的证候有："骨重不可举，骨髓酸痛"，"挛节"，"举节不用而疼，汗出烦心"，"卷肉循筋，肋肘不得伸"，"寸口脉沉而弱……历节黄汗出"，"盛人脉涩小，短气，有汗出，历节疼，不可屈伸"，"疼痛如掣"，诸肢节疼痛，身体尫羸，脚肿如脱，头眩短气，温温欲吐。"痛苦攻心，四肢挛急，关节浮肿等。概括起来，骨痹的主要症状是：一个或数个关节疼痛，肿胀，屈伸不利，甚则僵直不用。现代医学的风湿性关节炎，类风湿关节炎，痛风性关节炎，大骨节病，氟骨症以及老年退化性关节炎等，均可属骨痹范畴。由骨痹发展为肾痹，表现为"尻以代踵，脊以代头。"这与典型的强直性脊柱炎出现的正常的腰段生理弯曲消失，胸段生理弯曲显著后凸、髋关节强硬、项前倾、躯干在髋关节处屈曲、前弯呈弓形时，恰恰相符。

　　通过以上对五体痹证候及其现代医学的关系分析，可以看出，《内经》对五体痹证的描述是符合实际、有根有据的，是从临床实践悉心观察，认真总结归纳出来的。五体痹与五脏痹不是各自独立，互不相干的疾病，而是同一疾病发展的不同阶段。五体痹是形成五脏痹的基础。某一体痹具有向其相合的内脏发展的倾向性，但是否发展成为脏痹，主要取决于脏腑的强弱，血气的多少，邪气的盛衰，皮痹易向肺痹发展，肌痹易向脾痹发展，脉痹易向心痹发展，筋痹易向肝痹发展，骨痹易向肾痹发展，这只是体痹向脏痹发展的一般规律。实际上，一种体痹可累及多个脏器，形成多种脏痹，而同一种脏痹又可由多种体痹发展而来，这反映了痹证病程演变的复杂性。

三、五体痹的治则

　　喻嘉言《医门法律》说："经论诸痹至详，然有大阙，且无方治。"诚然《内经》无一治痹的内服之方，但说无治则欠妥。《内经》在五体痹的具体治法上，除较为详细地谈了针刺疗法外，还记载有外敷的寒痹熨法、按摩疗法、放血疗法等。尤其值得重视的是《内经》还论及五体痹的治则，这在今天仍具有一定的指导意义。

1. 明辨寒热，逐邪务尽

　　五体痹初起之时，邪气方盛，要着眼于"逐邪"。根据病性属寒属热，逆其病性而治之，以求达到"逐邪务尽"的效果。《灵枢·刺节真邪篇》提出了热痹和寒痹的基本治则，即"痹热消灭"、"寒痹益温"。所谓"痹热消灭"是指在针刺时，开摇针孔，采取泻法，尽出其热邪。"使邪得出病乃已"。所谓"寒痹益温"是指温通血脉，驱逐寒邪。《灵枢·经脉篇》记载了逐寒邪的放血疗法，"故诸刺络脉者，必刺其结上，甚血者虽无结，急取之以泻其邪而出其血。"张景岳《类经注释》曰："今西北之俗，但遇风寒痛痹等疾，即以绳带紧束上臂，令手肘青筋胀突，乃用磁锋于肘中曲泽穴处，合络结上，砭取其血，谓之放寒，即此节之遗风也，勿谓其无所据也。"放血的目的，一是疏通络脉，促进血液循环；二是祛除瘀血，给寒邪以出路。张仲景《金匮要略》在痹证的药物治疗上还创造了开达腠理的发汗法（如麻黄加术汤等），通利小便的除湿法（如甘姜苓术汤等），也是对这一治则的运用和发展。

2. 调和气血，谨守病机

《灵枢·阴阳二十五人篇》曰："切循其经络之凝涩，结而不通者，此于身皆为痛痹，甚则不行，故凝涩。凝涩者，致气以温之，血和乃止。其结络者，脉结血不行，决之乃行。"这段话说明，五体痹证的基本病机是气血失调。基本病理是一个"瘀"字。但治瘀有不同，因阳气不足，血失温通的虚瘀，要"致气以温之，血和乃止"，血和则"经脉流行，营卫阴阳，筋骨颈强，关节清利矣"。因邪气壅滞经脉，气血闭阻的实瘀，则要"决之乃行"，以活血化瘀为法。从气血辨证的角度来分析五体痹。一般说来，初病在气，久病在血。"病在气，调之卫"，可用调和营卫的发汗法；"病在血，调之络"，此时的治疗就要侧重治"瘀"。叶天士根据这一治络理论，主张以功能搜剔行络的动物药进行治疗。用虫蚁类飞走之灵，使飞者升，走者降。血无凝著，气可宣通。药物可用全蝎、蜣螂、地龙、甲片、水蛭、蜂房、蟅虫、虻虫、蚕砂之类。为五体痹的治疗开辟了新路。

3. 顾护阴血，把握病位

"邪气所凑，其气必虚。"对五体痹证来说，阴分之虚更为突出。"病在阴者命曰痹"正指出了这一病理特点。因此在治疗上，在祛邪的同时，要时时顾护阴血。切忌过汗、过利、过吐、过下以劫伤阴血，特别是体虚患痹或久痹体虚之人，尤宜大补阴血。以补为主，扶正祛邪。张景岳说："然则诸痹者皆在阴分，亦总由真阴衰弱，精血亏损，故三气得以乘之而为此诸证。经曰：'邪入于阴则痹'正谓此也。故治痹之法，最宜峻补真阴，使血气流利，则寒邪随去，若过用风湿痰滞等药而再伤气，必反增其病矣。"

五体痹因其发病部位不同，在治疗上亦当有所区别。"病在脉，调之血；……病在肉，调之肉；病在筋，调之筋；病在骨，调之骨。"这段话，虽然是《内经》对针刺提出的具体要求，但对药物治疗也有所启发。即应注意用与五体相结合经脉的引经药，使药力直达病所。同时还应注意部位用药，如皮痹可选猬皮、地骨皮、丝瓜络等行皮通络之品；肌痹可选用葛根、桂枝、马钱子、香白芷等解肌通肉之品；脉痹可选用丹参、地龙、水蛭、归尾等通脉活血之品；筋痹可选用木瓜、牛膝、五加皮、伸筋草等舒筋活络之品；骨痹可选用露蜂房、川草乌、透骨草、骨节风等透骨入节之品，可冀提高疗效。

《内经》五脏水证钩元

五脏水，为心水、肝水、肺水、脾水、肾水的总称。是水肿病的分类法之一，最早见于《内经》。当然，限于历史条件，《内经》中的有关论述较为散乱。笔者在研究《内经》有关五脏水论述的基础上，对《内经》有关条文进行分析、综合、归纳，并参以历代医家对该病的论述，结合现代医学的研究，进行系统的整理。从而看出，《内经》不仅有五脏水分类的端绪，且对水肿的病因、病机、证候、治法等各方面均有着较为具体、深刻的认识，一直为历代医家奉为圭臬。从《内经》探讨五脏水，以及从五脏角度去探讨、认识水肿病的本质和辨治，对中医和中西医结合医师开展对该病的临床研究，有着一定意义。为此，笔者就《内经》有关五脏水的内容作系统的探讨如下。

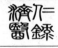

《内经》学习心悟

一、水肿病五脏分类及其意义

1.《内经》水肿病五脏分类与历史沿革

虽然《内经》对水肿的论述较散乱，但只要经过系统整理归纳，不难看出以五脏分类的头绪。如《素问·大奇论》曰："肝满、肾满、肺满，皆实，即为肿。"指出如果肝疏泄失常，则会因气滞而满胀致水肿。《素问·水热穴论》又言："肾者，胃之关也。关门不利，则聚水而从其类也。"及"肺为水之标"等，又论及了肾、肺二脏与水肿形成的关系。而在《阴阳别论篇》中又指出"三阴结，谓之水。"此三阴者，乃脾与肺也，可知脾失运化，肺失宣降亦能致肿。另《内经》不仅在《素问·经脉别论》中进一步言及"饮入于胃，游溢精气，上输于脾。脾气散精，上归于肺。通调水道，下输膀胱，水精四布，五经并行。"认为水液代谢与肺、脾、膀胱均密切相关，还在《素问·逆调论》和《灵枢·邪客篇》中进一步论述了心与水肿的关系，曰："夫水者，循津液而流也"，"然营气者，泌其津液，注之于脉，化以为血，以营四末，内注五脏六腑，以应刻数焉"。而"心主身之血脉"，故心之推动血脉的功能降低，血流缓慢或瘀滞，水必渗于脉外而泛溢成肿。以上论述为后世医家对水肿病的分类研究奠定了基础。如张仲景在《金匮要略·水气篇》中将水肿从三方面进行了分类：其一，按发病的主要器官分类，即五脏水分类法，但因未论及病因、病机及方药，故未引起后世足够重视；其二，按症状分类，则有风水、皮水、正水、石水、黄汗等五水分类法；其三，按病机分类的有"经水前断，后病水，名曰血分……先病水，后经水断，名曰水分"的血分、水分分类法。隋代巢元方在《诸病源候论·水肿病诸候》中，也基本按脏腑分类，曰："十水者，青水、赤水、黄水、白水、黑水、悬水、风水、石水、暴水、气水也。"其中青、赤、黄、白、黑五水。则分别代表肝、心、脾、肺、肾之五水，虽别具一格，但思路上仍同五脏分类法类似。南宋严用和鉴于前人对水肿的分类过于繁杂、不易掌握辨证要点，便根据阳病兼见阳证、阴病兼见阴证的现象，提出了阴水、阳水分类法。云："阴水为病，脉来沉迟，色多青白，不烦不渴，小便涩少而清，六腑多泄，此阴水也，……阳水为病，脉来沉数，色多黄赤，或烦或渴，小便赤涩，六腑多闭，此阳水也。"由于此种分类简单易掌握，故延用至今。此后，明代张介宾又提出以水气为纲，虚实为目的分类法，他说："余察之经旨，验之病情，则惟在水、气二字。故凡辨证者，不在气分，则在水分。能辨知此二者，而知虚实，无余蕴矣。"

综观各家对水肿的分类，尽管均有其立论依据，但并无统一标准。相比较而言，仍以五脏分类法较为完善，因水肿之成由于五脏功能失常，气化失调。五脏系统之间既相互联系，又相互影响。故水肿既成之后，其变化与五脏密切相关。而水肿症状的出现，又是以五脏系统功能失常为基础。因此，临床辨治水肿，当以五脏立论最为妥。从另一个方面看，津、血、水、气之生成、运行、转化，亦均以五脏系统为基础。五脏之中各有阴阳虚实，从五脏着手，则津、血、水、气之变化，阴阳虚实之动态，必有所归。只是阴、阳水分类法可在五脏水分类的前提下，对各脏水的性状作一初步鉴别，有利于施治大法的确立而已。

2. 水肿病五脏分类的意义

分类法是一种归纳概括的方法。要求简单明了，更需要在一定程度上与病因、病机、证候等相联系，便于审证求因，辨证施治。《内经》对于疾病分类，虽有脏腑、五体、经络、病因、证候等法，但若论切合实用，仍以五脏分类法较佳。由于人体以五脏为中心，以脏带腑，并与自然界相联系，从而形成了五脏为主体的五个功能系统。各系统间的相互联系、相互影响，又以五脏为媒介。疾病的产生则是以五脏机能、形态失常为关键。五脏的生理与病理变化，反映了疾病的主要矛盾和矛盾的主要方面。任何辨证方法最终必然要落实到具体脏腑上来，任何疾病的治疗，必然要与具体脏腑相联系。故这种五脏分类法在辨治水肿时可正确探讨该病机理并把握疾病的本质。《素问·至真要大论》在讨论司天淫胜之病变时，就以五脏举例来说明病因与辨证的关系，其中都有水肿证。然而，自张介宾在《景岳全书·肿胀篇》提出"水为主阴，故其本在肾；水化于气，故其标在肺；水惟畏土，故其制在脾"的理论后，使水肿成因由乎"肝、脾、肾"三脏水盛行至今。五脏水之论渐趋淹没，导致无论理论临床，论及水肿，多认为系"肺、脾、肾"之病变。应当承认，几百年来，张氏三脏说在指导临床治疗水肿病方面起着一定的作用。但因实际上水肿的形成与心、肝二脏也有着密不可分的关系（详见后文），故弃"心、肝"二脏而仅从"肺、脾、肾"三脏立论去治该病，有时则难以取得最佳疗效。如有人报道一例从肺、脾、肾立论施治未效，改从肝治而愈的典型病案；还有人从"心"治疗数例水肿亦获佳效。因此，张氏三脏说有着一定的片面性和局限性。故有必要恢复水肿关系五脏的原貌，从五脏角度全面系统地进行探讨，以利进一步提高疗效，有一定的现实意义。

五脏皆可致肿，且因各脏生理特点和病因、病机有异，各脏必有着异于它脏的证候，因而以五脏分类，则最为恰当了。诊疗时，若以五脏分类为纲，以阴阳统率的八纲辨证为目，则能很好地判断病位与病理。将辨证与辨病相结合，既可把握疾病的主要矛盾，针对病源，消除病因，又可抓住疾病矛盾的主要方面而条理井然。使临床上种类繁多、错综复杂的症候趋于系统化，有利于医生提纲挈领，执简驭繁地调整脏腑机能，使得病体早日痊愈。

在中西医结合研究、治疗水肿过程中，虽中医和西医有着各自的理论体系，对疾病有着各自的基本定型和分类标准，然中医对水肿病的五脏分类基本反映了本病的全貌，故对于中西医结合探索完善该病的病因、病理及进一步提高临床疗效，均有着不容忽视的现实意义。

二、五脏水的病因病机

《素问·脉解篇》认为"阴气下而复上，上则邪客于脏腑间，故为水也。"指出五脏水的病因病机是人体阳衰阴盛，经气逆乱，邪侵脏腑。五脏系统功能失常，气化失调，使水液不能遵循正常的代谢途径而下趋，反溢于肌肤，或潴留于腹部，甚至上犯上焦（即胸水）所致。其基本病机为五脏系统功能失常，气化失调。可见在水肿产生的过程中，有两个密不可分、相互作用的重要环节：其一系致病因素作用于五脏，致使五脏功能失常，为始动因素；其二由五脏功能失常，导致气化失调，进而促使水肿的产生。此二者为基本因素。

1. 五脏功能失常

《素问·汤液醪醴论》在探讨本病的病因病机时曰："其有不从毫毛而生，五脏阳以竭也。"《素问·调经论》亦指出："五脏之道，皆出于经隧，以行血气。"五脏虚损，经络气血随之而亏，水肿亦由之而生。当然，其他疾患也可损伤五脏功能，日久成肿。张锐在《鸡峰普济方》中认为："此病多从久患气急不瘥，或从消渴，或从黄疸，或从支饮，或从虚损大病瘥后，失于时治，或因产后，或因脚气肿满，或因久患癥瘕，久经利下"或因"饮水不即消，三焦决漏，小便不利，变成此疾"。

外因当责之邪从外侵，《素问·至真要大论》"诸腹胀大，皆属于热"、"诸病胕肿，疼酸惊骇，皆属于火"、"诸湿肿满，皆属于脾"，《素问·阴阳应象大论》"寒胜则浮"等经文，均认为六淫侵袭扰乱五脏会引起水肿，而成为该病的外因。进而说明水肿的发生与否与自然界气候变化有密切的关系。另六淫之邪侵犯人体常与各脏的生理特点相联系，如湿邪和寒邪犯人所致肿，则分别和脾喜燥恶湿及肾阳常易虚馁有关；而外邪犯心引起的水肿，大多伴有明显的紫绀症状，这无疑是心主血脉的生理功能受到影响所致。至于外邪究竟通过何脏而发病，当视各脏的机能状态和具体症状而定，并非某邪仅侵扰和它相关的某脏（如火侵心、湿侵脾等），而不侵犯它脏。同时《内经》还指出"饮食不节，喜怒不时，津液内溢……血道不通……，此病荣然有水。"说明饮食情志，既是本病的诱因；但也可直接致肿。再者《内经》还认识到多种因素综合作用于人体也可致肿，如《素问·水热穴论》曰："勇而劳甚，则肾汗出，肾汗出逢于风，内不得入于脏腑，外不得越于皮肤，客于玄腑，行于皮里，传为胕肿。本之于肾，名曰风水。"这些都说明在辨证本病时，一定要综合症状，细问病因，全面考察，才能制订出符合实际的治疗方案。

总之，脏腑气血之亏虚，外感六淫或饮食起居的不慎，情志不调或其他疾病的影响，皆可导致水肿的发生。

2. 气化失调

气化有广义、狭义之分。广义气化是指物质代谢的全过程，而狭义气化仅指三焦、膀胱输布水液，使清者上输于肺，浊者排出体外的过程。《素问·灵兰秘典论》曰："三焦者，决渎之官，水道出焉"，《灵枢·本输》又曰："三焦者，中渎之府，水道出焉"。其实"决渎之官"与"中渎之府"意义相同，皆肯定了三焦有通调水道的作用。就水液代谢而论，三焦功能是五脏系统全部功能的概括。通过三焦的联系，把参与水液代谢的各个器官组成一个完整的系统。而三焦的功能实际包含在这些脏腑的功能之中，故有"上焦如雾，中焦如沤，下焦如渎"之说。而"膀胱者，州都之官，津液藏焉，气化则能出矣"中的膀胱所藏的津液，包括生理代谢过程中的水分、养料和废物。其津液经膀胱气化作用后，清者供人体再利用，浊者变为溺而排出体外。从现代生理学来理解膀胱的气化作用除了相当于现代医学的膀胱贮尿、排尿作用外，还包涵着肾单位的过滤、重吸收等生理过程。而三焦的气化则相当于人体水液代谢的调节作用，故此可认为，三焦、膀胱的气化失调是导致水肿发生的基本因素。

另外张景岳在阐述阳气盛衰与水肿形成的关系时指出："阳旺则气化，水即为精；阳衰则气不化，而精即为水。"他通过大量实践所做出的这一精辟论断，又从临床角度证实了阳虚气化失调是导致水肿发生的基本因素。

三、五脏水证候及现代研究

证候是疾病病理变化的外在反映，通常以一组相关的脉症表现出来。证候在概括了疾病的共性的前提下，又不同程度地揭示了疾病的病理特征及其个体差异性，较为集中地反映了疾病的病因、病机、病性、病势等各方面的情况，故而成为辨证论治的前提。笔者依据《内经》五脏水的证候的描述，结合现代医学的研究进行分析归纳，希冀可为准确地辨证和辨病、恰到好处地处方用药打下基础。由于每一脏之水都有着区别于它脏之水的证候，故分别探讨如下。

1. 心水

心水的症候有：初期见"烦心、躁、悸"、"尿少，足胫肿"、"身重而少气"，且因劳累、感邪而加重，甚至"腹大"或全身浮肿，唇舌及手指发紫，手足逆冷，"颈动脉动"、"时眩仆，心澹澹大动"、"谵妄心痛"、"呕血、血泄、衄衊"或见"饥不欲食，面如漆柴，咳唾有血，喝喝而喘，坐而欲起，目䀮䀮而无所见，心如悬若饥状，气不足则善恐，心惕惕如人将捕之"等症。脉细或散或微促，若水气射肺则"不得卧，卧则惊，惊则咳甚"，水气交阻于胸胁则见"胁支满，胁下痛，胁下与腰背相引而痛"；水气渍脾则"腹满肠鸣，溏泄食不化"；久而及肾，则见"阴厥，上中下寒"。概括起来，主症为心悸、怔忡、乏力、少气、肿先见于足，其势由轻而重。若心气衰竭，则更见颈脉动、咳血、呕血、唇、舌、面及手指发紫，脉细、促或散。侵及它脏则有相应的症状，就以上症候及病程描述来看，颇类似于现代医学的心源性水肿。由于各种原因引起的心力衰竭，心输出量减少，导致静脉系统瘀血，血浆外渗，积而为水，全心衰时则有肺系统及肝脏大量瘀血，而影响其他脏器。中医认为，心水的病机主要为心气、心阳虚损和衰竭，致使血行缓慢或停滞，积而为水。同时因血循障碍，其他四脏功能亦受影响，气化失调，更加重肿势。有人研究认为，心气虚患者具有不同程度的左心室功能不全，反映了等容收缩阶段左心室内压上升速度减慢，射血分数减少以及左心室顺应性降低，左心室舒张末期压力的增高。并且这些改变随心气、心阳虚损的加重而更为加重、更为恶化。这些研究充分说明，心阳心气之虚损确实可以引起血流缓慢或瘀滞，甚者可以发生心力衰竭，而导致心脏性水肿。

2. 肝水

肝水的症候，初期见"两胁下少腹痛"、"目眶"、"眼干涩"、"饮食不下，食则呕，注泄腹胀，溏泄"。继则"挛腰痛虚满"，"不得小便"，"腹大不能自转侧"，"起脐以下至少腹，腄腄然上至胃脘"，"以手按其腹，随手而起，如裹水之状"、"腹筋起"。足见《内经》对肝水的观察、描述是十分细致的。元代朱丹溪又进一步补充出肝水主症尚有"皮粗麻木不仁，皮厚，四肢瘦削，皮间有红赤缕痕"等。另肝木乘脾则见"飧泄食减，体重烦冤"；若反侮肺金，则见"卧不得正偃，正偃则咳出清水"；若水气乘心，迫血妄行则见"呕血、血泄、衄血";如水邪及肾则见"寒中、好屈膝、阴缩肿"。总之,肝水的主要病机为肝气郁滞、疏泄失职,水液代谢亦因之障碍,其证候颇似现代医学的肝性腹水。现代医学认为:肝性腹水以肝硬化引起者为多,其主症有食欲减少,乏力,稀便,蜘蛛痣或毛细血管扩张,脾肿大,胁腹部疼痛,腹水导致腹膨胀,平卧不能,或全身浮肿等。其腹水的形成主要由于门静脉内压力增高,促使血浆和淋巴液外渗。而继发性醛固酮增多症和抗利尿激素增多,可使腹水加重或致全身浮肿。西医观察、描述的肝性腹水的症状,不少都和肝气郁滞有关,这说明中医认为肝气之疏泄气机的生理功能失常会导致肝水的理论是完全正确的,故疏泄条畅肝气必将有利于对肝腹水的治疗。

3. 脾水

脾水的证候有"腹满身重"、"中满不食"、"四肢不举"、"少气"、"肌肉痿、足痿不收"。继则濡泄及水肿,肿先于足胫,或身体虚胖,通身浮肿,朝重暮轻,或"身体虚肿,或下利而不能食,烦满气上","血隘","面有时而白及光泽,准头黑,肠间沥沥如水鸣,鼻尖常冷",脉"软而散";如水伤及肾,则"腰椎重强,胕肿,骨痹,阴痹";脾水涉肺则"呼吸气喘,少气";水邪犯肺则"胃脘当心而痛,上支两胁,冷泄腹胀,溏泄瘕水闭";脾水凌心则心悸、气短。其病机为脾之运化失职,则气血无以生,水液运化无权,溢而为肿。归纳脾水的主要证候,相似于现代医学的营养不良性水肿、特发性水肿、内分泌障碍性水肿及部分肾病性水肿等。营养不良性水肿的主要原因系低蛋白血症、血管内胶体渗透压降低所致。有人认为脾的本质主要包括消化系统及能量代谢转化、水液代谢有关的器官和综合功能单位或机构。这个机构的基本功能是将外在的潜在能量输送给全身器官系统以进行正常的生命活动。由此可知,脾与血浆蛋白高低及水液代谢有着一定的关系。也有人认为脾虚与血浆蛋白降低有一定的关系,补脾后血浆蛋白易于恢复正常。

特发性浮肿系指一种水盐代谢紊乱的综合征,其病因可能与神经衰弱,植物神经功能失调或环境改变有关。现代研究认为:脾虚患者大多数有神经功能紊乱的症状。如脾虚患者已被测定为中枢神经紊乱,经补气健脾后常可得到恢复。对这类患者注射肾上腺素、组织胺等试验,可发现他们的迷走神经的兴奋性明显增高,经用补气健脾药后常可较快好转。

有人认为脾与肾本质有关，他们发现泄泻者脾虚型患者中的部分病人，其尿 17 - 羟和 17 - 酮降低，服用健脾方后，肾上腺皮质功能得到改善恢复。脾气虚患者普遍存在基础代谢低、皮肤温度低、不耐寒，对外界适应力差，补气健脾后能明显好转。这些均说明"脾"有协调内分泌腺体功能和提高基础代谢的作用。由此可以证明脾主运化、输布水液的认识是正确的。

4. 肺水

肺水证候：初见"咳嚏，䬼衄，鼻窒"，反复性"寒热咳喘，或唾血"或"一身悉肿"，"虚满而咳喘"，"甚则胕肿"，由足上行，久见"颈动脉动甚，喘痰咳"，"身重倦行，行则喘急"，"坐卧不得"或见全身浮肿。如肺水射心则"筑筑而悸，短气而悲"，"心下痞坚，面色黧黑"，"心胸痛滞"；涉脾则"腹满、腹胀、不饮食"；犯肝则"胁支满，胁痛，血溢，血泄"；肺水下泄于肾，则"腹大胫肿、喘咳身重"。概括起来，肺水主症为先有反复性寒热，咳喘，继见心悸，下肢肿，渐上行。类同于现代医学的肺源性水肿和部分肾源性水肿、过敏性水肿等。肺源性水肿多由肺脏病所致，而后者又多见于慢性支气管炎、哮喘。故临床常伴见咳嗽痰多，喘息短气，紫绀，浮肿，尿少等症。中医研究院的一些学者们认为，该病的基本病机为血瘀，这与中医的心、肺同居上焦，肺主气，心主血，气病常可及血的道理相通。现代研究通过肺血流图、甲皱循环、血液流变学方面的观察和测定，证实肺心病患者都有不同程度的微循环障碍，而活血化瘀药可促进肺泡和毛细血管网的气体弥散，改善微循环和废气排泄功能，使痰易于咯出，病情得到缓解。若寒热之后立即出现肺水者，可类似于肾性水肿或过敏性水肿等。因肺气有宣散宗气于皮毛而起到营养调节作用，为皮毛肌腠等器官和功能发挥提供了物质基础，并起着调节和保护作用，故肺气失宣则津液失布而导致水肿发生。

5. 肾水

肾水证候有：始起"多汗恶风"，"外证骨节疼痛，身体反重而酸"，"寒热"等外感症状，或尿血，继则"目窠上微肿如新卧起状"，"面浮庞然肿"，迅即"一身悉肿或通身浮肿，喘咳怔忡，股间清凉，小便涩黄，皮薄而光，手按则窅，举手即满"，"腹胀气满，小腹尤坚，不得小便窘急"，"脉大紧"。若及脾则"形不瘦，不能食，食少"；凌心则"心如悬，善惊"；射肺则"水肿大喘，气粗不食"；犯肝则"挛腰痛虚满，前闭，谵语"。因为肾主水，功主温煦，在调节水液代谢方面起着重要作用，故有水"其本在肾"之论。故当患者肾气、肾阳虚弱或衰竭，则常致"关门不利，聚水而从其类也"。总之，肾水从证候描述来看，基本类似于肾炎性、肾病性水肿，及内分泌障碍所致水肿和部分其他原因导致的水肿。现代医学认为肾炎多由感染所致，故该水肿每先见有外感症状，继则眼睑、头面肿，迅速蔓延及全身。中医脏腑学说中的"肾"所涉及的面很广。包括脑垂体－肾上腺皮质系统及性腺、甲状腺等内分泌腺的功能。这些都表明肾水的涉及面极广，也充分证明中医之肾主水及温煦作用的认识具有特定的意义。

五脏水的辨证

所谓辨证，即通过对疾病证候进行综合分析判断这一过程，据此来确定疾病的本质或证型，为成功的治疗提供一个可靠的前提。对于水肿病来说，由于有病因、病机、病位、病程及病势缓急等差异，因而具体的辨证论治也各有所侧重。历代对本病辨证方面的论述虽颇多，但最具有原则上指导意义的仍是《内经》有关的内容。现结合疾病辨证的共性谈谈五脏水的辨证。

1. 辨主症以求病源

《内经》首次提出水肿病的辨证，主张寻其病源，将辨证与辨病相结合来指导施治。如《素问·五常政大论》曰："无积者求其脏，虚则补之，药以祛之，食以随之，行水渍之，和其中外，可使毕已。"考诸原文，"无积者"，原意指病在中，不坚不实，且聚且散而无积之腹水者。对此类病，当须"求其脏"，即通过辨病而寻求病起源于何脏，再将辨病与辨证结合达到和其中外，既消除病源（中），又消除症候（外）的目的。若仅辨证治疗，虽水肿可消退，但必须结合辨病治疗，消除病源，方无复发之机。

任何水肿病都有固定的病源。多数为一脏起源，如脾水、心水、肝水、肾水的病源分别在脾、心、肝、肾等脏。也可见多脏起源，如部分肺水（类似肺心病者）即由肺及心，方可致肿，故其病源在肺、心两脏。然而由于脏腑间的相互影响及疾病症状表现的复杂性，存在着源同症异或源异症同的现象，这时就需把握疾病的主症，透过某些症状所反映的表面现象来求得病源的真谛。

主症是反映病变主要方面的症状。就水肿病而言，全身或肢体部分浮肿为其共同表现。然肿势之快慢、浮肿出现的先后部位、病程长短、病情轻重和各脏特异性的病理反应，共同构成了五脏水在主症上的差异性。故可根据主症判断病位，弄清病源。比如心水、肝水、脾水，无论起病多慢，病程多长，然心水必先见心悸、怔忡，继见下肢浮肿，渐而上行，病情较重；肝水大多先见两胁下痛、食少乏力、溏泄、肿先见于腹部，继而足胫、全身，腹部可见蜘蛛痣、毛细血管扩张，病情亦重；脾水先见纳呆、便溏、泄泻、乏力、气短，肢体瘦削，肿由足渐而上行，或身体虚肿，反复出现肢面浮肿，病情轻重不一；肺水起病快慢不一，病程长，先有寒热咳喘痰，不得平卧，日久见足胫肿，渐而上行，病情较重；肾水起病快慢不一，先有外感症状，迅即见面目浮肿，并漫及全身等。对病程较长、症侯复杂、实难分辨者，可结合现代医学检查，协助诊断，以确定其病源。

2. 辨阴阳水以定病性

辨清水肿性质（即阴水、阳水），是提高疗效的关键之一。自南宋严用和揭示了阴水、阳水的各自详细症状后（见前"历代水肿的分类"），张景岳又进一步指出"阳证多热，热证多实；阴证多寒，寒证多虚"。即阳水多实，外邪侵袭者多；阴水多虚，内脏虚损者多。若能弄清阴水或阳水，则可进一步确诊病的虚实、寒热，这无疑对拟方用药大有裨益。

水肿病可分阴阳，细分析之，五脏水也各有阴阳。辨清五脏水的阴阳，将明显提高治疗效果。比如，心水中属心气、心阳虚损或阴竭阳脱型者，属虚，为阴水；而心脉瘀阻所致者，多与心气、心阳不足有关，虽亦属阴水，但却虚中挟实（瘀血），其治则和纯虚的阴水有异。再如肝水者，若系肝气郁滞或湿热蕴结所致，则属阳水；但肝气亏损或肝血匮乏引起的水肿，则系阴水；而肝脉瘀阻，虚实挟杂之水，或属阴水，或属阳水，又需详辨了。前贤虽曰："肾无实"，大多数肾水均缘于内脏虚损、阳气渐衰，辨证属于阴水。然若系猝受风邪，或温热，诱引里水泛滥，遍身很快浮肿，病势急速者，又当按阳水而急则治标了。

综上所述，只有结合辨病源、弄清外感或内伤及阴阳水相互转化等情况，方可准确辨清五脏水的性质。

3. 辨兼挟证以明标本

《内经》曰："知标本者，万举万当；不知标本，谓之妄行。"对水肿病而言，"标本"则可理解为先病者为本，后病者为标；亦可理解为正气为本，病邪为标；还可理解为水邪为本，其他兼挟之邪为标等，当随证而定标本之异。如标本不同，则治疗亦相应而变化。在五脏水形成过程中，每伴有痰饮、瘀血等症，痰饮、瘀血形成后，影响了气血的运行和水液气化而加重了肿势。同时，水肿病又常与其他疾病（如咳嗽哮喘、心悸等）互为因果，而产生复杂多变的症候，这给准确辨证带来了一定的困难。然而，不管所兼为何病证，由于必有相应的症候出现，这就要求首先把握水肿病的病理变化特点和主要的症候，以利区别兼挟证。再根据症候出现的先后，结合脏腑系统的生理病理特点，推断所兼病证与五脏水的先后因果关系，即病的标本关系进行治疗。明代王纶的《明医杂著》，曾对此举例说明如下："喘与胀二证相因，必皆小便不利，喘则必生胀，胀则必生喘，但要识得标本先后。若先喘而后胀者，主于肺；先胀而后喘者，主于脾。……肺受邪而上喘，则失下降之令，故小便渐短，以致水溢皮肤而生胀满者焉。此则喘为本而胀为标。治当清金降火为主，而行水次之。……若脾土受伤，不能制水，则水湿妄行，浸渍肌肤，水既上溢，则邪反侵肺，气不得降而生喘矣。此则脾为本，而喘为标，治当实脾引水为主，而清金次之。"颇值参考。

五脏水的治疗

对五脏水的治疗，《内经·汤液醪醴论》提出："微动四极，温衣"，"缪刺其处"及"开鬼门，洁净府，去菀陈莝"等直到今天仍为医家广泛使用的治疗大法。现代对本病的诸多常用治法，均可归入《内经》的上述治法范畴。下面结合现代研究来探求《内经》有关五脏水治法的范围、作用、途径、适应证，并在此基础上讨论五脏水的基本治法及方药。

1. 有关《内经》五脏水治法的讨论

（1）开鬼门　此法为宣肺发汗法，因肺主一身之皮毛，为五脏之华盖，水之上源，故运用此法，可通过使肺气宣发，达到发汗或通调水道，从而消除水肿之目的。

对此法的运用，《素问·阴阳应象大论》指出："其有邪者，渍形以为汗"；"其在皮者，汗而发之"。由此可知，水肿如兼有表证，皆可用汗法。现代对表证的研究认为：表证多指急性感染性疾病的开始阶段（亦指《金匮要略·水气病篇》所言的风水、皮水）。因此，水肿兼有表证者，完全可理解为由于感染而引起，或因感染而加重。

《素问·阴阳应象大论》还认为"辛苦发散为阳"，说明发汗药辛味为多。现代药理分析，汗法所用的辛味药多数含有挥发油，有刺激局部血管扩张的作用。故汗法的作用途径可能为：①抗菌，即消减致病菌对机体的作用，以消除病源；②改善体表循环，增加机体抗病力，又可增加肾血流量、肾小球滤过率及肾排泄量。因此，对兼有表证的一脏之水，汗法均为首选之法。

（2）洁净府　该法是通过利小便的方法，将水液排出体外，以消除水肿，无论西医或中医治水肿普遍喜用此法。

此法亦是根据《素问·阴阳应象大论》"其下者，引而竭之"而制定的。对"其下者"，可有多种理解：即可指病邪的侵袭途径，亦能指病变的主要部位。还可指浮肿的主要部位，若只认为此法仅适用于下肢浮肿者，则未免过于局限了。现代医学治疗水肿病，也将利尿法作为一常规治法。中医对此法的应用，每在辨证的基础上加几味利水药，所以本法可广泛应用于对各脏水肿的治疗。

中医认为利小便当以淡味药为主，这是缘于《素问·阴阳应象大论》之"淡味渗泄为阴"、"湿淫于内，……以淡渗之"这一理论制定的。具体药物有猪苓、茯苓、苡米、滑石、车前子等。现代药理研究，这类药均具有利尿和平衡电解质作用。然必须视具体病情之异而和它药组成不同的治疗方法，如温肾利水、健脾利水、养阴利水、清热利水等，均属于洁净府的范畴。另因"膀胱者，州都之官，津液藏焉，气化则能出矣。"故在此法的应用中，还需配入适当的宣化膀胱气机的药物，如肉桂、乌药、石菖蒲等。和利水药相须为用，可明显提高利尿效果。

①温肾利水　此指温肾药与利水药的配伍应用。有人研究认为："温肾利水法中，温肾药与血浆蛋白代谢关系较小，可能是通过促进肾血管扩张，使血流加速，从而提高肾小球滤过率，产生利尿作用。利尿药是作用于肾小管的回吸率而与温肾药起协同作用的。单用利尿方四苓散、五皮饮及单用温肾药治疗肾阳虚患者的水肿，但均无明显利尿作用，而将二者合用则效果颇为理想，故主张温肾药与利水药应合用为佳。虽《内经》十三方中没有这类方剂，但张仲景在《伤寒杂病论》中却创制了真武汤、肾气丸等著名方剂，后贤亦多有进一步发挥。

②健脾利水　此指健脾药与利水药配合使用之法。《丹溪心法》曰："水肿因脾虚不能制水，水溢妄行，当以参术健脾，使脾气得实，则自健运，自能升降运动其枢机，则水自行，非五苓、神佑之行水也。"有人经中西医结合研究认为：低蛋白血症所致水肿的原因，首先是由于大量蛋白丢失或吸收不足，而以后恢复之快慢更与脾胃的消化吸收功能有关。脾胃功能强者，低蛋白血症多易恢复。同时，也有人认为脾与神经—内分泌系统有关。

③养阴利水　此指养阴药与利水药的合用之法。素有阴虚又伴有水肿的患者，因利水难免伤阴，而滋阴又每对利水有碍，故将利水与滋阴巧妙配合，则常收相反相成之效。随着中西医结合研治水肿的逐步深入，此法亦日益受到重视。如中西医结合治疗肾病水肿时，有时应用激素则疗效更显，但较长时间应用，往往使患者产生对激素的依赖性，使撤减激素时症状"反跳"，或产生"撤减激素综合征"，这些症状和中医阴虚又兼湿热颇相类似，故若及时投以养阴利水方药，可以较好控制。此法对肾炎水肿并发高血压症者疗效亦较好。而五脏水证在过用利水药后出现阴伤症状，灵活运用此法，每可收利水而不伤阴之佳效。

④清热利水　此指清热药与利水药合用之法。清热药既可宣肺发散、透汗消肿，又能消除因水肿溲少而导致的毒素淤积，还对养阴药的扶助正气有一定协同作用，而收协调阴阳之效。现代药理研究认为，清热药具有抗感染而消灭致病动因的作用，又能兴奋网状内皮系统而增强白细胞的吞噬能力，加强对致热物质的灭活。另外，有时利尿药本身亦具有清热作用。清热利水法不仅可帮助消除病源，调整脏腑机能，又可直接产生利尿排水作用，故此法是临床治疗水肿较常用且有效的方法之一。

（3）去菀陈莝　张介宾解释"去菀陈莝"为："菀陈则除之者，出恶血也"是指"去其水气之陈积"。而刘河间又认为是"疏涤肠胃也"。说明此法包括攻逐水饮、活血化瘀等多方面。①攻逐水饮。此法指用峻猛之药促使水液不仅由小便且多数从大便迅速排出的一种治法。是根据《素问·阴阳应象大论》"中满者，泻之于内"的理论而制定的中医的独特疗法之一。然因此法对正气有一定的戕伤，故南宋后对此法的应用争议颇大。如张介宾曰："古法治肿，大都不用补剂，……不知随消随肿，不数日而复肿必愈甚。"但若"察其果系实邪，则此等治法，诚不可废，但必须审证正确，用之详慎也。"现代已故名医秦伯未亦说："在利尿药效果不显，而患者情况又容许用泻水药时，又当以泻水为主法，以促使腹水消失。"这些均说明此法不可不用，但又切不可滥用。如体质较差者妄用之，常致肿消而正亦亡散之危。从现代医学分析，攻逐水饮药的作用途径，主要是通过泻下作用来排出大量水分，在身体某一部分造成人为失水，使另一部分的停留积液通过机体的自然调节作用去补偿某一部分的体液消耗，从而达到消除水肿的目的。也可以这么理解，攻逐水饮即是祛邪，就是将这些破坏或削弱机体动态平衡的种种不利因素加以消除，从而调整机体，恢复动态平衡。此法主要适用于肝水、肺水、肾水等。②活血化瘀。人体之中，水血密切相关，水停必由气滞，气滞必致血郁或瘀滞。巢元方所曰："经脉闭塞，故水溢于皮肤而令水肿也。"正是对《素问·调经论》"孙络水溢，则经有留血"的最好注释。唐容川认为"水病可以累血，血病可以累水"，进而指出"治水即以治血，治血即以治水"的著名论点。究其实质，由于脏腑气机失调，致蓄水与瘀血相互影响，形成了水肿病中水与血互为因果的恶性病理循环，从而更加重了肿势。故此，将活血化瘀法运用于五脏水的治疗，可直接恢复脏腑机能，调整水液代谢，还可直接改善水液的运输和代谢障碍的状况。瘀血如若得除，则恶性的病理循环得以切断，可促使病体的向愈。现代亦有不少医家在治水肿时喜用此法，如关幼波教授治肝硬化腹水则强调活血化瘀；有人认为以真武汤加桃仁、红花，治充血性心力衰竭性水肿效果较好；还有人应用益气活血法和清热解毒活血化瘀法治疗肺心病急性发作，均获较好效果……等。故此法可看作为治五脏水的常法之一。

上述讨论的这些治疗五脏水治法的主要途径，既包括了调整脏腑机能（指从水液代谢的各脏关系上治疗五脏水），又包括消除病理性的有害产物（指清除因水液代谢失常而积聚于脏腑组织肌肤里的水、痰饮、瘀血等物质）两个方面。故对临证治疗五脏水，有较大的启迪作用。

2. 五脏水的基本治法及方药举略

五脏水的治疗，关键在于掌握各脏水的基本治法，以便举一反三，变通使用。如前所述，治疗五脏水的主要途径，在于调整脏腑机能和清除病理产物。但近年来临床实践证明，还应该注意寻求病源，针对病脏治疗，以消除五脏水的根本原因，减少复发率。值得注意的是，在辨证治疗过程中，需兼而顾之。现根据各脏水的主要病机，联系前面所讨论的内容，选择某一种或几种治法，作为各脏水的基本治法介绍于后，以冀对疗效的提高有所裨益。

（1）心水的基本治法及方药举略

［主要病机］为心气、心阳的虚损，以致运血无力，瘀水相合而肿，多属阴水。

［基本治法］益心气、壮心阳、温经利水。

［常用方药］附子汤或苓桂术甘汤。可根据辨证加丹参、川膝、汉防己、葶苈子等。若血脉瘀阻明显，佐理气活血、祛瘀通络之品，或可改用血府逐瘀汤加减；若心阴耗竭明显，当佐养阴填精之品，如加生脉散（以大剂麦冬配西洋参）；如阴阳并虚，则改用炙甘草汤；而阴竭阳脱的垂危病者，可以参附龙牡汤合生脉散，收敛心、肝、肾阴津的山萸肉，亦当配入重用。

（2）肝水的基本治法及方药举略

［主要病机］若系肝气郁滞、疏泄失职、气不条达致津液难布，壅而为肿，因肝用为阳，故此水多表现为热、实之症，多属阳水。若由于肝血虚损、肝阳不足，影响脾土运化，致湿浊壅积为水，或肝血瘀滞，血瘀为水而形成之水肿，又多表现为寒、虚之症，即为阴水。

［基本治法］阳水多用疏肝理气、清化消肿法；阴水宜用养血柔肝、温通利水，或活血化瘀、温通利水。

［常用方药］阳水以茵陈蒿汤合四逆散为主；或以甘露消毒丹加柴胡、枳实等；若兼有外感者，佐泻肺行水，可参入越婢汤。肿势颇剧且体质较壮者，可予十枣汤峻攻水邪。阴水若由于肝阳、肝血亏馁影响脾运而成者，可用柴胡疏肝散合胃苓汤；若系血瘀化水，可用膈下逐瘀汤加槟榔、苡米、猪茯苓、大腹皮等。

（3）脾水的基本治法及方药举略

［主要病机］乃脾为外袭之湿热所困或脾虚运化失职、水液失制外溢而成。前者大多发病较快，正气尚旺，故呈现实证为主，属于阳水；后者则多为慢性过程，邪恋体虚，多属阴水。

［基本治法］阳水予燥湿运脾，和中利湿之剂，而阴水则当健脾益气，温散利水。

［常用方药］阳水用中满分消丸去人参、干姜；若体质较好，肿势颇甚

者，可予疏凿饮子合己椒苈黄丸损益。阴水用实脾饮合五皮散加减。

（4）肺水的基本治法及方药举略

[主要病机] 若肺气失宣，致水液输布乏权而泛溢肌表所致，肿由颜面而起，其发急速，正气未虚，为阳水；若系皮肤疮毒浸淫，致水肿急发，伴恶风发热，亦属阳水。如因心脉瘀阻，影响肺的宣发肃降致水肿，且病程较长，体质偏虚，则为阴水。

[基本治法] 阳水予宣肺利水，若因疮毒所致，可配清热解毒法。阴水当益气活血，强心利水。

[常用方药] 阳水用越婢加术汤。疮毒致肿者，以麻黄连翘赤小豆汤合五味消毒饮。阴水用黄芪桂枝五物汤合葶苈大枣泻肺汤。如气虚瘀甚，可加人参、附子、丹参、当归、红花等；若喘息自汗，不得卧，可加入蛤蚧、核桃、补骨脂等。

（5）肾水的基本治法及方药举略

[主要病机] 多因肾阳虚衰，命门火微，使膀胱不能气化行水，致水湿泛滥而肿。因肿偏于下部，伴明显畏寒，病程较长，故为阴水。

[基本治法] 补肾温阳，化气行水。

[常用方药] 济生肾气丸加减。若同时伴心阳衰竭，可加人参。如后期现神昏、呕恶、口有尿味等浊阴上逆之症，宜用附子合半夏、大黄等温阳泻浊或保留灌肠。

《内经》养生调神理论札记

几千年来，人类为实现健康长寿这一美好的愿望进行了不懈的努力，从而产生了养生学。养生的方法，即为达到上述目的之手段。我国传统方法大致有顺应自然、运动健身、饮食起居调节、节制房事、精神调养等。《内经》养生思想包括了中医养生学的主要内容和方法，其中以调神理论占有突出地位。

远古时代，由于对疾病的认识不足和治疗手段的缺如，人们在患病时，常常借助言语安慰及注意力转移等措施来减轻病痛。由此而产生了精神疗法。《内经》对其有如下记载："古人居禽兽之间，动作以避寒，阴居以避暑。内无眷慕之累，外无伸宦之形，此恬淡之世，邪不能深入也。故毒药不能治其内，针石不能治其外，故可移精祝由而已。"春秋战国时期的许多思想家也很注重对精神之探究，但他们对精神的认识都不全面，未能形成系统。《内经》则是在汲取前人思想的基础上，再结合大量临床实践，形成的比较完整的养生调神益寿理论体系，从而广泛用于指导防病治病和延年益寿的医学实践中。

一、《内经》调神理论的主要内容

《内经》认为，精神是人体特殊功能，人赖此而立于天地之间。正如《灵枢·天年》所说："五脏已成，神气舍心，魂魄毕具，乃成为人。"精神健旺与否，关系到人的生死存亡，因而有"得神者昌，失神者亡"之说。由于精神对人体至关重要，故《内经》首重养神。《素问·灵兰秘典论》说："心者，君主之官，神明出焉……以此养生则寿"，意即要特别重视对心神的护养。心神为总体精神功能的集中体现，《内经》将精神活动划分为神、魂、魄、意、志并分属于心、肝、脾、肺、肾五脏，其中心神对于各脏之神具有统领作用。其功能活动对他脏之神有决定性影响，所以说："主明则下安，主不明则十二官危。"因此，《内经》养生思想的着眼点为"形与神俱"。那么，精神与形体间存在什么样的关系，它又如何影响形体？弄清这个问题将有助于理解《内经》调神理论。因此本文试从形体影响精神和精神作用于形体这两个方面来进行探讨。

1. 形体对精神的影响

辩证唯物主义认为，物质第一性，意识第二性，物质决定精神，精神反作用于物质。《内经》的形神观与上述观点是完全一致的。《内经》认为，形体是精神产生的物质基础，精神是形体的特殊机能形式，并且这种机能表现可由形体状况决定。《内经》中形体影响精神主要从脏腑、秉赋及精气血水平三个方面来体现。

（1）脏腑对神的影响　《内经》医学体系是以脏腑为中心，通过脏腑尤其是五脏的统摄调养，使人体各种机能包括精神在内得以配合协调。《内经》将人之意识、思维、记忆及感知等精神活动形式分别命名为神、魂、魄、意、志，认为这五种功能分藏于五脏，为五脏功能的组成部分，与五脏机能盛衰相关。如《灵枢·卫气》说："五脏者，所以藏精神魂魄者也。"《素问·宣明五气篇》说："心藏神，肝藏魂，肺藏魄、脾藏意，肾藏志"，这就是所谓的"五藏神"。它表明精神发源并藏于五脏，喜怒悲忧恐等情志也由五脏所主。《素问·阴阳应象大论》说："人有五脏化五气，以生喜怒悲忧恐。"五情志与五脏的关系不同于五藏神。后者为五脏固有功能，不易被觉察到，与五脏俱损俱荣，且可受到伤害。而前者则为五脏功能外观的倾向性，它们本身不会受损，且易被观察到。除五神、五志外，还有谋虑、决断等精神活动表现，是肝与胆的功能。尽管各种精神分归五脏主管，但由于心能总统精神故而居主导地位。另因神属五脏，五脏状况对神有决定性影响，尤以心之变化对神的影响最为显著，并在脏腑发病时反映明显。因此五脏之中，以心与神的关系最密切、最为重要。

精神依附于形体，形体发生病变，必将在精神活动方面有所反映。由于精神的影响也集中体现在脏腑病变方面，《灵枢·平人绝谷》说："五脏安定，血脉平和，精神乃居"，这表明五脏之阴阳平和健强是正常精神活动的必要保证。一旦外邪入侵，血气痹阻，阴阳违和等因素打破这种安定状态，就会产生五脏病变，继而发生精神改变。如《素问·风论》之心风善怒吓，肝风善悲善怒；《灵枢·四时气》之邪在胆则见心中惕跳易惊，恐人之将捕等，即为外邪侵脏腑所致。五脏血脉痹阻，也导致神的变化。如《素问·痹论》之心痹而恐、肝痹而夜惊等，均为经络痹阻，气血运行失畅，脏腑功能包括其所藏之神受到抑郁使然。脏腑虚实变化也可影响精神，如《灵枢·本神》所说："心气虚则悲，实则笑不休"。《灵枢·天年》还描述了在人之一生中，精神与脏腑一样经历了由盛到衰的过程。因此可以说，脏腑状况对精神具有决定性影响。其任何变化都能在精神上有所反映。

（2）形体秉赋对神的影响　神是形体的机能表现，有什么样的形就相应有什么样的神。因此，《素问·八正神明论》指出："故养神者，必知形之肥瘦，荣卫血气之盛衰。"人之形体因秉赋不同而有很大差异，这些差异可引起不同精神反应。秉赋差异可表现为脏腑之大小、高下、偏正、阴阳之多少、形体之强弱和不同外观等方面，并且分别论述这些差异引起的精神改变。《灵枢·本藏》对五脏秉赋的大小、高下、偏正的差异对精神的影响有较详尽的论述。这些论述还表明五脏秉赋的差异对精神的影响以心为最。秉赋的阴阳差异对精神很有影响，如《灵枢·通天》根据阴阳之气在人体的不同比例而将人分为阴阳五态，其精神表现各不相同。如该篇认为少阳之人秉赋特点为多阳少阴，血深气浅，经脉小，络脉大；在精神行为方面表现为自尊心强、高傲、精明。五脏外观上可见的秉赋差异也会造成精神的不同表现。《灵枢·阴阳二十五人》将不同的人以五行特点划分为二十五种类型，总括起来为木火土金水五型。木型之人外观为头小面长，肩背宽，身直，手足小；精神上表现为有才智，善用心计，好操劳。

应该看到，尽管《内经》将人之秉赋分为上述几个主要方面，但它们之间相互关联，不能截然分开，只有各自的侧重面不同而已。以上论述旨在表明，形体的各方面变异都可能造成精神之相应变化，这是调神时所必须注意的。

（3）精气血对神的影响　精与神相提并论，合称为精神，这表明二者关系密切。《灵枢·本神》说："故生之来，谓之精，两精相搏谓之神"，表明了人体各种机能包括精神是在精的基础上产生。可以认为，神为精之功能外现，精为神之物质内守。《本神》说："五脏主藏精者也，不可伤，伤则失守而阴虚，阴虚则无气，无气则死矣。"这里所说的伤五脏即为伤其所藏之精。精为形之本，神之基，精伤则形神俱伤。《素问·脉要精微论》和《灵枢·大惑论》所描述的感知觉障碍及判断失误即为精伤精耗所致。肾藏精，主骨生髓，故髓之充盈与否也反映精的状况。如《灵枢·海论》说："髓海有余，则轻劲多力，自过其度。髓海不足……懈怠安卧"，髓海有余即为精旺，不足即为精亏。因此精之盛衰对神的影响非常明显。

气血在人体中有着十分重要的作用。《素问·八正神明论》曰："血气者，人之神。"这里的神系指机能。之所以言其为神，是因为其无处不在，保证人体机能的正常运转。有了气血，目才能视，耳才能听，指才能摄，足才能步。云其为神，非虚语也。而某些脏腑之病变，亦可认为该处气血状况发生变化所致，由于气血如此重要，其状况如充盈、亏衰、运行失常和局部盛衰等均可对神产生影响。《素问·调经论》和《灵枢·海论》讨论了血和血海有余或不足的现象，有余为盛，不足为衰。盛衰不同可表现为精神亢奋或卑怯之异。《素问·汤液醪醴论》认为"气血衰竭，则精神不用。"这些论述表明了气血全身盛衰对精神的影响，而局部气血盛衰也可以产生相应的精神症状。如《素问·调经论》曰："血并于阴，气并于阳，故为惊狂；血并于上，气并于下，乱而喜忘。"并即为盛，又相应产生偏衰。气之运行失常也导致精神异常，可表明为"气乱于心……俯首静伏"；或造成老年人睡眠及昼夜精神方面的改变；气上而不下，可造成记忆力减退等。此外，秉赋差异造成的血液混浊，卫气涩滞对精神亦有影响。应该注意，精气血三者相互关联，相互作用，其状况和变化是有联系的。因此，当它们其中有一种明显发生改变并影响精神时，需要考虑到，是否有不显著的其他二者的改变存在。

总而言之，脏腑、秉赋和精气血对精神的影响表明形体影响精神是多因素、多层次的。因此在调神时，不可不注意形体状况。尤其在形体发病或不适时，势必产生精神反应，从而干扰调神效果。当此之际，调摄形体就成为调神过程中必不可少的一环。

2. 精神对形体的作用

精神由形体产生，依附于形体而存在。但在形神关系中，精神并非处于被支配地位。精神因素是活泼而积极的。其一经产生就可以对形体产生反作用，以致能在很大程度上支配和影响形体的生理机能。然而，这种反作用有利弊两面性。调神就是要利用其有利因素，避开有害因素，促进健康，延长寿命。《内经》对精神的作用有较充分的认识，现试从精神对形体影响、作用机理及其特点三方面论述之。

（1）精神对形体的影响　《内经》认为精神诸因素中的神魂魄意志居于五脏本体功能。在正常状态下，它们反映生命活性及维持形体各种机能之运转；当他们受到伤害时，就可以改变形体状况。如《灵枢·本神》说："神伤则恐惧自失，破䐃脱肉，毛悴色夭"等等。而情志、志意、欲望因素对形体影响也很大，并以情志因素，最为多见。人的情志因素不外乎喜、怒、忧、悲、恐、虑，以其错综性、持久性而在精神对形体的影响中起主要作用。情志由五脏主宰，受五脏状况影响，其活动又引起所主脏腑的变化，这种变化在病理状态下将更加明显。如《素问·五运行大论》曰："怒伤肝，喜伤心，思伤脾，忧伤肺，恐伤肾"，这表明了情志因素对五脏的损害。《内经》认为情志影响形体而成为致病的关键是因其扰乱了人体功能的正常秩序，导致抗病能力的降低，以致外邪易于侵入，或自身气血阴阳匀平的破坏。正如《素问·玉机真藏论》所说："忧恐悲喜怒，令不得以其次，故令人有六病矣。"《内经》还用喜怒忧思恐等情志来治疗疾病，如《素问·五运行大论》说："怒伤肝，悲胜怒，喜伤心，恐胜喜，思伤脾，怒胜思，忧伤肺，喜胜忧，恐伤肾，思胜恐。"这种情志相胜的论述，可以看作为调神理论在临床范围的延伸。

《内经》非常重视志意对人体的作用。这里的志意有信念、意志、处世态度和心境水平等意义。在某些场合，它又成为神的代名词。但在《内经》中，志意被置于精神诸因素之上，可以认为是精神的总和或总体趋势。《灵枢·本藏》说："志意者所以御精神，收魂魄，适寒暑，和喜怒者也。"这说明志意可对精神诸因素进行统摄协调，其对形体的影响有决定性意义。《素问·调经论》指出"志意通，内连骨髓而成身形五脏"表明意志可以决定五脏状况，但这一作用结果可能是通过对各种精神因素调适而得到的。正如《灵枢·本藏》所说："志意和则精神专直，魂魄不散，悔怒不起，五脏不受邪矣。"这说明志意可影响脏腑的抗病能力。以上种种说明良好的志意对人体有积极影响，而不健康的志意状态则从反面作用于人体。如《素问·血气形志篇》提到的"形乐志苦"与"形苦志乐"就是消极志意影响人体的典型。《素问·汤液醪醴论》中之"精神不进，志意不治，而病不可愈"表示颓废的志意使形体拒受治疗。此外，《内经》中还有"失志者死"、"人身与志不相有曰死"之说，表明了志意于形体至关重要。从以上论述中不难看出，神魂魄等精神因素与五脏息息相关，系维持生命所必要。情志则能从多方面影响形体；而志意则通过对所有精神的统摄调度，以总体决定着机体健康水平。

（2）精神作用于形体的机理　精神对形体的影响是通过脏腑实现的，但其作用的直接对象常常并非脏腑，而是精气血。精气血与脏腑的关系已如前述，它们在人体中功用非凡，但易受情志影响。精气血三者中，血受情志影响不甚突出，这可能与血气及心之关系有关。一些情志对血之影响可表现为心功能改变，或表明血与气共同的运动变化，如"大怒则形气绝，而血菀于上，使人薄厥"等。情志对气之影响最显著，对精的影响次之。对气的影响主要表现在三个方面。其一为气之运行方面。如《素问·举痛论》说："喜则气和而志达，荣卫通利，故气缓矣。"这里的喜是适度的，它造成了气之良好的运行状态，对身体显然有积极意义。然而，过度之喜则带来危害，仍表现在气之运行改变方面，如《素问·调经论》认为过度之喜将使阳气受损，表现为下而不上。《素问·举痛论》还有"怒则气上"、"悲则气消"、"恐则气下"、"惊则气乱"、"思则气结"等论述，都为情志因素使气运行改变的某些倾向。在特殊情况下，气可以不按上述方式循行。如《素问·奇病论》之孕妇大惊而致使气上而不下，影响胎儿正常发育的论述表明，精神方面的改变超过一定限度时，就使气之运行打破一般规律而发生变异。其二表现为运行通路之改变。《素问·通评虚实论》认为暴忧可使经络闭塞隔绝，上下不通；《素问·痿论》及《素问·血气形志篇》认为，悲哀太甚或频繁惊恐会导致经络不通；《灵枢·五音五味》认为忧怒使气上逆并可造成六俞不通。经络是营运气血、沟通上下内外表里的通道，一旦痹阻不畅，气血运行即可发生障碍，从而产生形体病变。其三为对气自身的损害。包括过喜在内的各种情志都可对气造成直接伤害。这种伤害可以是对人体物质"气"而言，如"喜怒伤气"；也可以是对脏腑之"气"而言，《素问·奇病论》认为经常谋虑不决会使胆气虚，《素问·五脏生成篇》认为过度思虑可造成心气虚。精神对精之影响主要表现在惊恐造成的精伤和心存喜恶时的精气乱等方面。《素问·经脉别论》及《本神》、《大惑论》中有这方面论述。

在某些情况下，精神也可以直接作用于脏腑。其对脏腑之作用，往往是通过影响脏腑所藏之精、气、神而实现的。心肝肺脾肾分藏神魂魄意志，某些过极情志可损害五腑所藏之神。《本神》认为，忧惕思虑可伤心神，造成整体精神失控；长时间忧愁可伤脾藏之意；过度悲哀可伤肝藏之魂；无节制的喜则伤肺藏魄；怒气太甚则伤肾藏之志，并伴随出现相应病变。该篇还认为，过度恐惧可伤肾精。肾为精之源，精之室，肾精亏则五脏之精失养。另外，五脏神伤，也使其藏精功能受损，因此，尽管精神（情志）对五脏的直接作用较气、精为少，然其一旦发生，将造成严重后果。从以上论述可以看出，不论精神对脏腑是直接还是间接作用，其作用对象都是人体精微物质——精、气、血，以及它们所奉之神，可以认为，这些物质和功能就是精神作用于形体（五脏）的中间环节。

（3）精神作用于形体的特点　综前所述，精神（主要是情志）对形体之作用是广泛的，其作用特点可概括为这样两个方面，一是主动性，二是主导性。

精神作用的主动性在于其变化快，随时可以发生。如各种情志随时能够引发，或喜或怒等；同时，各现象之间的转化较快，或忧或喜等随时可以被怒或悲代替。相形之下，形体方面的变化较为缓慢，气血阴阳若发生偏盛偏衰，必须要经历一段相当长的时期才可能出现。而情志因其对气的影响，其每一变化都不需要经过任何准备过程，就可以迅即影响形体的状况，如"凡人之惊恐恚劳，（脉）皆为之变"，及"怒则气上"，"悲则气消"等即如此。诚如张介宾所说"五志之发无常，随触而动"，说明精神很容易引起形体改变。

精神作用的主导性表明精神作用无论是直接还是间接的，其最终会影响到五脏，通过五脏再作用于全身。《内经》认为心藏神，为君主之官，为生命之本，而几乎所有情志因素都可以影响到心。如"喜伤心"、"悲哀愁忧则心动"、"忧思则心系急"、"思虑而心虚"、"淫气忧思，痹聚在心"、"恐惧者神荡惮而不收"等论述表明，精神作用常直指人体之中枢——心，从而对形体产生根本性影响。可以认为，各种精神因素通过对心神、心精、心气、心血的影响而对"主明则下安"的状态发生作用。精神影响形体的特点表明，不利精神因素对形体作用广泛，易发且后果严重。同时，也表明了《内经》置调神理论于养生思想中之突出地位是很有道理的。

应该指出，《内经》有关精神对形体的影响之论述，多集中在精神引起的病理改变方面。这一方面显示精神对形体的积极影响不易被察觉；另一方面也显示出不良精神因素对形体的危害较为广泛。而排除消极精神因素对人体的干扰，就是《内经》调神的目的之一。

总之，形神关系为《内经》调神理论的着眼点。理解了形神关系，对于达到调神的要求、掌握调神的方法大有裨益。

二、《内经》调神的基本要求和方法

《内经》认为，欲使调神达到促进健康之目的，就必须保持恬愉状态。恬愉不等于一般的"喜"。"喜"往往是一时性感受，而恬愉则是持久并发自内心的精神轻松愉快状况；喜还有程度上的区别，不适当的大喜甚至对人体有害，而恬愉则始终有利于健康。欲做到精神恬愉，首先要求神不妄用。精神妄用是指过分或不正当的精神活动，如对名利地位的欲望和追求等。精神妄用可造成气血亏耗，而当欲求得不到满足时，即使人产生抑郁，最后可积郁成疾。《素问·痿论》就提到了"有所亡失，所求不得，则发肺鸣"及"思想无穷，所愿不得，意淫于外……发为筋痿"等几种因神妄用所致之疾病。要使精神不妄用，就应豁达超脱，知足常乐，随遇而安。故《内经》提倡"美其食，任其服，乐其俗"的处世态度及不为嗜欲淫邪所惑所动的精神稳定状态。《素问·上古天真论》认为，达到恬愉状态之理想方法为"志闲而少欲"、"适嗜欲于天地之间……内无思想之患，以恬愉为务，以自得为功，形体不弊，精神不散。"若反其道而行，就属于该论所严厉谴责的"不知持满，不时御神，务快其心，逆于生乐"这种违反养生之道的处世方法。其次，欲为恬愉状态，情志之舒畅平和也非常重要。恬愉是精神与形体两方面均感和畅的心身总体均衡状态，而不适之情志则破坏了精神之和谐宁静，并造成很多方面和很大程度的形体损害。过度的情志可以损害脏腑，如怒伤肝，喜伤心之类也可以造成气血紊乱。如"大怒则形气绝，血菀于上，使人薄厥。"《素问·阴阳应象大论》指出："喜怒不节，寒暑过度，生乃不固。"因此，"和喜怒"、"无恚嗔之心"是达到恬愉状态的必要保证。在恬愉的状态下即可按以下方法进行调神。

1. 适嗜欲，畅情志

这既是调神的基本要求，也是调神的方法之一，其要点为知足常乐，豁达大度。对志意的调摄也属于这部分内容，要求是使志意畅快，积极向上，是精神恬愉的目的之一，正如《阴阳应象大论》所说："从欲快志于虚无之守。"通过畅快志意，而达到控制总体精神之目的。

2. 顺应四时调神

此法旨在使精神适应于自然规律。人生天地之间，与自然界关系密切。根据天人合一思想，四季气候变迁及阴阳消长对包括精神活动在内的人体各种机能都有所影响。若不能适应外界自然变化，形体就会发生病变。故顺时调神既为调神方法之一，又是顺应自然养生的组成部分。《素问·四气调神大论》对精神的四季调适作了较为详尽的论述。该篇认为精神的四季调养应为与春生夏长秋收冬藏之自然规律相一致。春天，万物滋生，精神也应保持在一种发生萌动状态，这种状态于清晨时分易于引发；夏季万物生长兴旺，精神也有外露倾向，但要有所节制，勿使其为烦热气候扰动而致怒；秋季万物成熟，为收获季节，精神也当收敛安定，不要轻易使用；冬季万物封藏蛰伏，精神也宜伏匿，少使外露。使精神顺应四时变化，于形体健康有重要意义，正如《素问·生气通天论》所说"苍天之气，清静则志意治，顺之则阳气固。""顺"是这种调神方法的关键所在。除了四季阴阳有消长外，一日之中也有阴阳消长之变化。神与精相对，精为阴，为神之内守，神为阳，为精之外现。平旦阳气发生，精神亦便开始使用；日暮阳气虚闭，精神也应逐渐停止运用而休息。反此而行，将对形体不利。由此可见，调神与自然界密切相关。

3. 术数导引

术数调神含有现代所说的气功内容，是调神的重要措施。其主要方法为"守神"，即"恬淡虚无"的精神超静状态。《内经》认为，这种状态可以行"真气"。《上古天真论》曰："恬淡虚无，真气从之"，《灵枢·上膈》曰："恬淡无为，乃能行气"，说明这种调神方法可使形体在某种程度上受主观愿望支配。导引调神法是指调神时要辅以"被发缓形，广步于庭"的形体动作。后世的五禽戏、太极拳及某些气功法都可以看作为调神与运动相结合之导引术。导引也是运动养生法的重要内容。此外，《内经》有关愉快想象的调神法也可归于数术的导引之内。《素问·刺法论》在论防疫之法时说："俗将入于疫室，先想青气自肝而出，左行于东，化作林木，次想白气自肺而出，右行于西，化作戈甲……"，指出该方法能提高形体的抗病能力。术数与顺时调神法结合，还可有治病作用。《刺法论》提及肾久病之治时指出："寅时面向南，净神不乱，思闭气不息七遍，以引颈咽气顺之，如咽甚硬物，如此七遍后，饵舌下津令无数。"这是调神以治病的典型例证。术数导引调神可以被认为是促进人体健康的最有效方法，但它必须在适嗜欲、畅情志的基础上才能进行。

4. 饮食及药物调神

该法是用食物和药物改善形体状况，使其适于调神。饮食调神首先要注意勿偏嗜五味。因为五味分归五脏，长期嗜用某种食味，可造成脏腑之气偏盛偏衰，从而产生精神改变。《生气通天论》所说"味过于辛，筋脉沮弛，精神乃殃"即为这类情况。其次，通过食味之调理，可以改变脏腑状况。如脏气亢盛，可通过饮食泄之；脏气不足，亦可进味补之。正如《素问·至真要大论》所说："五味入胃，各归所喜。故酸先入肝，苦先入心，甘先入脾，辛先入肺，咸先入肾……久而气增，物化之常也。"另外，一些食物还对精神有特异性改变作用。据《神农本草经》记载，蜂蜜久服可强志意；龙眼可强魂魄、通神明、安志；各种芝麻均能强志意、安魂魄、添智慧、增记忆；熊肉有强志之功。有些人因其秉赋差异，精神表现异于常人，调神不易进行，而其中之阴阳气血偏差者，可采用药物补偏救弊，当能改善其原有秉赋状况，使其精神趋于正常。重阳者，以药物补其阴，泻其阳；重阴者，泻其阴，壮其阳；阴不足者补之，阳不足者温之；气滞者行之，血浊者清之等等针对性治疗，可望收到良效。对于某些影响精神调养的疾病，药物治疗亦必不可少。同时，有些药物还确能改善精神状态。据《神农本草经》记载，人参可益智、安精神、定魂魄；茯苓养神、安魂魄；女贞子能养精神；桑寄生可通神明；远志及菖蒲有益智慧、强志意、增记忆之功；合欢有和心志、令人欢乐无忧之效等等。不论是食物还是药物，其调神作用是通过形体完成的。因此，该调神法也属于饮食养生法之组成部分。由此可见，调神方法牵涉到多种养生门类，它表明形体对精神的影响是多方面的。

总而言之，《内经》调神理论是为形体健康服务的，其方法也是围绕形神关系而展开的；在着眼于形神关系基础上的《内经》调神理论指导下的调神方法，注重精神调养，兼顾形体状况。从而把握了调神的正确方向。并在实践中不断充实发展，显示出合理性、有效性和强大的生命力。因此，《内经》调神理论对后世乃至当今的养生保健都有着深刻的影响。

三、《内经》调神理论对后世养生学的影响

《内经》创建的较为全面的养生调神理论对后世产生了极大的影响。历代医家以《内经》调神理论为准绳，从不同角度丰富和发展了《内经》调神理论的内容。

《中藏经》对大量疾病发作时的精神症状作了描述和分析，认为人体阴阳变化和脏腑变化会造成精神方面的改变。对于精神调养，《中藏经》同样强调节思虑以养气，慎喜怒以全真。但它又提倡不限制人之适时而发的情志进行疏泄。

晋代葛洪认为，淡泊无为者利于养生。但他又意识到远欲和过于淡泊的危害性，葛洪认为："人欲不可都绝。阴阳不交则致生壅遏之病。故幽病怨旷，多病而不寿也。"要做到绝对无情无欲是不现实的，应以适度为原则，"情不可极，欲不可满，达人以道制情，以计遣欲。"那么，如何才能制情遣欲呢？葛洪将形体劳作为使精神安泰的良好途径。

梁代陶宏景注重精神调养，著有养生专著《养性延命录》认为："人所贵也，盖贵于生，形者神之具。"意即神藏内，为生命本质。他对调神的最大贡献是描述了气功状态及其效用。他写道，气功能令真气运行体中，起于口鼻，下达十指末，则和澄真神，不须针药灸刺。凡行气欲除百病，随所

在念之，头痛念头，足痛念足，积气往攻之，从时至时便自消矣。"在这里，气功已不止是一种单纯的保健手段，而是一种广泛的治疗手段了。值得注意的是，其中有明显志意指向存在。

隋代巢元方在其著作《诸病源候论》中也提及了一些由疾病引起的精神改变，如《风症候》之论述。尤其重要的是，该书记载的术数（气功）导引方法较前人更具体、更广泛。如《腹痛经》中引养生方导引法方："腹痛，以意推之，想气往至痛上俱热即愈。"在《白发候》中，巢元方所引气功方法具有愉快想象内容，与《素问·刺法论》所述有相通之外。其方法是，想象"心气上下四布，正赤通天地，自身长且大，令人气力增益，发白更黑。"这是明确提出以愉快想象起调神却病作用的最突出例证。

唐代孙思邈长于养生，其养生理论多为实践性内容。他提倡愉悦安神，使用神志宜适可而止，所谓"心有所爱，不用深爱；有所憎，不用深憎"之意。他反对贪欲无穷，用心不已，主张劳作适度，以气功修炼精神，强壮身体。应该指出，孙氏养生思想虽无独到之处，但非常全面，本人又身体力行，蔚然成一大家。

宋代张杲也很重视养生，所撰《医说》集前代各家医论精华，同时也有自己独到的见解。张氏认为，神与气为母子关系，气对神有决定意义。神以形为室，以气为母。气清则神畅，气浊则神昏，气乱则神劳，气衰则神去，室空则神腐。在养神方面，他注重对形的摄养，并首次明确了养神和养脑间的联系，而对脑的摄养又重在对肾精肾水方面的摄养。这是张氏的主要贡献。

宋代陈直在《养老奉亲书》中提出了一些与具体脏器有关的精神调养说，如莫嗔怒养肝气，少思虑养心气等。同时提倡养气全神之道。

元代邹铉在上书基础上补充了大量养生方法，尤其是在修养性情方面，合前书共成《寿亲养老新书》。该书在老人性情之陶冶方面提出了大量具体措施，如静坐、读书、听音乐、习书法、弈棋、教书、作诗、交友、行善事、旅游、收集书画古玩等。这些方法可使老人神有所归，心有所寄，摆脱寂寞孤独状态。这些方法的提出，标志着中医调神理论开始摆脱虚静无为之束缚，步入精神使用方向。

金元四大家在养生调神方面都有较高造诣。刘河间认为，养生应"持满御神，专气抱一，以神为本，以气为马，两者相合，可达长生。"这是一种形神共养的观点。朱丹溪认为情欲对身体危害最大，因为情欲动相火将致身体损害，这是一种情志致病假说。李东垣认为，情气变化均能影响元气。在精神调养方面，他提出了"积气成精，积精全神"的主张。张子和遵循《内经》情志相胜之旨，在精神的治疗实践方面提供了许多宝贵的依据和范例。

明代李时珍提出："脑为元神之府"的见解，这是将精神归于脑之功能的划时代转折，是对精神归属的正确认识。将神归于脑的功能，也使养神先养精的理论趋于完善。张介宾则提出治形为主的养生学说，该学说是对以往专重养生以养神为主之认识的大胆挑战。但其养神内容仍为前人提出的精血之养。张氏养生思想包容面较广，他也很重视神的作用和精气神三者之间的相互关系。尤其值得称道的是，张氏认为魂魄意志及五志皆由心神所化并统摄于心，他还将神根据不同活动特点而以阴阳区别以待，如神与魂为阳，精与魄为阴等。这是将精神以阴阳分类的大胆尝试。孙一奎、汪昂、吴昆等整理出一批治疗健忘等精神病状的方药，促进了通过治形以调神这一工作的发展。

清代王清任继李时珍之后明确提出脑主神明，人之记性在脑不在心的主张，开创了脑学说之先河，对于调神理论及医学发展有着极其远深的影响。

四、《内经》调神理论的科学内涵

《内经》调神理论与现代科学有诸多吻合之处。现代医学认为，精神是人体神经中枢——大脑的机能。《内经》的五脏体系基本上包括了现代所说的脑功能。《灵枢·海论》认为："脑为髓海"，髓海有余或不足会对身体产生很大影响。因此，《内经》对于脑也是相当重视的。科学研究表明，脑不仅是精神思维活动的发源地，也是人体各种机能活动的调节整合中枢，脑可以参与体内各种机能活动，这与《内经》关于"心为君主之官"的论述是相符合的。精神是大脑之产生，它又能反过来影响大脑的功能。这与《内经》神属五脏，反作用于五脏的认识也是吻合的。

近代著名生理学家巴甫洛夫按神经类型特点将不同气质的人分为强而不平衡型、强而平衡灵活型、强而平衡不灵活型和弱型等四种。与《内经》将人按阴阳盛衰分类有相似之处。因此《内经》之体质禀赋的发病特点与现代人格致病说意义相通。研究表明，大量疾病包括严重影响健康与寿命的高血压、冠心病及癌症等都与人的精神状态密切相关。正如巴甫洛夫所说："一切顽固沉重的忧悒和焦虑，足以为各种疾病大开方便之门。"这与《内经》所说人的精神状态与机体健康及寿命长短相关的论点相似。精神因素的致病作用是广泛的，但其过程最终都是通过大脑而完成的。如忧郁和沮丧能降低人体的免疫水平，就是通过大脑向肾上腺输出大量合成甾醇进入血液，抑制了免疫反应。从而使人处于易受癌症攻击的状态。

《内经》调神理论得到学者们的重视。有人将七情分为两大类，一类是激情状态，另一类是心境，并认为两种类型中的大部分因素能导致多种疾病的发生。正如《内经》认为良好的精神状态可促进健康一样，现代医学也认为，如果脑与免疫系统连续互通积极信息，则精神可能加强免疫系统之作用，从而使身体各系统处于一种积极状态。而这类积极信息传递的完成，常常要通过愉快想象而达到，或可以认为这是一种"从欲快志于虚无之守"的恬愉状态。

人体衰老在很大程度上是由于大脑的衰老所致，大脑衰老包括脑细胞数量减少，功能减退及与神经联系的减少。现代认为，大脑前额叶是体内各种感觉的最终汇聚之所，负责处理体内传送的各种信息，人之意识思维也在前额叶发生。前额叶参与情绪和运动的调节，同样，它也受各种精神因素的影响。当衰老时，前额叶不能正常接受、贮存、发放必要的指令信息，致使人体处于某种半失控状态，易于发生各种疾病。《内经》将脑的这种功能归结于心，并认为"心为君主之官"，为"生之本"是很有见地的。气功对于包括了血压、冠心病及癌症在内的多种疾病都有显著的治疗作用。研究证明，人体可以在气功状态下，用意识打通前额叶与下丘脑－垂体系统的联系路径，从而使人对身体内部过程的主动控制成为可能。因为大脑前额叶对周身信息有操纵作用，所以可认为，气功养生的意义在于其打通前额叶－下丘脑－垂体之间道路，使大脑意识的指令信息能够指导神经、体液及其他各方面的调节过程，在防治疾病和抗老方面有效地发挥主观能动作用，这可认为是《内经》所说的"精神内守"、"真气从之"的效果吧。

总之，几乎《内经》养生调神理论中的所有要点都能从现代科学中找到依据，这充分表明了它的正确性、科学性及合理性。在几千年前就有这样的认识，实为可贵！

五、《内经》调神理论研究的思路与方法

如前所述，《内经》奠定了中医养生学的基础。但是养生学说包括调神理论在内也还有一些未能详尽阐述的方面。正因如此我们要对其加以研究，发掘其思想精华，寻找科研课题和重点研究方向。这方面的研究有可能对整个医学科学产生深远的影响。

《内经》调神理论的要旨是形神相关。形体可以影响精神，精神亦可以反作用于形体。也就是，所有精神变化都可以引起形体相应之生理改变，而所有形体状况的改变也一定会在精神上产生影响。根据调神理论，在治疗由精神引起的疾病时，应该考虑到，即使致病因素已消除，仍然还会有形体改变存在，不能忽视对形体的治疗。同时应该看到，某些精神症状很可能是形体病变的早期表现形式。在临床实践中应予以重视。

精神调养对延缓大脑衰老有显著作用。然而精神策源地大脑的物质补充也是必不可少的。现代对补气药物人参之研究发现，人参含有抗衰老物质人参皂甙，其主要作用为改善衰老症状，抗疲劳，增加瞬时记忆力及记忆广度，缩短对复杂动作的反应时间，因而对大脑有肯定而显著的促进作用。需要指出的是，这种研究只是一种"黑箱"效应，其作用机制和环节都还不清楚。因而弄清"黑箱"内部结构和过程显得尤其重要。是否可以认为，人参之促进脑功能作用是通过其药用成分补充了脑细胞内某种物质的缺乏，或修复了脑细胞的某种缺损。探明这种缺乏和缺损的本来面目，将有助于对大脑功能的进一步了解。但是，这类研究毕竟留在单味药水平上，不能反映及体现中医抗衰老方药的整体特色及复方效应。益脑作用的中医方药，需要我们深入研究。如归脾汤（酸枣仁、人参、黄芪、白术、茯苓、当归、木香、远志、甘草、龙眼肉）能治疗因劳伤所致之心脾气虚的健忘症；定志丸（远志、石菖蒲、人参、白茯苓）能治心气不足，恍惚健忘；加味茯苓汤（半夏、陈皮、茯苓、甘草、益智仁、香附、人参）能治痰迷心窍，健忘失事；读书丸（石菖蒲、菟丝子、远志、地骨皮、生地、五味子、川芎）能显著增强记忆力；孔圣枕中丹（龟甲、龙骨、远志、菖蒲）令人聪明；状元丸（菖蒲、远志、白茯神、巴戟天、人参、地骨皮）使人思维敏捷等等。对上述方药进行分析发现除归脾丸、加味茯苓汤外都

含有菖蒲，除了加味茯苓汤外，其余都含有远志，因此是否可以认为，远志、菖蒲等药在强神益智方面起主要作用。如能集中人力、物力对这些复方加以研究，可望能发现疾病损害脑功能的不同环节，从而能较好地提高抗衰老的临床研究水平。

《内经》形神相关理论还能指导目前时兴的行为医学。行为医学认为，人的所有行为，包括性格、习惯、举止等都是从外界学习而来的，其中一些不利行为对健康有害，并使疾病发生的可能性大大增加；通过对不利行为的纠正和向有利行为的学习，可以防止，甚至治愈这些疾病。应该指出，这种认识有其片面性。因为不是所有行为都是可以学会和纠正的，有些遗传因素就能在很大程度上影响后天的行为及其处世方式。遗传因素对处世方式和特点的影响，多表现在神经活动类型方面。人们常说的四种气质——胆汁质、多血质、黏液质和忧郁质就与巴甫洛夫所分的四种神经类型相对。多血质人多机智敏锐，能迅速接受新事物，注意力容易转移，善于交际，精神愉快、朝气蓬勃，情绪易于产生也易于改变；而忧郁质人往往为微不足道的缘由而动感情，易受挫折，性情孤僻，在困难面前优柔寡断，在危险面前极度恐惧。上述两种人行为总趋势的差别显然不能完全用后天学习加以解释，而这些差别可以造成发病的倾向性不同。《内经》根据人禀赋素质之不同，将人按五行和阴阳体系分为不同类型，认为体内不同物质的比例关系与行为表现有密切联系。如《素问·阴阳二十五人篇》说："血多气少，行则善高举足。"《灵枢·通天篇》亦将人格禀赋之不同与发病之间的联系作了较为全面的论述，指出太阴人多阴无阳，阴血混浊，卫气、阴阳不和；少阴人多阴少阳，六脏不调和，发病特点为血易耗，气易败等等，尽管其中某些论述有牵强之处，但它毕竟意识到体内不同物质的比例差异对发病有相应的影响。这些论述可以作为一种假说，通过实践予以验证。既然行为的不同特点是由于体内气血阴阳比例的差异决定的，那么，通过对气血阴阳的补泻调理，当能改变这种比例差异状况，从而改变行为的倾向性。这是现代科学有待解决的问题。

《内经》调神理论对气功的作用非常重视，而气功在养生抗衰老中作用的确突出。令人遗憾的是，当今气功的研究多停留在对其作用结果的观测上，而气功养生抗衰老治癌的作用机能当是通过体内信息的指挥、调整、调动，使各系统的积极因素协调一致，共同参与对致病因素的干扰和围剿。

可以说，目前对这一过程还不甚了解，应集中力量研究之。研究的方向，不外从"外气"和"内气"两个方面着手。气功师发放的"外气"可以治病，这种外气应当采用先进的科学手段对其定性定量，确认其具体实质，以使能广泛使用于医疗实践之中。目前已投入使用气功治疗仪，常常是单一物质的人工模拟，而多种复合物质的模拟是其发展方向。"内气"除了能干预体内信息之外，也具有物质性，它通过某种尚未为人所知的方法对病体病位进行干预，推动并引导全身各积极因素会聚于斯反应于斯。对于"内气"的研究有待于将要出现的新技术对其识别定性，最终能通过人工方法诱导产生类似物质，使气功锻炼过程简化，受益人群即可望大大增加。

总之，通过《内经》调神理论的研究，可望对人的生命本质产生新认识，从而在根本上延长人类寿命，增进生命活力，随着研究的深入，人体以意识指导不随意系统的运转将成为可能，相当一部分疾病可望通过人们主观意志的努力而获治愈。其意义和前景是很深远和广阔的。

《内经》养生学及其对心理卫生的影响

《黄帝内经》养生学的特点是重视精神摄生，即心理卫生。现代医学已经证明，精神、意志、情绪、性格等对人体健康有重要影响。最近，美国医学家对加利福尼亚州 7 000 名成年人的调查，发现没有健康情绪，没有坚定信心的人，其死亡率比情绪正常人要高 7 倍。可见精神摄生的重要意义。本文就《内经》养生学说中有关心理卫生的论述进行分析，略陈管见。

一、恬淡虚无——稳定的精神状态观

《素问·上古天真论》曰："恬淡虚无，真气从之，精神内守，病安从来。"意即思想安宁清静，正气才能得以调节，精神才能充沛而不妄耗，可抵御病邪的侵袭，疾患无由产生。这就提出了恬淡虚无的长寿观。《素问·灵兰秘典论》指出："心者，君主之官……故主明则下安，以此养生则寿。"心主神明，为五脏六腑之主，只有心神安静稳定，五脏六腑才能血调气顺，人才能长寿；不然将致"十二官危，使道闭塞而不通，形乃大伤。"可见心神在养生学上的主导地位。《素问·阴阳应象大论》又云："是以圣人为无为之事，乐恬淡之能，从欲快志于虚无之守，故寿命无穷，与天地终。"

《灵枢·本藏篇》说："志意者，所以御精神，收魂魄，适寒温，和喜怒者也。"同样论述了良好稳定的情绪对健康的作用。

反之，经常悲哀、忧郁、焦虑不安，尤其是处于无休止的精神混乱之中，会严重地干扰人体各脏腑，引起生理功能的紊乱，甚至造成疾病。《内经》养生学说认为神明虽为心所主，但又分属于五脏，故情志的不稳定，必然影响相应的脏器，从而导致气血不和，升降失调而致病。《素问·阴阳应象大论》指出"怒伤肝"、"喜伤心"、"思伤脾"、"忧伤肺"、"恐伤肾"；《素问·举痛论》也说："怒则气上，喜则气缓，悲则气消，恐则气下……。"《灵枢·本神》又说："是故怵惕思虑则伤神，神伤则恐惧，流淫不止。因悲哀动中者，竭绝而失生。喜乐者，神惮散而不藏；愁忧者，气闭塞而不行；盛怒者，迷惑而不治。"均指出不良的精神因素会导致各种疾病。

二、饮食有节、房事有度——生命自爱观

《内经》提出了生命自爱观，认为精、气、血是构成人体和维持人体生命活动的基本物质，宜内藏而不应妄耗，因此必须做到饮食有节和房事有度。

饮食有节："食饮有节"语出《素问·上古天真论》，指食量的节制和饮食卫生。《素问·痹证》云："饮食自倍，肠胃乃伤。"过量饮食，就会损伤肠胃络脉而致运化失常滋生疾病。《素问·生气通天论》指出："因而饱食，筋脉横解，肠澼为痔"。同时又告诫人们不可偏食甘美厚味，"膏粱之变，足生大丁"，"味过于酸，肝气以津，脾气乃绝；味过于咸，大骨气劳，短肌，心气抑；味过于甘，心气喘满，色黑，肾气不衡；味过于苦，脾气不濡，胃气乃厚；味过于辛，筋脉沮驰，精神乃殃。"少量饮酒能活血通络，温阳行气；然而"以酒为浆"，则耗散真阳（《素问·上古天真论》）。元代忽思慧《饮膳正要》也说"酒味甘辛，大热有毒……少饮为佳…醉饮过度，丧生之源。"

《素问·金匮真言论》说："夫精者，身之本也。"《灵枢·经脉篇》认为："人始生，先成精"，即指禀受于父母的先天之精。后天之精来源于饮食，由脾胃化生。先天之精和后天之精是相互依存，相互促进的。出生之前，先天之精的存在为后天之精的摄取准备了物质基础；出生之后，后天之精又不断供养先天之精，使之得到足够的补充，所以《素问·上古天真

论》认为：肾脏能"受五脏六腑之精而藏之。"精在人生各个阶段中都有重要作用，宜内藏而不应妄耗。若房事过度，欲壑难填，则耗伤肾精。如《素问·上古天真论》告诫说："以妄为常，醉以入房，以欲竭其精，以耗散其真，不知持满……故半百而衰也。"《素问·生气通天论》说："因而强力，肾气乃伤，高骨乃坏。"强力指频繁性交，强力入房而言。明·张景岳对此也有精辟论述，指出："欲不可纵，纵则精竭，精不可竭，竭则真散，盖精能生气，气能生神，营卫一生，莫大如此。故善养生者，必宝其精。"

三、顺四时、和自然——天人相应整体观

顺应四时变化以调摄人体阴阳平衡、情志变化，也是《内经》养生学说的重要原则之一。《素问·四气调神大论》指出：春三月主生，应当用"以使志生，生而勿杀，予而勿夺，赏而勿罚"的方法养生，以顺春生之气而助神生；夏三月主长，"天地气交，万物华实"，当用"使志无怒"、"使气得泄"、"若所爱在外"的方法养生，以顺夏长之气而助神长；秋三月主收，"天气以急，地气以明"，当用"使志安宁"，"无外其志"的养生法，来顺应秋收之气，以使神收；冬三月主藏，"水冰地坼"，当"使志若伏若匿，若有私意，若已有得"的养生法，来顺应冬藏之气，以使神藏。若人体违背四时自然之气，精神情志不与外界环境相适应，则会导致疾病。如违背春生之气"则伤肝，夏为寒变"；违夏长之气"则伤心，秋为痎疟"；违秋收之气"则伤肺，冬为飧泄"；违冬藏之气"则伤肾，春为痿厥"。

《内经》养生学不仅要求人们的精神情趣当顺应客观自然环境的变迁而变动，而且强调人与人、人与社会关系的谐和。《素问·阴阳应象大论》曰："中傍人事以养五脏"，认为人们应处理好人际关系，使个体与社会融为一体，如此可使气和志达，五脏畅通。《素问·疏五过论》曰："尝富后贱，虽不中邪，病从内生，名曰脱营；尝富后贫，名曰失精。"脱营与失精之症，便是由于不能适应社会环境的变迁，导致情志郁积而成病的。

四、起居有常、呼吸精气——运动养生观

《内经》养生学说相当重视运动在心理卫生中的作用，认为运动可以促进大脑发育，消除不良的精神情绪，保证良好的心理卫生状态。主要有起居有常和呼吸精气两个方面。

"起居有常"语出《素问·上古天真论》，意为起居作息要有一定的规律、一定的限度，不可过劳、过逸。如《素问·宣明五气论》指出："久卧伤气，久视伤血，久坐伤肉，久立伤骨，久行伤筋。"又指出过劳可致血肉筋骨受损，只有劳逸适度才有助于身心健康。

"呼吸精气"是指古代吐纳养生法。《内经》相当重视气功保健，如《素问·上古天真论》指出："呼吸精气，独立守神，肌肉若一，故能寿敝天地。"《素问·阴阳应象大论》曰："服天气而通神明"，认为脑与呼吸有密切关系，大量吸入新鲜空气，使大脑得到充分的氧气供应，可和畅情志、敏捷思维。

从上述《内经》养生学说中几条有关心理卫生的原则，足见《内经》相当重视心理卫生在却病延年中的作用。在两千年前能认识到这一点，是十分难能可贵的。《内经》中的这些重要内容，值得我们深入研究。

《内经》"精气神"与熵理论

《内经》提出的中医学基础理论的主导概念，如气、血、精、神等，都带有自然科学的属性。然而，由于历史的局限性缺乏量的严格标准，易于泛化。因此，用现代科学的技术手段，探索传统中医理论的合理内核，揭示中医学的内在规律，是必要的，也是切实可行的。为此笔者试图从中医精气神与熵理论的关系上进行这方面的探讨。

一、气机运动与熵流代谢

爱因斯坦曾将熵理论在科学中的地位概述为："熵理论，对于整个科学来说是第一法则。"自从1854年克劳修斯为表述热力学第二定律而引入"熵"的概念以后，人们就一直试图用它来解释生命现象。玻尔兹曼指出："生物为了生存而做的一般斗争，既不是为了物质，也不是为了能量，而是为了熵而斗争。"薛定锷运用"负熵"的概念，简单而明了地提出"生命以负熵为食"的命题；以后由熵理论发展而来的信息论指出："信息就是负熵"；耗散结构论则认为任何生物的生存和进化都在耗散着能量，即使是最微不足道的生命有机体，也要靠制造整个环境的大混乱（熵增加）来维持它自身的秩序；如此等等。这些新兴学科的建立使生命科学的研究步入了一个新阶段，人们由此得出结论：理解生命本质的关键是熵。

一个开放系统的熵变 ds 可以表示为：ds = des + dis 式中 dis 为系统内部的熵产生，其值恒定；des 为外部系统的熵输入，可为正、负或零。当 des 为负且绝对值大于 dis 时，ds 小于零，意味着系统向有序发展。

熵产生率对应于化学反应、热传导、扩散及粘滞等各种不可逆过程的两个因子之乘积，记作 $dis/dt = ZJ_pX_p$。这里 J_p 是"流"或速度率，X_p 为力。

在人体系统中，气是物质、能量、信息三个量综合运动的概括，它通过经络输布全身，以维持人体的有序运动。气是人体内不断运动着的具有很强活力的精微物质，对人体的生长发育，各脏腑经络等组织器官的生理活动，血的生成和运行，津液的生成、输布和排泄等均起着推动和激发的作用；气对血、津液等液态物质具有固摄作用；气的运动将促使体内的物质转化和能量转化等等。可见气是保持非平衡约束的驱动力，气血津液则为与不可逆性相联系的"流"，它们的不可逆运动产生了体内正熵。

因此，必须有一种负熵摄入机制来抑制这种趋于混乱、走向无序的熵增过程，这便是气的出入。《素问·六节脏象论》说："天食人以五气，地食人以五味……气和而生，津液相成，神乃自生。"五气、五味的摄入保证了生命活动的有序。

气机的升降出入运动正常，即"气机调畅"。此时机体通过内外出入的交换运动推动体内的升降代谢，人体处于低熵有序状态；若"气机失调"，人体将因局部熵增而导致病变；若升降出入功能丧失，人体就会由远离平衡态走向具有最大熵值的死亡状态。正如《素问·六微旨大论》所指出的"出入废则神机化灭，升降息则气立孤危"。

二、精是人体的序参量

熵理论中，炽是推动系统有序化的负熵，它可以是能量中促使系统向有序化发展的部分，物质中有用部分和无用部分（对于有序化而言）的比值、信息中系统偏离环境的程度。系统偏离平衡状态的程度增大，其炽值就增大。

精就是人体的炽。《春秋繁露·通国身》："气之清者为精。""治身者以积精为宝。"肾主藏精，是积累商品位能量、物质、信息，维持人体有序的器官。若在中医理论中引入协同学概念，则标志着人体有序程度的序参量是肾精。负熵的输入，即气的出入为控制参量。

肾精满足作为序参量的一系列特点：①它是由人体各部分自己产生的。人体"先天之精"是形成有序态人体的基础，而"后天之精"则用以供应五脏六腑的需要。二者相互依存，维持了生命的有序运动。②五脏精气通过六腑传化而输布全身，形成了时空上的有序分布。五脏中，"肾为先天之本"，主生殖，与机体的生、长、壮、老、已密切相关。③肺为气之主，肾为气之根。从某种意义说，肾对作为控制参量的呼吸有着更为重要的影响，即《血证论》所谓的"根结丹田，内主呼吸。"

《素问·六微旨大论》详细描述了人的生命与肾精的关系，据此可绘出一太极曲线，从中可以明了序参量的一系列变化（图4）：

该图中白鱼代表负熵值，黑鱼代表正熵值，S曲线为序参量的变化曲线。人生之初，负熵大于正熵，至上半S曲线的最大值，序参量发生突变，产生了新的物质——"天癸"；随着负熵的消耗，序参量经"肾气平均"、"阴阳脉衰"、"三阳脉衰"以至"天癸竭"，正熵不断增加。

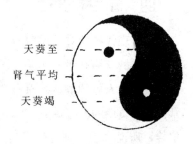

图4　人的生命与肾精关系

三、神与人体生命信息

《内经》里的神，广义概念是生命活动的外在表现，包括狭义神、魂、魄、意、志。而信息是系统内部建立联系的特殊形式，是系统确定程度的标记。因此神反映了人体生命信息。也就是说，神即人体脏腑信息在体表的有序映射。《灵枢·本神》曰："故生之来，谓之精，两精相搏谓之神。"精与神密切相关，都反映了人体的有序程度。古人以精神并提，此中或许就隐含着信息（神）与负熵（精）的等价性。

中医学把五脏看作整个生命现象和生命活动的中枢，五脏的精微物质与机能信息，由气、血、津液等沿着经络布达全身，反映在体表外。而全身各部位的生理病理信息也通过经气传输至五脏，这中间"神"起着极为重要的作用。通过察神可进行辨证施治。没有信息的传输，就没有系统的正常运行。中医以四诊合参而综合收集人体的病理信息，从而推测体内的病理变化，确诊在何经何脏，是气机升降出入的哪方面失调，以便输送适当的信息，改变病变的有序性，使之成为健壮的有序化。

神与气机运动紧密相联。因为气是信息的载体，通过可见之神形，能够推测不可见之气化运动（因形察气），即熵流运动；同样，研究气化运动亦可了解神的偏颇。《素问·天元记大论》认为在天部察"气有多少"，可知"阴阳失调"；在地部察"形有盛衰"，可知"五行偏颇"；在人部察"相召"和"损益"，可知"气机逆乱"。

《素问·移精变气论》："得神者昌，失神者亡。"神气之多少、有无、真假与人体的有序化程度，生命信息摄入的层次、部位，病情的预后等关系极大，因而中医常以"察神"为诊断疾病的首要法则。

四、精气神与养生

通过现代科学对"精气神"的理解，可以看出：养生即养精气神，以保持人体的低熵有序。

气机是人体的熵流，只有"流行不止，环周不休"才能保证熵流的正常代谢、负熵的及时供养。因此动以养形是养生的关键，如《后汉书·华佗传》所说"动摇则谷气得消，血脉流通，病不得生，譬犹户枢，不朽是也。"而养神则重在清静，《素问·痹论》："静则神藏，躁则消亡。"《素问·生气通天论》："清静则肉腠闭拒，虽有大风苛毒，弗之有害。"清静可以使人体自身组织系统适应能力完善，不易受外界不良信息干扰而罹疾。精神之间还有着"信息就是负熵"的默契，因此清静养神又可固精，神气日充以壮而精气固守不泄，保证了体内熵值的积累，大有益于健康、长寿。由于精气神是相互资生的，目的就是为了维持人体的有序，精气充足则神全，神躁不安则伤精。精气不足，神也易浮躁不宁。为了解决养气宜动而养精宜静的矛盾，《素问·上古天真论》提出了"法于阴阳，和于术数"。"恬淡虚无，真气从之，精神内守，病安从来"的动静相宜、顺应自然的养生理论。

顺应自然就是要适应环境的差异、四时的变化，并注意"生长壮老已"各阶段的养生重点。《论语·季氏第十六》："君子有三戒：少之时，血气未定，戒之在色；及其壮也，血气方刚，戒之在斗；及其老也，血气即衰，戒之在得。"少年时期要培育肾气，积累商品的位熵，如晚婚、少育、节欲房事等，以求达到最高层次的有序。中年是身体各部分由极盛转衰，总熵值开始增大的时期，当注意保养，以加强健壮期的有序化。老年则要延缓衰退，以抗无序，如调神以增强体内各组织系统的适应能力，注意饮食以保证适宜的负熵输入，节欲保精以避免焆值的损失，等等。动静相宜除"食饮有常，起居有方，不妄体劳"的适度原则外，还宜"和于术数"，坚持适当锻炼，如太极拳刚柔相济，动静相合；气功则可使人体的熵值减少。

笔者讨论的熵理论与《内经》"精气神"的关系只是一种尝试。随着生命科学、人体科学等新兴学科的开拓和不断发展，熵的概念也在不断发展，人们对熵理论的认识和运用必将持续深化，运用现代科学知识研究《内经》的基础理论必将取得丰硕成果。

新安医学与名医名著研究

新安医家探研《内经》撷华

歙县为徽州府治，在新安江的上游。历史上名医辈出，如张杲、汪机、江瓘、吴昆、方有执、程应旄、程国彭、汪昂、郑重光等，均有专著和独到见解，有"新安医学"之称。新安医学涉域广博，且多建树，尤其对《内经》的研究，卓有成效。笔者在从事《新安医籍丛刊·医经类》的校注中，深感当发其未发，以彰其功。

新安医家研习《内经》著述者众多，诚难枚举。择其要者，有明代吴昆《素问吴注》、汪机《读素问钞续注》、徐春甫《内经要旨》、丁鑟《素问钞补正》、清代汪昂《素问灵枢类纂约注》、胡澍《内经素问校义》、郑麟《灵素汤液溯源》、王桂元《内经探微》、鲍漱芳《灵素要略》与《素问灵枢注证发微》、江之兰《医津一筏》、罗美《内经博议》，等等。尤以吴昆、胡澍、江之兰、罗美、汪机、汪昂的著述最具影响，且各有所长，别具特点，为后世研读《内经》者所崇。

吴昆校注、研究《内经》，不仅在新安医家中首屈一指，在历代注家中也属荦荦之大者。《素问吴注》以王冰二十四郑本为底本进行训释。于每篇之首或释篇名，或简述全篇大意，提纲挈领。其注释不仅在文字上，而且在医理上每多发明，后者尤高人一筹。对《素问》生理、病理、脉法有深入的理解。这与他丰富的临床经验是分不开的。

汪机功在补注元代著名医学家滑寿（伯仁）之《读素问钞》。滑氏选择《素问》有关内容，"删其繁芜，摄其枢要，且所编次，各以类从"，分脏象、经度等十二类，为摘要分类研究《内经》之最早者。然注释过简，对《素问》微辞奥意，未能畅晓。汪机独具慧眼，为其续注。或采诸家注释参补其间，或附己意以敷经旨。可以说滑氏著作之所以影响久远，很大程度上得力于汪机的续注。

汪昂贡献在于将《素问》、《灵枢》作比类分次研究。前代虽有分类而注释者，然"两经从未有合编者"，滑氏仅取《素问》，且"割裂全文，更为贯穿，虽分门而凌窜错杂，遂失原书之面目。"汪昂有感于此，而择《素》《灵》两经之精要，分脏象、经络、病机等九类，"以类相从，以便观览。"虽行删节而段落依旧，故无滑氏割裂原文之弊。其节选唯针灸之法不录，并认为《素问》文悉义详，治兼诸法，故偏重于《素问》。其注释十之七来自诸家，十之三为自己心得。注释简明允当，理论及实践价值较大。

胡澍小学功底深厚，通时韵，精训诂，故其校注多较确切。《内经素问校义》选取《素问》三十则，进行校释，全书一卷。在众多的《素问》校注著作中确属上乘，惜其选注条文过少。

江之兰研究《内经》从临床证治入手，选取《内经》杂文十四则，纂成十四篇个人心得，面为《医津一筏》一书。虽不文，但所论之文说理精深透彻，并切合临床，颇为实用。

罗美分类注疏体例富于层次性。《内经博议》综合《内经》主要内容，分天道、人道、脉法、针刺、病态、述病六部。每部又分为若干篇。依据《内经》原文，参以各衫注释，进行阐述发挥，于临床最为实用。

综观新安医家，研究《内经》有两个重要特点。

一、精研声义　勤于校注

《内经》因年代久远，文字古奥，旨趣精深，且累经动乱转抄，每多脱漏误衍，即使经后人校注也不乏误漏。诚若《内经要旨·自序》所言："自唐及宋，屡诏名家，校正徒勤。而真传靡获。"新安医家勤于校勘，精于训诂，纠正了《内经》及前注的不少错误。其校注或因声求义，或据文证义，对前人观点有所依托，却不拘泥，每多创新，力求还《内经》以原貌。

胡澍在校注方面成就最为突出。《上古天真论》有"不时御神"语，林亿据别本改"时"作"解"，胡氏不同意，认为"时"为"善"义，"不时御神，谓不善御神也。"胡氏从《谓摩正义》等古代文献中找出佐证，认为"时"、"善"和"解"三词义通，因此没必要改字。同篇有"惟圣人从之，故身无奇病"句，胡氏旁征博引，认为"奇"当为"苛"，"苛"即"病"，"苛病"是同义词连用的复语。《生气通天论》："膏粱之变，足生大丁，受如持虚。"林亿谓"饶生大丁"，胡澍认为"足"为"是"之误，"是犹则也"，从上下文义看，"则"较"饶"语义更通洽。同篇"故圣人传精神，

127

服天气而通神明"的"传"很难理解，胡氏认为"传"当为"抟"之误，"抟"同"专"，是精神专一的意思，甚妥。

吴昆校注重在以医理、文理为依据。《气穴论》："荣卫分行，必将为脓，内销骨髓，外破大䐃。"吴氏依据《皮部论》"热多则筋弛骨消，肉烁䐃破"之说，认为"大䐃"是"大䐃"之误（"䐃"音 jùn，指肌肉突起处）。又《素问·五运行大论》："北方生寒，……咸生肾……其用为□。"最后一字原本缺脱，吴氏补以"藏"字，张介宾赞许且释曰："闭藏生气，水之用也。"《素问·阴阳类论》："夏三月之病，至阴不过十日，阴阳交，期在溓水。"王冰认为"阴阳交"是病名，吴氏不以为然，认为是"阴脉见于阳，阳脉见于阴。阴阳交，易其位。"据《素问·五运行大论》："尺寸反者死，阴阳交者死。"可见吴氏之言不谬。《素问·调经论篇》："形有余则腹胀，泾溲不利。"王冰认为"泾溲"是指大小便，吴氏则认为仅指小便。据刘熙《释名》："水直波曰泾。泾，径也。""溲者，二便之通称。"可见在"溲"之前加"泾"字，乃专指小便。

汪机重在补充修订滑氏注释，以详明经义。《素问·阴阳应象大论》曰："水火者，阴阳之征兆也。"汪氏续注曰："征，信也；兆，先也。以水火之寒热彰，信阴阳之先兆也。"又"观水火之气，则阴阳征兆，可明之先兆也。"《素问·五脏生成篇》有"徇蒙招尤，目冥耳聋"句，滑氏注曰："徇"乃"眴"误，"尤"为"摇"误，汪机以为然。"招尤"通"招摇"。"徇蒙招尤"实谓头目昏蒙，动摇不定。《素问·调经论》："病在血，调之络。"滑氏引王冰注："血病则络脉易，故调之络。"汪机续曰："易变易其常也。"

二、结合临床　阐发经旨

新安医家除了对《内经》进行分类摘要以使内容系统化、条理化之外，更重在结合临床体验，阐明并发挥《内经》理论。主要体现在对中医名词术语的训释上。新安医家大多为临床大家，故其阐发经旨常有独见而切合实用。

吴昆在对医理、经旨的发挥上当推冠首。《素问·灵兰秘典论》有"三焦者，决渎之官"句，吴注："决，开也。渎，水道也。上焦不治，水溢高原；中焦不治，水停中脘；下焦不治，水蓄膀胱。故三焦气治，则为开决沟渎之官，水道无泛滥停蓄之患矣。"这里，吴氏结合临床所见病变，来说明

"三焦决渎"的生理功能，不仅发《内经》之未发，且指导着临床实践。《素问·天元纪大论》言："鬼臾区曰：天以六为节，地以五为制。周天气者，六期为一备；终地纪者，五风为一周。"其天气是指主气、主运，还是客气、客运呢？向无定论。吴氏注曰："六年天气循环一周谓之一备，五岁五行迁移皆尽，谓之一周。此以客运，客气言也。若主气、主运则年年不易，无迁变者。"可谓一语中的。关于脉法，吴氏更有独到之见解。《素问·五脏别论》谓："五脏六腑之气味，皆出于胃，变见于气口。"吴氏发挥："五脏六腑之气味，皆出于胃，熏蒸于肺，肺得诸脏腑之气，转输于经，故变见于寸口。"《素问·五脏生成篇》曰："诊病之始，五决为纪，欲知其始，先建其母。""母"指什么？众说不一。王冰认为应指五气，张介宾认为应指病因，马莳认为指五脏相乘之气，高世本式认为指病本。揆之临床，皆不尽合。吴氏云："始，得病之原也。建，立也。母，应时胃气也。如春脉微弦，夏脉微钩，长夏脉微软，秋脉微毛，冬脉微石，谓之中和而有胃气。土为万物之母，故谓之母也。若弦甚，则知其病始于肝；软甚，则知其病始于心；软甚，则知其病始于脾；毛甚，则知其病始于肺；石甚，则知其病始于肾。故曰：欲知其始，先建其母。"吴氏注释较切合临床。

汪机续注有不少个人精当见解。《五常政大论》："病有久新，方有大小，有毒无毒，固宜常制矣。大毒治病，十去其六；常毒治病，十去其七；小毒治病，十去其八；无毒治病，十去其九。谷肉果菜，食养尽之，无使过之，伤其正也。"汪机加以发挥："约，节约也。假如无毒治病，病已十去其九，须以此为节约，再勿药也。须以谷、肉、果等随五藏所宜者，食之、养之，以尽其余病也。无毒之药，性虽平和，久而多之，则气有偏胜，脏气亦偏弱矣。大毒性烈为伤也多，小毒性和为伤也少，常毒之性减大毒一等，加小毒一等，所伤可知。故至约必止也。"从临床实际解释了"有毒无毒，服之有约"的道理，所见独到。《三部九候论》言："神藏五，形藏四。"王冰注云："魂、魄、志、意、神，皆五藏神也，故曰神藏。所谓形藏者，皆如器外张，虚而不实，合藏于物，故云形藏也。"汪机再释曰："徒有其器而无所藏。"突出了形、神之间密不可分的联系。

汪昂对医理也有发挥。如《素问·疟论篇》："夫疟之始发也，阳气并于阴。当是之时，阳虚而阴盛，外无气，故先寒栗也；阴气逆极，是复出之阳，阳与阴复并于外，则阴虚而阳实，故先热而渴。"汪昂指出："阴阳相移，更虚更实伤"虽寥寥数语，却揭示了疟病寒热相间的机理。

江之兰在疏论"治病必求其本"和"邪之所凑，其气必虚"时，颇多发挥，曰："邪乘虚而入，是虚为本，邪为标，去邪不可不加以养正。此一注脚，人所同也。然亦有身体壮盛之人暴受邪气，如外感风寒，内伤饮食之类，本气未必皆虚，受病之后反显虚象。若营卫受邪，则屈伸不利，动作衰乏；脾胃受邪，则四肢无力，恶食呕泄之类，此邪气既凑之后，其气亦心虚，是虚因邪而显，邪为本，虚为标，斯时但当亟去其邪，而正自复，不必顾虑其虚，用药牵制。此一注脚，余所独也。"江氏注脚的确独特而详尽。再如他解释"适事为故"曰："世间病之杀人者十三，而药之杀人者十七，皆内不知阴阳虚实之理也。如劳瘵未必遽死也，欲退其蒸，频用寒凉，则脾泄而不可救矣。噎膈未必遽死也，欲开其郁，频用香燥，则三阴结而津液竭矣。水肿未必遽死也，欲利其水，频用淡渗，则阴之而成阳水矣。如此之类，未易枚举。操司命之权者，岂可不知中病即止之理。"以实例将"适事为故"解释为"中病即止"，切中临床。

总之新安医家大多悉心研究《内经》，重考证以校注经文之讹疑，参临床以阐发经旨之奥蕴，常有独识，对后学者研习《内经》，不无裨益。

"张一帖"世承考

徽歙张衫世医医技精湛，治疗急性热病、劳力伤寒、湿温伤寒等病有独到之功，素享"张一帖"之名，称誉于皖、浙、赣数省。《新安揽胜》、《歙县风情》等出版著述均列其为新安临床医家之首位。

"张一帖"有传为北宋名医张扩之后裔。张扩，字子充，歙县人，著《医说》。少好医术，尽得蕲水庞安时、蜀人王朴真传，治病多奇中，名振当时，尤以治疗伤寒见长，其《医说》所述与"张一帖"之祖传医术颇有渊源。此传可能为实，当然，也有待进一步考据。今可确知，"张一帖"之名起于明嘉靖年间，历明、清、民国至今，共有四百余年，计十五代的历史。

"张一帖"之名始于张守仁。守仁字立仁，为人淳厚，善济贫寒。明嘉靖，万历年间以医术鸣世。自幼随父习医，并与各地名医游，遍习《内经》、《金匮》等十余部医籍，好学深思，长于比勘，又得一扮为乞丐的异人指授，医技大进。其时，百姓多困苦，屡有为饥寒、劳累所迫而致昏厥者。守仁公纵日夜救治不辍，终因病人众多而未能尽救。遂以异人所授之术为本，博采民间之良方，汲古今医家之精萃，昼夜勤思，历三十余年之艰辛，终研究出一粉状末剂——"末药"，总由十八味药组成，号"十八罗汉"。有疏风散寒，理气和营，健胃宽中，渗湿利水之神效，尤适于诊治劳力伤寒，肠胃疾患等症，往往服之一帖即药到病瘳。守仁公以此造益于人，始被世人誉为"张一帖"。

自此张家代代习医，祖传末药也随之世代相传。略其分歧，择之医学成就显著者，列守仁公之后十三代如下：

张凤诏，字以挥，守仁次子。天资颖悟，博闻强记，先攻儒学，后习医术。在劳力伤寒急性热病以及其他疑难杂证方面积验颇丰，尤长于诊脉断疾，因而能聚众药之力专应一病，同时辅之不同剂量的祖传末药，功效更著，世人弥感"张一帖"之名不虚矣。

张赓虞，字元良。少年从仕，不得意，乃从父凤诏公习医，并集家传医技编为歌诀，弃繁取要，使之由博返约，实用，便于气世参习。晚年潜心向道，归隐于野，仍不忘以医济世之祖训。

张康荣，字光复，初字光礼。毕生以四方行医为乐，常倾囊赈济贫困患者，又从临床中积取良方以补前人未尽之处。康荣公因奔波劳累而积劳疾生，但每有患者仍躬亲诊治。深得世人爱戴，赠之以字"光复"，以颂其回春之妙术。

张灵汉，字大继。对祖上末药配份之理论依据尚感不足，便奋终生之精力钻研药学，并亲赴深山采集草药五百余种制为标本，结合临床，辑成《药典》一部，以阐明诸药之药性、功用。惜祖训谨严，不得将之刊行，后又罹文革之难，丧失殆尽。

张锡，字世诏。幼嗜武以健身强体，加之医术超群，将患者治愈后又授其强身之术，为病家称颂。

张进德，字文著。为当时乡中名儒，精通四书五经，其医学著述以实用见佳，曾积祖上医技著成《张氏医综》一书，以继承先贤，启迪后学。进德公遵不外传之家规而未将此书付版，后在文革中丧失，诚可惜矣。传世的诸多诗文稿、画稿极见功力。

张魁寿，字承怀。精研《内经》，奉其为百家祖。在秉承庭训的同时积

新安医学与名医名著研究

极从事医学普及工作，以《内经》之养生之法为常人所易接受，乃将其中言辞晦涩者译为俗易之语，公诸于世，使乡民俱通养生之道，垂髫怡乐，有桃源之风。"一帖"以医济世之名益盛。

张觉之，字启铨，为魁寿之子，以其敏而好学，年甫二十即名噪故里，求诊者纷至沓来。旁习朱丹溪养阴派学术思想，于营卫论颇多创见，然未志之于著，不为后世所知，实憾。

张秋林，字志谓，虽尽通家学，精于治疗，然一生琐事绕心，又因其子春太体弱，积郁成疾。晚年曾拟校刊新安医籍未果。

张春太，字昌佩，多病，因而发奋习医。其学验丰富，立起沉疴，声播新安。兼研古今各家之医论，不拘陈法，以为"尽信书则不如无书"，"泥于古法而不变通之，于医则多误人矣"。子景余得传其心法遂有大成。

张景余，字安全。幼即由父春太公发蒙，边习医边学武，体格颇健，医术亦精。此时"张一帖"的临床成就已相当卓越，融实践、理论及经验于一体。景余公不仅在急性热病、劳力伤寒方面秉承家法，且旁通妇科而精之。举凡妇人带下崩漏，尤甚热入血室等症，常取一束树根，刮用中间木屑，加红糖共煮，一日数服，卧床静息，笠日暮，崩血止矣，继以益气生血、摄血之剂调治，不日愈。

张根桂，又名耀彩，字祥森。弱冠即闻达于新安诸邑，年且而立，皖、浙、赣各地求诊者云至焉。擅治急性热病，外感病及其他急危重症。强调除邪务尽务速，用药味多量重，剂大力狠，服药讲究选剂择时，常备有汤药、末药、丸药等不同剂型，择时服用，必要时辅以针灸，往往一剂即起疴回春。著名经学家吴承仕先生之痼疾治愈后，书一联相赠，曰："术著歧黄三世业，心涵雨露万家春。"祖传末药的配伍、制法经根桂公反复研验，创春、夏、秋、冬四季不同的加减法，对外感伤寒，腹泻气滞，胃脘疼诸症的医治更具神功。根桂公的学术思想及医学经验等由后人整理在《中医杂志》等刊发，颇得专家好评，其事迹也已收入《中国当代中医人物荟萃》、《中国当代医学专家集萃》、《安徽高级专家人名词典》、《新安名医考》等多部辞书。"张一帖"至此逐步走向鼎盛。

张舜华，根桂先生之女，为皖南医学院附属医院中医副教授、副主任医师。曾参与编写《名老中医肿瘤验案辑按》、《新安名医考》、《新安医籍丛刊》，在国家级、省级刊物发表论文十余篇。舜华少时笃志为医济世，然张氏医术传男不传女。根桂公因唯一的儿子夭折，而常叹无后焉。舜华不馁，终以诚感其父，悉得家传，同时还精研《内经》、《伤寒》、《温病》、《本草》等经典医籍，不为家学所固，医技更精。她在家学的基础上，主张针药并施，针灸应其急，药物治其本。对湿温伤寒证注重健脾宣渗，以冀脾健湿运，热邪得解。对虚寒证喜用大剂附子以壮阳，继服调治气血精液。对癫狂、肝胃病、妇科病等的医治独树一帜，发表有关论文颇受医坛重视。1958 年，她在一位中央领导的关怀下，将祖传秘方献出，以造福于更多人民大众，受到安徽省卫生厅的高度重视与表彰，秘方也参加了省医药卫生展览。张舜华的医学成就已载入《中国当代中医人物荟萃》、《中国当代医学专家集萃》、《安徽高级专家人名词典》诸辞书。

"张一帖"是新安诸医家中源远流长、别具一格的一支，名家辈出，对中医学起到了一定的推动作用，更以家传医学为世人祛除病疾，实可为众医家效法。张氏后人志于歧黄学贯中西，势必使祖传医技一代代繁荣下去。

汪机对医学易理思想之建树

汪机（1463～1539），字省之，号石山，明代安徽祁门人，是新安医学流派的先驱者，明史列其为当时四大医家之一。

在汪机的医学思想中，易理占有很重要的地位。《中医人物辞典》介绍他是："幼业儒，后随文习医，研读诸家医书，参以《周易》及儒家性理奥论，治医屡效。"汪机幼习举子业，对于《周易》及程朱之学颇有研究。然后习医，远溯《内经》、《难经》，近法丹溪、东垣诸家。因《内经》的成书依据了易理，朱丹溪亦是先习易而后学医，医易兼通，所以易学原理对汪氏学术思想的形成起着重要的作用。以后汪机更是行医不忘研易，研易以究医理，终于集诸家之长，创立了独具特色的新安医学流派——培元派。这是建立在营卫一气论的基础上，以擅长使用参芪为特点的中医学流派。

一、营卫一气论

营卫一气之说本出于《内经》，汪机则以其独到的见解阐述并发展了这一理论。

1. 阴和阳、营和卫是统一的，乃一气所化

周易的《系辞传》中有"易有太极，是生两仪"之句。太极动而生阳，动极而静，静而生阴，静极复动，一动一静，互为其根，分阴分阳，两仪立焉。阴和阳虽然有各自的属性，但都是由太极演变而来，其本质是统一的。汪氏曾以日月举例来说明这个道理："天之日月，皆在大气之中，分而言之，日为阳，月为阴；合而言之，月虽阴，而不禀日之阳，则不能光照而运行矣，故古人于阴之下加一气字，可见阳固此气，阴亦此气。"具体到营气卫气上，汪氏说："分而言之，卫气为阳，莫能营昼夜，利关节矣，古人于营字下加一气字，可见卫固阳也，营亦阳，阳固然是此气，阴何尝不是此气。"营为血中之清者，卫为气中之浊者。营与卫，气与血，阴与阳，便如太极之中的两仪，本是同一气所化。此营卫之气虽赖后天谷气以资生，但皆资始于肾中先天之一气，是谓"元气。"

2. 阴不离阳、阳不离阴；营不离卫、卫不离营

阴和阳是一个相对的概念，没有无阴之阳，也没有无阳之阴，阴和阳是同时存在而起作用的。《周易·系辞下》指出："乾坤其易之门邪。乾，阳物也；坤，阴物也，阴阳合德则刚柔有体，以体天地之撰，以通神明之德。"坤之象曰："至哉坤元，万物资生，乃顺承天。"指出万物的产生发展是坤之阴禀乾之阳的结果；乾之象曰："保合太和，乃利贞。"太和即阴阳会和的元气，天地万物，保此和气方能长久；倘若和气失散，阳失阴为孤阳，阴失阳为孤阴，就不能继续存在了。

汪氏对营卫气的阴阳关系作了一层层论证，首先，"若执以营为卫配，而以营为纯阴，则孤阴之长，安得营养于脏腑耶？"其次，"经曰营为血，而血即水，朱子曰：水质阴而性本阳，可见营非纯阴矣。"再者，《系辞传》有云两仪生四象，即太极阴鱼中有阳，阳鱼中有阴，因此"细而分之，营中亦有阴阳。"

3. 中孚与营卫一气

因为卫气护卫于外为阳，营气营养于内为阴，以卦象来推便是中孚。孚，本为抱卵之孚，言君养民如鸟抱卵，诚于其中也；民信君如雏依，亦诚于其中也。中孚卦可以说是营卫一气理论的易学依据，而营卫一气论确实也与中孚卦义相符。象曰：中孚，柔在内而刚得中，说而巽，乃化邦也。"柔，调营、调血；刚，调卫、调气。营行脉中，卫行脉外；说而巽乃化邦，

因为营卫是一气所化，互相信服，彼此和悦如鸟如卵，从而构成了有机体的循环运动。象又云"利涉大川，乘木舟虚也。"肝属木，在生理上肝藏血而主疏泄，脾生血而司运化。汪氏曰："血之与气，异名而同类。"肝所藏之血或谓之气有赖于脾的资生，脾的运化又需肝的疏泄，乘木舟虚利涉大川者即肝气，疏泄调畅，于是脾气升而健运，血液生化有源。象最后说："中孚以利贞，乃应乎天也。"营卫一气其之应义和，事之于上应于天也。

综上所述，汪机认为"人体有卫气和营气。卫气为阳，行于肌表之外而为固；营气为阴，行于脉中而为濡。营卫皆一气所化"。他提出的"气"，正是《内经》"上焦开发，宣五谷味，熏肤、育身、泽毛，若雾露之溉是谓气"的发展，这一观点对后世的影响颇深。

二、善用参芪

汪氏治病以擅长使用参芪培本固元著称。有人统计《名医类案》（明·江瓘编）收录的石山治验196例中，以参芪为剂的就有125例，占64%。汪氏往往根据不同情况，采取不同配伍，用参芪于烦闷恶食者、中脘胀满者、咳嗽咯血者、阴虚腹痛者、吐泻身黄者、甚至身热谵语、面赤呕吐者，意能收沉疴以起，疗恶疾以愈。其变化之多，治效之著，不可不归功于汪氏之善解医意也。

朱丹溪曾在医学上提出"阳有余而阴不足"的理论。易之乾曰："元亨利贞"，坤曰："元亨，利牝马之贞。"乾无所不包，故阳有余；坤不如乾之包括无遗，仅言利牝马之贞，故阴不足。汪氏根据营卫一气的论点，认为阳有余当作卫气而言，"卫气者，水谷之悍气也，慓疾不受诸邪，此则阳常有余。"阴不足是指营气而言，"营者，阴血也"。丹溪曰："人身之虚皆阴虚者，此也。"既然阳有余指卫气而言，阴不足指营气而言，营卫又是一气所化，那么在施治上当法损有余还是补不足呢"。

易中的损卦云："损下益上，其道上行，损而有孚，六吉无咎，可贞，利有攸往。"其中的损下益上为损下卦（兑☱）上画之阳、益上卦（艮☶）上画之阴，损卦的六个爻辞中仅上九方可以利有攸往。盖凡损者，皆有惩忿，窒欲之意，在医理上既然气机受损。通过这种途径调和气血，毕竟不是至善尽美，故《系辞传》曰："损，德之基也。"益卦云："损上益下，民说无疆，自上下下，其道大光，利有攸在，中正有庆。利涉大川，木道乃行。"益则自初九爻起便利用为大作。益卦中的损上益下为损上卦（巽☴）初画之阳、益下卦（震☳）初画之阴。自上卦下于下卦则变为泰（☷☰）泰者通也。汪氏曰："水可升，火可降，坎离交而地天泰矣。"通过补益可以使元气流通顺畅，气畅则生机益然。《系辞传》曰："益，德之裕也。"

可见损之道为利有攸往，未大行也；益之道为利涉大川，乃大行也。汪氏从损益二卦的卦义中得出了应重补益的道理。就营卫而言，卫气有余自然无待于补，但"营之气亦谓之阳，此气或虚或盈，虚而不补，则气愈虚怯矣。"所以补营才是关键。"丹溪治病以补阴为主，固为补营也；东垣以补气为主，亦补营血也，以营兼血气而然也。"

营气既虚，治当补益，汪氏习用人参、黄芪。他说："阴不足者，补之以味，参芪味甘，甘能生血，非补阴而何？"又曰："阳不足者，温之以气，参芪气温，又能补阳，可见参芪不惟补阳，而亦补阴……补阳者，补卫之阳，补阴者，补营之阴。"营气、卫气皆借脾胃水谷而生，脾胃喜温而恶寒，脾胃有伤，非借甘温之气不能补。参芪味甘性温，为补脾胃圣药，脾胃无伤，营卫便有所资，元气有所助，邪就可以不治自除了。

三、医案举隅

医理之中的易理，在汪机的著作中比比皆是。其不但融真知灼见于理论，而且用于指导临床辨证施治。现举其医案一则如下，以窥其斑。

一妇人年近五十，腹痛，初从右手指冷起，渐上至头，头如冷水浇灌，而腹大痛，则遍身大热，热退则痛止，或过食，或不食皆痛，每常或一年一发，近来二三日一发，达不过六七日……汪诊脉皆微弱，似有似无，一二至一止，或三五至一止，乃阳气大虚也。独参五钱，陈皮七分，煎服十数帖而愈。

［按］夫四肢者，诸阳之末；头为诸阳之会。《易》曰："物不以终尽，剥穷上反下，故受之以复。"阳虚阴乘之，则发寒；阴虚阳乘之，则发热。今指梢逆冷，上至于头，则阳负阴盛可知矣，阳负则不能健运，气机郁滞而痛大作，痛作而复热者，物极必反也。至阴阳气衰，两不相争则热歇，而痛亦愈。其病程以坤中六爻的变化来理解：从初六的"履霜，坚冰至"到上六的"龙战于野，其血玄黄"，坤阴逐渐壮大而乾阳逐渐衰弱，天地相混，阴阳无别，此时原有的平衡被破坏了，人体处于阴阳即将转化的过渡

阶段，只有经过这一混乱局面之后，才会有新的平衡建立，即热歇痛止的情况。

本案之妙全在用药。药仅两味，重用人参，稍佐陈皮而已。以易理推之，人参为八卦中的坤卦五行属土，陈皮为八卦中的巽卦属木。脾土肝木，于大补阳气中兼以行气，且此二药份量悬殊。正如《素问》所谓"运而奇偶，制大奇服，大则少，少则二之"是也。

就中医角度而言，不通乎易则无以精乎医。汪机正是因为得易理之启迪，才能独辟蹊径，开新安医学培元派之先河。

《素问吴注》撮粹

吴昆，字山甫，号鹤皋，安徽歙县澄塘人，生于明嘉靖三十年（1551），卒于明泰昌一年（1620?），享年69岁。

吴昆自幼英异，聪明过人，为文章，藻思横发。因举子业不售，遂专事歧黄。就学于邑中余午亭，居三年，与师论疾，咸当师心。师乃建议他遍游全国，结交天下名士。昆于是"由三吴，循江浙，历荆襄，抵燕赵"，负笈万里，拜访名流，取善发蒙，不下七十二师。由此获经之奥旨，得家世之心传，学业大进。游归，先后悬壶于宛陵（今安徽宣城）、姑熟（今安徽当涂）、和阳（今安徽和县）等地。所至之处，声名大噪，活人无数。尝诊疾，他医皆曰"易平"，昆独言"此在死例"；众医曰此病"难痊"，昆断言"此可生也"。终如昆言，众医折服。人以昆洞参黄帝之奥，故又号其为"参黄子"。

吴昆出身于书香门第，其伯父元昌翁，父文韬翁，俱修德而隐，家多方书。其祖父吴正伦，医术高超。年轻时曾游三吴间求师，后悬壶于山东、北京等地。因治愈不少王公贵族之重病，名声大振。曾为襁褓中的明神宗治愈疾病，又治愈穆宗贵妃之疾，颇受穆宗赏识，后遭太医之妒，意死于毒酒之下。著有《脉证治方》、《养生类要》、《虚车录》、《活人心鉴》诸书。吴昆上承祖传师教，下采民间精华，熔百家于一炉，一生勤奋，著作甚多。33岁（1584）写成《医方考》6卷。为明代重要的方剂学著作之一。又过了10年（1594年）著成《素问吴注》24卷。古稀之年（1618年）完成了《针方六集》6卷。其他尚有《脉语》、《药纂》、《砭焫考》、《古三科

新安医学与名医名著研究

证治》、《参黄论》等。

吴昆学有渊源，博览群书，尤崇尚《内经》。谓"《内经》(此处指《素问》)象日，《灵枢》象月，见日月而知众星蔑矣。"鉴于《素问》虽有王冰之注、林亿之校，但疑误讹漏颇多，遂奋起而注《素问》。他以王冰的二十四卷本为底本，将《素问》现存的 79 篇（不含《刺法论》、《本病论》）原文逐篇分段注释。这是继全元起（所著《素问训解》已佚）、王冰后，通注《素问》的第三家。汪昂赞曰："《素问吴注》，间有阐发，补前注所未备。"

一、阐轩歧之秘奥　发《素问》之隐微

《素问》，博大精深，文辞古奥。古虽有注，然于疑难处或避而不变，或偏于玄语，或蜻蜓点水，不明者多矣。昆则专拣难句，细玩其味，多所发明。

1. 从字着眼，探求医经本义

古人用字，讲求形象生动，故从字的本义去探求经旨是一种有效的方法。如《玉机真藏论》："冬脉如营，何如而营？"王冰把"营"解为"营动"，意不甚明。昆注："营，营垒之营，兵之守也。冬主闭藏脉来沉石营兵之守也。"这样一解，"营"字就很好理解了。又如《六元正纪大论》："土郁之发……浮游生灭。"王冰注："浮游，以午前侯望也。"昆注："浮游，游云游气也，或生或灭"，显较王冰为优。在此正是以浮云游动，喻指或聚或散，忽生忽灭，变幻不定。

2. 前后互参，同中求异

《素问》中些词句单独理解较难，但若前后文互参，则常能找到合理的解释。如《三部九候论》"手指及外踝上五指留针"句，王冰以为错简之文。昆与前文互参，曰："此上部气实之刺法。言血实于上者，既求结络之脉刺出其血。若气实者当何如？宜于手指之端及手外踝上刺之，以泄其气，不必出血，但于五指之端，久留其针，则气从针泄，实其平矣。"指出这是上部气实之刺法，与前血实刺法相对而言。

又《内经》所述诸病常有与后世异名同病，或同名异病者，若不注明，易使读者误以为同，昆每留意于斯。如《腹中论》："病有少腹盛，上下左右皆有根……病名曰伏梁。"昆注："此与《难经》论伏梁不同。彼为心炎

积，是脏之阴气也；此为聚浓血，是阴毒也。"一语点破迷津。

3. 不囿古注，独辟蹊径

《素问·长刺节论》："在头，头疾痛，为藏针之，刺至骨病已，上无伤骨肉及皮，皮者道也。"王冰注："皮者针之道，故刺骨无伤骨肉及皮也。"等于重复经文，不甚明了。昆注："伤，非言损伤，既是刺至骨，何得无伤骨肉及皮乎？言无得妄为提按动摇，而伤骨分、肉分、皮分之真气也。"使经义大明。

二、正经注之纰谬　还经文之本意

《素问》一书，虽经王冰整理重加编次，但缺漏讹误、错简衍文、亦复不少。吴昆在注释中，考辨经文，订正王注，力求使经文归真返璞，使经义彰明较著。

1. 考辨经文

吴昆对经文的考辨做了大量艰苦、细致的工作。其主要做法是：

（1）补阙文　如《素问·太阴阳明论》："故阳道关，阴道虚。"王冰注："是所谓更实更虚也。"但从原文看不出更实更虚之义，故昆补为："故阳道实，阴宜虚，阴宜实，阳宜虚。"《素问·五运行大论》"其令霰雪"，"霰雪"二字原脱。昆补"霰雪"，《类经》补"闭塞"，《直解》初："严贞"，而以昆补义长。

（2）指衍文　如《素问·天元纪大论》"天有阴阳，地亦有阴阳"后，原有"木火土金水，地之阴阳也，生长化收藏"十五字，与前句重复，昆指为衍文，故删之。《类经》、《类问释义》、《内经评文》亦从删。

（3）移串文　"阴气者，静则神藏，躁则消亡，饮食自倍，肠胃乃伤"一段话，旧在《痹论》"上为清"句下，与前后文不属。昆移此五句于《生气通天论》"肾气乃伤，高骨乃坏"句下，使前后呼应，文义顺接。

（4）辨漏文　《著至教论》"肾且绝，惋惋日暮"，昆注："此上必有诸经衰绝之候，盖阙之。今惟存肾绝一条尔。"

（5）纠坏字　如《素问·六元正纪大论》："厥阴所至为毛化，少阴所至为羽化……少阳所至为羽化"，少阴少阳同为羽化，显系有误。昆改前"羽"为"翮"。《素问释义》说："按王注上云：'风生毛形，热化翮形。'则此'羽化'，疑本作'翮化'也。"与昆改正合。

新安医学与名医名著研究

139

2. 订正王注

王注中有误解经文处，昆均辨而正之。如《素问·生气通天论》："因于湿，首如裹"，王冰谓："表热为病，当汗泄之。反湿其首，若湿物裹之，望除其热。"按王说，则病不同湿邪，反为医工之误治。从本名前后文看，"因于寒"、"因于暑"、"因于气"，均指外邪，何独"因于湿"独指误治？且表热之病，不发汗散邪，反湿其头，亦不符合临床实际。故吴注曰："首如裹，湿邪在首，如有物蒙裹之也。"男不过尽八八，女不过尽七七，而天地之精气皆竭矣。"（《素问·上古天真论》）王冰把正常人的天癸之数误解为老年所生之子的寿数。吴昆则曰："言此等天寿过度之人，虽能有子，若以常理论之，男尽八八，女尽七七。天癸皆竭，不能子也。"

三、摒玄虚之浮辞　切临床之实际

《内经》的整体观多以天地变化的自然现象比喻人的生理、病理。吴昆注文，善于把高深玄奥的理论、抽象隐晦的词句，联系人体实际去解释，牢牢把握"善言天者，必有验于人"这一基本原则。如《四气调神大论》："云雾不精，则上应白露不下"，王冰就文释文。昆注："人身膻中之气犹云雾也。气化则通调水道，下输膀胱，若膻中之气不化，则不能通调水道，下输膀胱，而失降下之令，犹之白雾不降矣。"难解之句，经昆一注，则涣然冰释。又如《素问·灵兰秘典论》："三焦者，决渎之官"，昆注："决，开也；渎，水道也。上焦水治，水溢高原；中焦不治，水停中脘；下焦不治，水蓄膀胱。故三焦气治，则为开决渎之官，水道无泛溢停蓄之患矣。"结合临床病证说明了"三焦决渎"的生理作用，使人读之不觉空泛，且对临床有指导意义。

吴昆不但熟谙药物，且擅长针灸，注释有关针灸的经文，独具匠心。如《素问·诊要经终论》："冬刺俞窍于分理，甚者直下，间者散下。"王冰曰："散下，谓散布下之。"何谓散布下之？仍是费解。昆虫："甚者直下，言病气甚，则直刺而下，不必按而散其卫气也，若少差而间者，则以指按之，散其表气而后下针，不得直刺而伤乎卫气也。"令人茅塞顿开。

总之，《素问吴注》以它独特的风格，精湛的校注，为《素问》的研究做出了重要的贡献。而尤为可贵的，是为后世树立了理论联系实际的典范。当然吴注并非完美无缺。错解经文者有之。如《痹论》"胞痹"条注："胞，精室也，女人谓之血室"，误 pao（膀胱）为 bao（子宫、精室）；轻改经文而不注明者亦有之，故汪昂批评说："多改经文，亦觉嫌于轻擅。"但毕竟是瑕不掩瑜，其有功于《素问》大矣！

读《程敬通医案》浅得

程敬通，名衍道，安徽歙县人，明末清初名医。据歙县县志记载：先生"精通医学，一诊即能决人生死……虽当笃疾濒危，未尝动声色，投剂立起。每病者延至其家，则就疗者丛集。"由此可见，其治病疗效之高，声望之重，非寻常可比。《程敬通医案》原名《仙方遗迹》，为程曦收集其医方手迹五十七则加以注释，于1883年撰成。1977年歙县卫生局排版翻印，改现名。程氏医案短小精炼，笔者读后颇有收获，现拟从医案特点及医方选析两方面来浅淡所得。

一、医案特点

1. 脉案药味洗练扼要

程氏脉案大都在十几字左右，叙症说理却较明了。第一方曰："脉强，中虚寒。因怒忽心痛厥。"寥寥数语。主症病因，病机却很清楚。用药大都五六味，用量也为常量，但方中药力专宏，考虑周全。第七方治血大涌，投人参大补元气，摄血生血，生地、玄参清热滋阴宁血，丹参养血活血祛瘀，加龙眼肉养血使之归经。五味互辅，寓气血相生，动静配合，温清攻补兼施之深意，冀血止而不滞，气旺血速生。程氏脉案崇简，却不因简而忽略关键字词。第二方"阳浮阴弱，当补心肾"，若删去后四字，则有与"伤寒论"阳浮阴弱之桂枝汤证混淆之虞，而此则是汗出精遗之症，二者治法、用药大相径庭。

2. 重视脉象因证施治

程氏于脉学较有研究，并善吸收前人经验。其据脉决预后、别邪气、辨正气。失血、脉细小是为顺，故吐血脉小数其谓费虑；滑主痰阻，反胃脉滑其谓无妨。其诊气陷晕厥，呼吸绝者，得脉至，认为有救。治痉病，服药后得脉象如蛇，认为病愈有望。尺脉如散叶浮泛无根，滋补肝肾；右关脉来如鸡举足，补脾为治等等。这些对临床有参考价值的经验，其中一些是

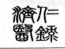

新安医学与名医名著研究

程氏本人体会，一些出自《内经》、《脉诀》等书。

鼓胀，有虚实之分，有血、水、虫、气等之属，有时与水湿弥漫、壅塞于脾之肚腹胀满不易区别。其医案中即有三例此类证治。一例其辨为肾亏水鼓，而温补脾肾，泄利水湿；一例辨为血蛊，而用干漆、芒硝、桃仁、三棱等破血峻剂；一例辨为中满腹胀，温中行水而用芫花、附片、椒目、车前子之类，对此，若无丰富经验及细心审证的态度，则不容易正确辨别诊治。

其论治某些疾病，求源探本，治本所以治标。视物模糊，其审证为痰阻，精华不升，竟予一派开肺化痰，升降气机之品；治久嗽，竟置肺不理，径补脾肾。

其治三例血证，见血治其气，以峻补元气，摄血、生血为主，或辅清热宁血，或辅祛瘀活血，或辅收涩止血。

其论治又不囿于某些教条规矩，活泼机变。某医治产妇外感温邪，拘泥陈法，远寒凉而用辛温，反致化燥，其却投以清解之剂，体现了有斯证即可用斯药之辨证论治精神。

3. 讲究药物配伍应用

药物阴阳性用和合，历代医家都相当重视。刘完素曾说："物各有性，制而用之，变而通之，施于品剂，其功岂有穷哉。"纵观程氏医案，其讲究配伍组方之整体观，重视方药功用之和谐。攻补兼施，升降相因，开合配伍等，都是其常用之法。药物搭配，咸得其妙，使施治法则得到充分体现，使方中有法、法中有方。其补肾阴阳相伍；补血配以益气；养神益精侣以补气，以期阴阳、气血、精神，互相化生无已。其用黄连、干姜、半夏类辛开苦泄治关格、反胃；以生地、阿胶、龟板、牡蛎甘咸育阴；以常参、商陆相制相须，行水不伤正；以琥珀、云苓、瓜蒌仁配桔梗，升清降浊。凡此等等，不胜枚举。

第三十九方案曰："痛未熟即临盆，致数日不诞。"程氏重用党参24克、当归18克补气血、润胎滞；轻用升麻2.4克、桔梗3克举气于上；以牛膝6克、车前子9克趋下。欲降先升，俾胎灵动转侧，安然顺产。全方配伍和谐，作用全面而不偏颇，可见其思虑之巧妙。

程氏常用引药，大致可归为两类。一类如姜、枣、饴糖、鸡内金、龙眼肉；一类为白酒、荷叶、荷梗、桔梗等。从其所用引药及处方分析，可知其较重视护养脾胃，同时又重视气机调畅及药性之流动。这两点，对我们制方选药有较大的指导意义。

4. 讲究煎药用水

其医案选用煎药用水竟有十多种，如急流水、井华水、河水、甘澜水、太和汤等。尚有汤浆，如米汤、猪腰肠、河水打黄土浆等。虽然今天看来，某些意义并不大，但其处方讲阴阳动静和合，以至用水也用心选择，这种深意仍可取。如第七方煎以井水，就是取其静谧之性。根据所宜，适当选用井水、自来水、河水、含某些矿物之水却具现实意义。这是目前临床中易被忽略的一个问题。

至于用汤浆煎药，的确是个好方法，更可供我们研究、实践。

此外程氏治一临盆晕厥的产妇时，以一苇管插入病人鼻孔，缓缓吹药渗入。这种昏迷病人的鼻腔给药法在某种场合下，仍可借鉴使用。

二、医方三则选析

1. 牙疳之治法

治牙疳方甚多，如《医宗金鉴》之"牙疳散"，《外科正宗》之"人中白散"等，疗效各异。而程敬通先生之方却有显著的疗效。其方药用：寒水石3克，人中白1.5克，青黛1.2克，黄柏1.5克，海螵蛸1.8克，石膏2.4克，大梅片0.9克，共研极细粉末，吹患处。程曦谓："是主治牙疳，曾经试过，屡验。"

程敬通先生之方，以寒水石、生石膏清胃中之热，黄柏泻大肠之火，青黛、人中白消炎解毒，海螵蛸收敛止血，大梅片防腐止痛，且研粉吹敷，使药力直达病所。其取效甚捷，实因药证相符。

2. 气胀水停之治方

胀满之因不一，但多为气、水、血三者互为因果所致，以内脏言，当责之于肝脾；从病情言，皆由实转虚，而致虚实相兼。此方程敬通先生未加案语，但三衢江倬则注为："此寒体患气胀水停，将成鼓症之方也。"其方：淡附片30克、官桂18克、海南子（即花槟榔）30克、小青皮45克、干姜24克、鸡内金20克、车前子60克、椒目24克、莪术30克、川厚朴20克，共末9克开水下。

从上述方药来看，病在邪实阶段，且为寒体所患无疑。江倬注言之有据。徐洄溪说："胀满即便正虚，终属邪实，古人慎用补法。"较为中肯。

《内经》谓："寒者热之，热者寒之。"此治病之常法。江馪注为"此寒体患气胀水停……"当从药用桂附、干姜之属而论。益以车前、椒目利水消肿，青皮、厚朴下气除满，莪术破瘀，内金消积，再加海南子之利气除胀，共以导气下行，使胀去水消，自无成鼓之患。但湿热明显之胀满，须减去桂附干姜之辛热，酌加清利之品应用。

3. 瞳神疾患之治方

瞳神疾患，外观有二：一为瞳神散大或偏小，或变形色；一为瞳神无明显变异，自觉神物朦胧，如烟雾笼罩，或神瞻有色，或眼前似有银星飞舞。为内障眼病，总属虚多实少。敬通先生之治方是：甘枸杞60克、甘菊花30克、熟地黄150克、天门冬60克、女贞子90克、五味子15克、沙苑子180克，诸品以文火熬膏。每12克开水冲服。

程曦注谓："此方必治肾水不充，瞳神光散，神物模糊之疾。"此论系分析方中药物功用而来，并非程敬通先生之案。但程曦之注，验之于临床，是比较准确的。按瞳神内应于肾，肾乃神光发源之所，其精气上注于目而归明于瞳子，方能辨明万物，明察秋毫。其致病之由，多因肾水内亏，真元耗损，精气不能上劳于目，故视物模糊焉。

吴谦和《医宗金鉴》

吴谦字六吉，清代安徽歙县人。他博学多才，精通各科，具有丰富的临床经验，与张璐、喻嘉言并列为清初全国三大名医。

吴谦感到中医学文献自《内经》以下，浩如烟海，长期靠辗转传抄，阙漏舛误之处甚多。另外，中医书籍大都是有法无方，或有方无法。《伤寒论》和《金匮要略》虽有法有方，但文字古奥难解。《伤寒论》自成无己注释以后，踵之者百余家；《金匮要略》自赵良衍义后，继之者十余人。各家看法不同，解释自执己见，最可惜的是民间蕴藏着极其丰富的宝贵经验，没有被发掘。因此他早就立志著书立说，以解决这一问题。

清乾隆初年，清高宗弘历敕令编撰一部较系统的医学著作，以吴谦为首。是时，吴谦把他多年搜集整理的资料和编著全部贡献出现，作为初稿。在此基础上，他们征集了天下家藏秘籍和世传经验良方。经慎重研究和补正后，分门别类，执简驭繁，去伪存真。经过几年努力，终于1742年编成一部不朽的医学百科全书——《医宗金鉴》。

《医宗金鉴》全书共九十卷，十五门。其中《订正伤寒论注》、《订正金匮要略注》二门，为吴谦亲自编注，其他也都经吴氏修改补充和审订。全书包括了从基础理论到临床各科多方面内容，论述精当，言简意赅，至今，仍为指导中医临床各科有价值的参考书。

我们可以从吴谦编纂的《订正伤寒论注》和《订正金匮要略注》看到他严谨的治学精神。二书的引注颇广，采撷全国历代名医的精华。但他引古而不泥古，对经文的每字每药都作了认真细致的考证，在每条经文之下，首先提出己见，加上自己的按语，然后再引证他人的注释；对每个方剂，亦是首先提出自己的"方解"，以后再引证其他人的"集解"。对经文有缺误者，采取改、补、删、移等法，予以校正。这种一丝不苟和敢于提出独创见解的治学精神很值称道。

《医宗金鉴》中的《正骨心法要旨》篇的完善与吴谦虚心治学的精神是分不开的。吴谦早年行医时，曾遇一骨折病人久治不愈，深感抱愧。后闻病者另求民间医生治愈，遂多次翻山越岭，登门求教，把整骨复位手法和验方全学到手。此后，他又师事民间伤科医生达十余人。由于他能取各家之长，才能在《正骨心法要旨》中把正骨之术系统归纳使之完善。他认为伤科，重点在于手法。他说："但伤有重轻，而手法各有所宜，其痊可之迟速，及遗留残疾与否，皆关乎手法之所施得宜，或失其宜，或未尽其法也。"吴谦除了对整复手法、外敷、内治等方法详加介绍外，还有人形、竹帘、通木、抱膝、夹板等附图，简明易懂，便于初学。

《医宗金鉴》在编写方法方面有一个显著的特点，就是图、说、方、论齐备，并附若干歌诀，便于读者背诵，有执教者易教，从学者易学的特点。此书刊行后颇受当时医家和学者的欢迎，自公元1749年起，即定为全国学习医学必读之教科书。两百多年来，影响极为深远。名医徐灵胎说：此书"条理清楚，议论平和"，"熟读此书，足以名世"。《郑堂读书记》赞誉此书"酌古以准今，芟繁而摘要，古今医学之书，此其集大成矣。"

余含棻《保赤存真》撷英

余含棻，字芳亭，号梦塘，新安婺源（今属江西）人，清代名医，生

新安医学与名医名著研究

活于嘉庆与道光年间（生卒年无考）。余氏少怀大志，博览群书，中年客游广东沿海各地。《保赤存真》是其代表著作。《保赤存真》十卷，又名《医林枕秘保赤存真》；始著于嘉庆21年（1816年），成于道光14年（1835年），历19年，参考医书30余种，现有慎德堂藏版本。今就该书的主要特点，作一探讨如下。

一、对小儿体质的认识

小儿疾病的形成与机转，无不基于小儿生理的特异性，余氏认为对于小儿系纯阳之体的观点应作客观分析，不可过偏。他说："或禀父之命门火衰，或禀母之中洲土弱。"不仅指出了小儿出生后就有先天不足的可能，而且指出了父母的体质与小儿的体质有直接关系。基于小儿"生之来有其不足之虑"，故在治疗上亦当予以补益之药，余氏认为。所谓"小儿无补肾者，以其嗜欲未开，天真未衰，不待补也"的观点，正是忽视了先天因素对小儿体质的影响。实际上小儿亦有肾阴和肾阳的不足。钱仲阳将肾气丸去桂、附，改八味为六味，其理即在此。

二、对小儿惊风的阐发

小儿惊风，历来被认作儿科重症，每每危及童稚性命。余氏受陈复正《幼幼集成》的启发，认为小儿科惊风就是成人伤寒中的痉症。他说："及读《幼幼集成》，恍然于儿科之惊风，即大人伤寒之痉症，由宋钱仲阳门人妄立名目，以致贻害千秋"。他不同意古人"小儿八岁前无伤寒"的说法，指出："夫今日之乳子，即异日之丈夫，今日之幼科，即他日之方脉；小儿同此脏腑，同在气变之中，风寒暑湿燥热六淫之邪，大人所不能免，小儿又安得而避之？况小儿气血未充，脏腑娇嫩，尤易致病。"

对于惊风的治疗，余氏认为《幼幼集成》在说理上较为通畅，然在用方上并不精妥，故从薛立斋之说，选取薛氏精华，以补陈氏之不足。余氏说："得明太医薛立斋医案，见其急惊平肝，而肝风内鼓者，则有滋水涵木之法；治慢惊主于补脾，而脾气虚者，则有补土生火之功焉。制方用药，悉于时违，而取效极速。"根据这一论述，余氏认为在临床中"急惊风责于肝，慢惊风责于脾"，每采用平肝豁痰、养肝滋水、补脾扶土之法，颇能得心应手。这些方法至今仍有指导意义。

三、对指纹诊和寸口脉诊的看法

余氏很重视小儿的指纹。指出：食指手纹与太渊脉通，太渊脉属于太阴。"十二经络始于太阴，其支者，从手腕后出食指之端，而交通荣卫于手阳明大肠之经，此指纹是也。"他从经络的角度将食指指纹诊与寸口脉诊相沟通，强调小儿以"看手纹尤准"，并将指纹之要点编成歌诀："腹疼纹入掌中心，弯内风寒次第侵，纹向外弯痰食热，水形脾肺两阴伤。"

余氏在强调小儿指纹诊的同时，还重视小儿寸口脉诊，他认为如二者参合，更为宜当，余氏又拟脉诀歌曰："太渊一指定安危，六主中和五主亏，七八热多三四冷，浮沉迟数宜详推。"指出了小儿脉诊一指定三关的特点，并明确了小儿正常脉搏次数与成人间的差异，可谓言简意赅。

除以上所述三点外，余氏对陈复正的灯火疗法也很有研究，认为该法是儿科第一捷法，能散风解热，行滞祛痰，他还订误了陈氏部分不确之穴位。对于儿科之病麻痘疹，余氏也进行了较深的研究。

程杏轩与《杏轩医案》

程杏轩乃新安医学派代表人物之一，然其生平事迹，前人记述较少。故笔者现就有关资料简介如下。

一、生平事迹

程文囿，字观泉，号杏轩，清代乾、道年间人。祖居歙县东溪，出生于世医之家，其弟文苑、文莑均精于医。道光己丑年（1829）自称"年近古稀"而推测，约生于乾隆廿六年（公元 1761 年），其《医述》刻成后，杏轩还亲自作了关于该书内容及付梓过程的简略说明，附于书末。因此卒年当在道光十三年（公元 1833 年）以后，至少寿达 73 岁。杏轩少业儒，博学工诗，有诗抄两卷，同时人鲍桂星誉其"擅潘陆之诗名"。20 岁始究心医术。公元 1785 年（乾隆五十年）夏杏轩约 24 岁时，至歙县岩寺镇行医。"求诊者接踵，名公巨卿盛相倾仰，活人甚众。"有得其拯治者言："有杏轩则活，无杏轩则殆矣。"杏轩行医主要在岩寺镇及其周围，亦常被旌德、庐江等地请去疗疾。他以内、儿妇科见长，对急危重证的抢救，经验丰富。其子光墀、光台皆习医，弟子有倪榜、许朴等人。著作有《医述》十六卷、《杏轩医案》三卷。

二、《杏轩医案》的内容特色

程杏轩素以"读书博、临证精"享誉杏林。《杏轩医案》是他的心血之作，亦是程杏轩一生临床经验的总结。该书立论辨证宗法仲景，选方用药取道天土，且都有所发挥。全书共分初集、续录、辑录三卷，载医案192例，有内科128例、儿科33例、妇科22例，外科3例，其他科别6例。

该书享誉极高，清人陆以恬《冷庐医话》中曾反复提到此书的实用价值，现代《中医杂志》、《江苏中医》、《健康报》等亦都予该书以很高的评价，并为其作过专门介绍，安徽省卫生厅在该书出版前言中誉其为"珍贵的医学遗产。"

笔者对《杏轩医案》曾细细研读并作了按语，认为其特色主要表现在以下三个方面。

1. 不泥古说　锐意创新

程杏轩说："医之为术，泥古又失之拘……自业医以来，以古为师，亦或间出新意，以济古法之未及"。程氏对时病、伤寒、温病、复杂外感的医治均有其独到之功，尤其是对急性病的诊治确有功效，全书共收录抢救急危重证医案35例，其中包括有脱证、大出血、伤暑昏厥、小儿惊证、麻闭、子痫等。打破了中医只能治疗慢性病的偏见。如他认为小儿暑风惊证每因热盛而起。而土能吸热，荷叶清暑，故凡遇热发不退、肢搐体僵、目斜口喎、脉洪体实，能受清凉者，均于内服煎药之时，参以外治法。将打细的黄土摊于凉地，上铺荷叶，再用蒲席垫卧，病儿卧其上，俟热退惊定，再将病儿抱起，甚为效验。又如治疗单腹胀，古有鸡矢醴一方，但因该方气味不佳，尤其是伴有畏食呕吐者，更难入口。杏轩参照鸡矢醴制方之意，用梅花、木瓜、桔饼，合以甜酒施治。他认为梅花芳香，能舒肝脾，陈皮调和诸气，木瓜酸以敛肝，又于土中泻木，更借酒力，可使胀消。其子光墀患单腹胀，百治不应，用此方而效。许静亭夫人产后第十二天开始洒淅热，经他医温补误治，病渐加重。其证发热不退，口渴心烦，胸闷便秘，脉弦数，苔色黄，且时正溽暑，而又闭户塞牖于楼居。剖析其病机"乃产后感邪，医药姑息"所致，于是不囿"产后宜温"之说，大胆重用白虎汤、玉烛散清下而愈，足见其胆识之高。

　　杏轩治病一丝不苟，对病人长期追访，以考验疗效。如对许静亭夫人追访达20年之久，知其数生子女，而明其数谛。对许兑岩兄尊堂久痢治验，随访3年以确认鸦胆子治痢之功效等。

　　2. 认真求实　不避己短

　　程氏对治学一向抱着认真求实的态度，尽管他医术精湛，却能不晦所短，不炫其长，将自己的医案不拘成败地如实反映于该书中。这在古今医案中并不多见。他的这种严谨务实的精神值得我们学习和提倡。兹选其中诊治失误数案，加以论述如下：

　　（1）以常应变，自责诊治忽视禀质　　如：庄炳南兄禀质多火，喜凉恶热，春月常以冷水灌汗，露卧石地为快。病时每用生地、丹皮、麦冬、山栀、栝楼、黄芩、知母等品煎服，并食肚肺馄饨汤，汗出即解。一日患阴暑感证，寒热身痛，脉细肢冷。程氏投以附子理中汤不应，强服之则病反加重。因此，患者坚持不服药，索食馄饨肚肺汤。虽戒之谓荤油腻邪，但及服之，得汗反安。又服上述治痰火方而病却。

　　又如：王某，木工，向患胃痛。一医以草药与服，陡然便血半桶，时时晕去，闭目懒言，汗淋气怯。程氏诊其脉全无，视为血脱所致。故秉血脱益气之旨，议用人参治之。奈患者无力购参，料其旦晚必脱。越月竟见王某行动如常。询其所因，曰：无力购参，则每日煎服党参代之，未几症状渐失而愈。程氏再诊其脉，仍然全无，乃恍然悟曰：此反关脉也。深悔前诊但见外证之危，仓卒未及细究。

　　"因人制宜"是中医治疗学特点之一。这是因为个体由于先天遗传因素、后天地域环境、生活习惯等的不同造成了差异。这种个体差异使同一病邪作用于不同个体出现各种不同的临床表现，同一药物用于不同个体而疗效各殊，故治疗时需针对特殊个体，采取相应的措施。上举二案中，前者庄炳兄患阴暑感证，寒热身痛，脉细肢冷，投以附子理中汤，若以常论之，岂能为谬，然其不效，反用治痰火方及食油腻之品得效，实因禀质多火之故。《素问·标本病传论》曰："先寒而后生病者治其本……、先热而后生病者治其本。"这里所谓"本"应该理解为患者的体质。所谓"先寒"、"先热"，实际上就是指患者原来的体质属性。它说明体质偏于阴寒者，既病就可能以阴寒证为主，因此治疗就应以体质为本，以温阳主治；体质偏

新安医学与名医名著研究

149

于阳热者，既病就可能从阳热证为主，所以治疗就需根据体质从寒凉立治。患者素禀多火为"先热"者，故其自服寒凉之药而效，食油腻之物无碍。附子理中汤温热之品，反助其"火禀"之体，故"再强服之，病反加重"。程氏未审此理，以常应变，忽视体质因素，故用药愈医愈剧。

后案"反关脉"，系脉道部位异常。如此尚有"斜飞脉"等，亦为人体先天遗传所致。如《内经》所论阴阳二十五人就各有各的形态。说明个体差异不仅表现在功能上而且表现在结构上。因此"因人而宜"之论，既是施治，也是诊断时要遵循的原则。否则如本案，切按寸口无脉，未及细究，即视为危急脱证，结果诊断错误。

以上二案显系诊治失误，然程氏不自隐晦，如实记入案中。俾医者能在诊治时吸取教训，重视体质因素，免犯类似错误贻祸他人。

（2）实以虚治，自咎学力未到　如汪木工夏间患病，初起寒热呕泻，自汗头痛，他医与疏表和中药，呕泻虽止，发热不退，汗多口渴，形倦懒言，望色青白不泽，舌苔微黄而润，诊脉虚细。经云："脉虚身热，得之伤暑。"因拟清暑益气汤加减，服药一剂，夜热更甚，谵狂不安。次早复诊，其脉更细，及视舌苔与昨大异，色紫肉碎，凝有血痕，渴嗜冷饮。程氏见此，始知其必内有热邪，蕴伏未透，于是舍脉从证，改用白虎汤，加生地、丹皮、黑栀、黄芩、竹叶、灯心。药后周身汗出，谵狂虽定，神呆肢冷，扪其手足，冰冷异常，按脉至骨不见，闭目不省人事，成热厥之象。次日神呆始见略回，但体脉如故，舌苔与昨又异，形短而厚，满舌俱起紫泡，大如葡萄，并有青黄黑绿杂色，腻苔罩于其上。程氏惊异之余，辞以不治。经患者母亲哀恳拯治，始勉取紫雪丹密调涂舌，于前方内加入犀角、黄连、元参以清热，金汁、人中黄、银花、绿豆以解毒。翌日再诊，厥回脉出，观其舌，泡消苔退，仅干紫耳。再剂，热净神清，舌色如常。

"大实有羸状，至虚有盛候"。临床遇及此类复杂见证，要在透过现象看本质。诊治或舍证从脉，或舍脉从证。施治方可免犯"虚虚实实"之诫。本案患者病发于夏，"初起寒热呕泻，自汗头痛"，此邪不仅在表，亦属里也。虽与疏表和中之剂而呕泻止，但发热、汗多、口渴、舌黄等证显属里热已盛，其为阳证甚明，而脉象虚细，与症状相左。从证从脉，治阴治阳，推求抉择，其任在医。程氏惜未细审详查，根据"脉虚身热，得之伤暑"之论，即投清暑益气汤，使证情增剧。清暑益气汤有李东垣和王孟英制方不同。李方益气健脾，渗湿之力较强，是为素体虚弱感受暑湿者而设。故体质较好，又无气虚见证者不宜服，若单纯暑证，高热烦渴者，尤当忌用。王方是为气阴两伤者而立，滋阴生津之功较大，故暑而挟湿者忌用。程氏无论用二方何者，均与本案实证类虚者难合，投之则为"实实"之治，药后所以"夜热更甚，谵语不安"。

而后程氏能够舍脉从证，断为实证类虚。在其仔细析证中，与注意诊视舌苔之变不无相关。患者初病之时"舌苔微黄而润"，其里热尚轻可知，惜程氏忽视于兹。继则"色紫肉碎"其里热已盛甚明。程氏据以识本案乃阳证似阴类虚之候。于是改弦更张，从实证投服白虎汤加味，以清热泻火。服药期间并不为"热厥"之象惑乱视听，坚持用原方不更。再见"舌苔形短而厚、满俱起紫泡，大如葡萄，并有青黄黑绿杂色，腻苔罩予其上"。此实系热毒秽浊之气郁伏于里所致。因其舌上泡如葡萄，故又名之葡萄疫。《伤寒舌鉴》云："葡萄瘟疫，乃温病中之一，原杂病气，尸气与杂气蕴酿而成，舌或青、或紫、或酱、或黄、或蓝。"程氏视之惊骇，辞以不治。反勉取紫雪丹密调涂舌以清解热毒，继用白虎汤加以清热解毒之品内服，却使厥回脉出同时，舌泡亦见消退。再剂，"热净神清，舌色如常"。所收疗效，实为卓著。

然本案之治，诚如杏轩本人所言："是役也，予虽能审其阳证似阴于后，然未能察其实证类虚于前。"以致有误投清暑益气汤之举在先，对患者舌苔奇变，甚为惊异而辞以不治，险使患者不治而为难于后。凡此失误经过均大白于医案，并以"学力未到"自咎。此据情详录，不掩己过的精神实为可嘉。

它如"方宅翁幼孙，暑风惊证病愈之奇"之病虽愈而机理未明案；"族兄女痘证，并妇感证，频危拯回大略"与"又幼女外感咳嗽，误药酿成肺痹急证"均初识为不治，继经恳求勉强举方而愈案；"族妇眩晕续堂弟媳所患证同，治皆无效，不药自痊"之医未效，病自愈案；"族媪血崩奇证"治无效而亡案；"族子石淋奇证"治乏其术留意良法案等，读来均使人倍觉真切动人。如此实事求是地记录临床诊治经过的案例，在某种意义上讲，可使医家获得在始终正确诊治愈病案中所得不到的经验与教训。并开拓人们的思路，促使人们探奥索隐，从而提高医技水平，培养高尚医德。

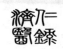

新安医学与名医名著研究

三、精于诊疗妇科疾病

程氏在其从医生涯中，对妇科疾病的诊疗积累了丰富的经验，这在《杏轩医案》一书中集中表现在以下三个方面。

1. 注意体质　因人制宜

程氏在妇科诊治中，特别注意患者体质与发病、辨证、治疗的内在联系。如"肥人之病，虑虚其阳；瘦人之病，虑虚其阴"、"形瘦阴亏"、"顾此羸躯，恐难胜任（攻药）。"对于体质问题，虽无专论，但从诊治加以分析，即可窥知。如"方氏女孩带下罕见证"其女年仅4岁，辨其体质"先天禀弱，又有脾虚挟湿之征，"治宜地黄丸补肾强身，每晚服用；辅以参苓白术散健脾祛湿，每晨服用，竟获痊愈。再如"吕氏妇产后胞衣不下误药晕脱"一案，程氏不囿旧说而"因人制宜"，力排"新产胞衣积血，阻碍不出，补之不宜"之众议，根据病人平素面黄体弱，乃"气虚不能传送，血虚不能濡润"所致，主张大补气血，惜未采用。他医反用芒硝一两煎服，以攻除积血阻碍，结果"一匕入喉，即时晕脱。"程氏以"因人制宜"原则，对不同体质虽患同一病证而治疗各异，收效显著。如"许静亭翁夫人产后感邪重用清下治验"与"朱百春兄令婶半产血晕，寒热似疟"两案，均为产后气血亏虚。前案乃体强感邪，重用清下法而治愈；后案为体虚受邪，故取扶正祛邪法而获效。

2. 重视气血　强调补养

气血失调是妇科病的重要病理之一。因妇人以血为本，经、孕、产、乳等既以气血为物质基础，又易耗伤气血。为此，程氏极重视气血对妇科病的作用。除前述之胎胞衣不下，主张"大补气血"之外。对于月经、孕胎，亦强调只有冲任二脉气血充足，月事才能按时而下和孕育胎儿，倘若"气血虚少则月经不调"、"冲任不足既无他患，恐难孕育"。程氏还认为"凡血离宫便成块，虽未见血之有块，即认为瘀"。临证注意观察"经血"、"崩血"的情况，以资诊断参考。如下血色紫黑，"固多属热，然须辨其热之虚实"实为中肯之见地。

在治疗方面，程氏认为："胎前诸病，尚须培养气血，况乎产后百脉空虚，不言可知矣。"他遵循朱丹溪"产后当以大补气血为主，他证以末治之"的原则，竭力强调补气的重要性，倡导补气固脱的独参汤；补心益脾的归脾汤；升阳举陷的补中益气汤等。推崇"治气随血脱之候，悉仗参力斡旋。"提出归脾汤比四物汤更适用于产后疾病。其旨在"有形之血不能速生，无形之气所当急固"。

3. 辨证精详用方灵活

程氏精于辨证，不仅对症状详加分析，而且对所有辨证材料从不疏漏。如"许静亭翁夫人产后感邪重用清下治验"一案，就结合发病时的气候"时值溽暑"，起居情况"闭户寒煽"，脉证合参。初用白虎汤加芩连以清之，继用玉烛散下之，嘱将病人"移榻下楼，免暑气蒸逼"而获愈。程氏在辨证中突出主要症状加以询问，如经闭伴有呕吐案中，本着"治病必求于本"、"先病者为本"的原则，得知"恙由呕吐而起"。认定"自当以呕吐为本也"，经治呕吐而经行。此"苟能止其呕吐，则仓廪得藏，生生有赖，气血周流，诸证不治而安矣"。

程氏对每一症候均结合生理、病理进行剖析。如在产后感邪一案中，不盲从他医"黑苔出现，恐为阴伤"之论，认为"阴阳二证，舌苔皆黑，阴证舌黑，黑而润滑，病初即见……，阳证舌黑，黑而焦干，热久才见。"故又不拘于"产后当以大补气血"，而重用清下而愈。又如"王氏妊娠二便闭塞"一案，认为金燥水无以生，清肃之金不能下降，是以二便交阻。主张"清肺之热，润肺之燥，治其源也"，使"气行则壅自通，源澄斯流清矣"。由于治疗恰当，使诸医运用滋阴疏利而罔效的病变获愈。

程氏对八法运用颇有新意。如"方书虽有暴崩宜温，久崩不清之语，要知此温清二字，乃示人大意，未可执论也。夫气为血之帅，暴崩气随血脱。每见晕汗诸证，故宜甘温以益其气……初非指温字为温烈之温也；阴为阳之守，久崩血耗阴亏，每见燥热诸症，又当滋养以培其阴，盖壮水之主，以镇阳光……，亦非指清字为清凉之清也。"

程氏选方用药，师古而不泥。如对以羚羊角散治子痫虽无异议，但用原方却不赞同。云："惟羚羊角入肝舒筋，当归、枣仁补肝益血，茯神安神，甘草缓急。"此与病机合拍，而对防风、独活、木香、杏仁耗气之品及苡仁下胎之药，弃而不用，加熟地、沙参、阿胶、麦冬、芝麻养阴濡液，少佐钩藤、桑寄生平肝熄风，以提高疗效。又如治疗子嗽，善用补肺阿胶汤，认为"内有甘草、兜铃、杏仁、牛蒡清金降火，糯米、阿胶润肺安胎"。而不用"紫菀散"、"百合汤"，因"法犹未善"。可见其熟谙方药，"间出新

新安医学与名医名著研究

意，以济古法之未及。"

程氏对复杂病变，往往数方同用，采取早晚分服、间服、常服的方法。如早服参苓白术散，夜服地黄丸治愈幼女带下；早用四阴煎，晚用甘淡之方，治愈内伤经闭；间服加味归脾汤补养心脾，常服毓麟珠益冲任，治愈经期不调、不孕证等。此法可行，行之有效。

4. 验案一则分析

原案：乾隆乙巳仲夏，严镇许静亭翁夫人病，延诊。据述产后十二朝，初起洒渐寒热，医投温散不解，即进温补，病渐加重，热发不退，口渴心烦，胸闷便秘。时值溽暑，病人楼居，闭户塞牖。诊脉弦数，视舌苔黄。告静翁曰："夫人病候，乃产后感邪，医药姑息，邪无出路，郁而为热。今日本欲即用重剂清解，恐生疑畏，且与一柴胡饮试之。但病重药轻，不能见效，明早再为进步。"并令移榻楼下，免暑气蒸逼。

诘朝视之，脉证如故，舌苔转黑，众犹疑是阴证。予曰："不然。阴阳二证舌苔皆黑，阴证舌黑，黑而润滑，病初即见，肾水凌心也；阳证舌黑，黑而焦干，热久才见，薪化为炭也。"前方力薄，不能胜任，议用白虎汤加芩连。饮药周时，家人报曰："热退，手足稍冷。"少倾，又曰："周身冷甚。"静翁骇然，亦谓恐系阴证，服此药必殆。予曰："无忧，果系阴证，前服温补药效矣。否则，昨服柴胡饮死矣，安能延至此刻。此即仲景所谓热深厥亦深也。姑待之。"薄暮厥回，复热烦渴，欲饮冷水。令取井水一碗与饮，甚快。予曰："扬汤止沸，不若釜底抽薪。"竟与玉烛散下之。初服不动，再剂便解黑矢五六枚，热势稍轻，改用玉女煎数剂，诸候悉乎，调养经月而愈。众尚虑其产后凉药服多，不能生育。予曰："无伤。经云：有故无殒。"至今廿载，数生子女矣。

[按] 丹溪云："产后无得令虚，当大补气血为先，虽有杂证，从未治之，一切病多是血虚，皆不可发表。"补益气血者多为甘温之品，以故后世之医如虞天民、周慎斋、皇甫中等及今上海中医学院编著的《妇产科学》均提出"产后宜温"之说，这对指导临床产后诊治，无疑起有不可低估的作用。但是，有些医生往往拘泥于此，多虑产后之气血亏耗，即使辨为实热证，应予寒凉泻法者，亦恐施之不当而畏首畏尾，或以为"温"之为妥，可避"实实"之戒，结果姑息养奸，以致病情加重。可见对产后实热证的正确治疗，有必要作进一步的探讨和阐释。

今人徐荣斋说："产褥感染和风寒感冒的发热都伴有恶寒，伤食和瘀血的发热都不恶寒，虚证发热更无恶寒现象，特别是血虚发热，这是辨证的一个区别点。"患者初见洒淅寒热，似为外感风寒，医投温散，本系对证，不解。即温补之，显属囿于"产后宜温"之说，故而施治失误，病渐加重。程氏接诊，视其证发热不退，口渴心烦，胸闷便秘，诊其脉弦数，审其苔色黄。虑初有洒淅寒热，思曾经温补之误，考其时正值溽暑，而又闭户塞牖而楼居，剖析其病证病机为"乃产后感邪，医药姑息，邪无出路，郁而为热"。

外邪入里，郁而为热，法当重剂清解，程氏却先以一柴胡饮治之。且知其病重药轻，不能见效，亦投服之，乍看似令人费解。其实此用药之法非在冀其大效，而在试病。张仲景在判断燥矢是否形成时，有时先予服小承气汤测试，若服后转矢气，则说明有燥矢，即可用大承气汤攻下。不转矢气，且见大便初硬后溏，不仅大承气汤，就是小承气汤也不能服用。这种方法即试病，目的在于明确诊断，验定治法。本案使用试病法，为虑产后若骤用重剂清解，倘诊断稍有不确，后果当不堪设想，故先试之。

关于试病方药有两种选择法。一是选与初步诊断不符的，作用相反的方药。如疑其为虚，反选消导药，疑其为实，反用甘温纯补之剂等，视病人服后有无轻度不适以确定诊治。张景岳就常用此法。另一种是选与初诊基本相符的作用方药而力弱者，少量与之，如张仲景的小承气汤探试法。二者相较，景岳法多少会使病人不适，仲景法则无此忧，故产后试病以后者较宜。一柴胡饮由柴胡、黄芩、生地、陈皮、芍药、甘草组成，可治疗因感四时不正之气，或发热、或寒热、或因劳因怒、妇人热入血室、或产后、经后冒风寒，以致寒热如疟等症，功效与本例患者病情相符。程氏试病选用方药取仲景法，知其虑在产后。

一经柴胡饮试服，脉证如故，舌苔转黑而焦干，更信外邪内郁化热证。即用白虎汤清热生津，除烦止渴，再加黄芩，黄连增其清热泻火之功。然白虎汤功专力宏，芩、连泻火峻猛，用之产后，是否失之谨慎？非也。清代温病大家王孟英曾与他医合作治疗一产后温病发热者，即以犀角地黄汤加西洋参、滑石、知母、银花、花粉、人中白、萎仁、竹黄、贝母、桑叶、栀子为剂。进四帖，病得大解，继用甘寒之剂而愈。乃是产后重用清热解毒之剂而病愈案例。此外如徐洄溪曰："产后……虽石膏、犀角，对证亦不禁用。"吴鞠通谓："产后……所谓无粮之师，利于速战，若畏产后虚怯，用药过轻，延至三四日后，反不能胜病矣。"及今天津医科大学附院中医科对产后中暑实邪者，即使石膏、生地、犀角、羚羊角、牛黄亦所不禁救活多人等等，均说明只要认证准确，即使产后，重用清解亦无妨。况本案已反复端详，又经试病，用之何虑？

诊断既确，治疗不误，为何药后反见热退而手足渐冷，渐而周身冷甚？程氏一析其初用温补，病情加重，二析其用一柴胡饮试治，证未恶化，乃不惑于众疑阴证之说。释之以仲景热深厥深之论，所谓热深厥深者，即热邪越深伏，则手足厥冷的程度越严重，常见于热病深重的阶段。系因正伤邪伏，阳气被热邪阻抑，不能向四肢透达的原故，一般多用白虎汤施治。本案热厥反现于白虎汤服用以后，参之厥回之后，饮以井水为快，里热明显特重，又有便闭之证，故舍白虎汤扬汤止沸，竟予玉烛散釜底抽薪。二剂而下黑矢五六枚，终使热势轻减。观古人有产后治法三禁：禁汗、禁下、禁利小便。之所以有此三禁，系从产妇多血虚阴伤而立。因汗、下、利均可劫液伤阴，于产后不利。但是，这是指常法。本案清之不解，见下之证，攻之而效，即为圆机治法者也。

为何黑矢一下，热则渐减？一般经验当无形之热与体内有形之邪相结时，单纯清热往往奏效不显，必须去其有形之邪，热始可退。本案病人发热伴见便闭，热与燥矢相结，故下其热邪依附之黑矢而效，说明只要运用得当，即使在产后，亦不可囿于禁用之说。

应注意，程氏虽下之产后，但不取大小承气汤，而用玉烛散，是秉叶天士产后"当如虚怯人病而治"之旨。该方系四物汤与调胃承气汤的复合方。四物汤养血润燥，调胃承气汤泻下缓而不伤正，况且中病即止。改用清胃滋阴之玉女煎，清其余热，复其阴伤，数剂而诸候悉平。

至于产后用凉药疑碍日后生育之议，程释以本例患者廿载数生子女之事实，益取信于人。

综上所述，本案诊治不拘于产后，大胆投以寒凉之药，先清后下；又不忘于产后，先试病，即用玉烛散下之。因病施药，谨思慎行，实为产后使用清下的绝好范例。

《医宗粹言》作者考

《医宗粹言》首刊于明朝万历四十年（公元 1612 年）。该书总论内容包括阴阳、脏腑、病机、伤寒、运气、摄生等，其余各卷分述元气论，补订吴昆的《脉语》、药性论、用药准绳、四时方论（以内科杂病为主，兼述五官、口齿病证），以及四科备录（包括妇人、小儿、外科、针灸等）。所论多宗《内经》以及张仲景、王叔和、刘河间、李东垣、朱丹溪、罗谦甫等诸名医，对他们精粹的医论，选摘收入，故题书为《医宗粹言》。

本书内容多从临床出发，有一定的参考价值。如关于"肾泻"的诊治，该书曰："元阴不足而泄者，名曰'肾泻'。其状水谷不分，至圊即去，足胫冷，少腹下垂，但去有常度，昼夜或一二次，与他证之泻不同。盖元阴之气衰弱，不能健运其水谷故也。"对肾泻的治疗，该书提出不可用参、术等药。因参、术乃补脾胃阳气之药，肾泻补脾则土愈胜而水愈亏，于病有弊无利，可以补阴之药兼山药、芡实、茯苓、莲肉治之。只有在挟阳气不足的情况下，才能不拘于此。该书所论对于临床实际是值得借鉴运用的。

关于本书的作者，目前有两种说法。《江南通志》认为系明朝安徽新安籍人罗慕庵氏所撰，并认为其撰本共有四十卷。《医部全录》、《中国医学人名志》、《安徽名医志》等，均宗其说。《中医大辞典·医史文献分册》则认为《医宗粹言》作者系罗周彦，也是明朝安徽新安人。中医研究院图书馆、中国科学院图书馆等所藏《医宗粹言》明刊九卷本、十四卷本，亦题为罗周彦撰。《中国医籍考》则一方面引录《医宗粹言》十四卷序，将罗周彦作为《医宗粹言》作者记载。另一方引录了《江南通志》中罗慕庵所撰的内容。两文列于一处，似有认为两者为一人之意。这就产生了罗周彦与罗慕庵谁是本书作者，两者是否为一人等问题。

据《中国医籍考》载：罗周彦，字德甫，号赤诚，明朝万历年间安徽新安歙县人。自幼多病，消瘦体弱。其祖父罗闻野曾为大中丞。在家庭影响下，周彦既攻儒学，又习医学。曾对《素问》、《难经》反复披阅，并得多位名医指点，终成高超的医疗技艺。他治病不计酬资，还常捐出银两接济贫苦病家，在民众中享有盛誉。他还从过政，政绩卓著，具体官职不详。后弃官而"南游吴楚，北涉淮泗"。到过江苏、湖北以及安徽其他地方，并侨居于良安。其间罗周彦与诸名医贤士讨论研究医术。他议论精辟，见解独到，深受同道赞许。当地名医及士大夫纷纷要求"谋之其术，以寿斯民"。罗周彦响应之，遂着手著述，于1612年刊出《医宗粹言》。

据《江南通志》载，罗慕庵亦系明朝万历年间安徽新安人，但未详何县。其治病每先论治调理之法，再处以汤药进服。一次灾疫流行，他施药救人，使许多病人摆脱了疾病磨难之苦。后来慕庵由安徽新安（即徽州）迁居江苏泰州。著有《医宗粹言》四十卷。

上述记载可知，罗周彦曾做过官，罗慕庵未见做过官的记载。罗周彦后来侨居良安，罗慕庵则侨居江苏泰州。经考，自古至今，泰州及其所辖地未见有良安名者。良安究属何地目前尚不得而知，但初步可推定，良安与泰州系两地。罗周彦名、字、号中均未见有慕庵之称，罗慕庵的有关记载中也未见有同于罗周彦的名、字、号。虽然，罗周彦、罗慕庵均著有《医宗粹言》，但卷数有不同，罗周彦著本有九卷、十四卷，罗慕庵著本则为四十卷。以上事实表明，罗周彦、罗慕庵系不同的两人，而非一人之两名。

《医宗粹言》究竟是谁著的呢？从所掌握的资料分析，二罗所著书名虽同，但卷数相差太多，说明该书九卷、十四卷和四十卷本非一人所著，可能系罗周彦和罗慕庵两人所著，惜慕庵四十卷本已失，否则上述问题很好解决。为什么会出现两人著成同一书名，不同卷数之医著？据与罗周彦有通家之好的费万祚在《医宗粹言》十四卷本序言中称罗周彦为："慕斋罗君"，可知罗周彦还有一别名叫罗慕斋。从"罗慕斋"与"罗慕庵"姓名分析，参之同为明朝万历年间人，里籍均为安徽新安等，两者可能系兄弟两人。再以《医宗粹言》九卷本、十四卷本、四十卷本论，罗慕斋可能为兄长，著九卷、十四卷；罗慕庵为其弟，扩而充之成四十卷本。从费万祚序中还了解到罗周彦讳其名，故费氏称其为"慕斋罗君"，可见周彦之"慕斋"别名是后来才起用的。罗慕庵为其弟，随兄长而以"慕"字为名首字，也是顺理成章的事。况且两者名尾"斋、庵"均指代"房室"，有"清静"之连义，符合过去兄弟取名常用连贯词义的做法。即为兄弟，弟承兄业，修补增订扩充兄著而不更其名，则也是可能的事。

《医博》、《医约》作者考

程芝田，清安徽歙县人。少时攻医，得其家传。后随休宁石田名医汪仰陶游。嘉庆、道光年间迁居浙江衢州行医，名震遐迩。《时病论》作者雷少逸之父雷逸仙为其弟子。少逸医术受自于其父，故少逸为其再传弟子。程芝田著有《医法心传》一卷。约成书于 1863 年，该书曾有雷少逸校刊收入《医学三书》文中。《歙县志》、《安徽名医志》载程芝田著有《医博》四十卷，《医约》四卷一上海中医学院馆藏 1930 年《六一草堂医学丛书》铅印本中包括的《医约》四卷，附《死候概要》亦题新安程芝田著、龚香圃补略等字样，其实此二书是雷少逸父亲雷逸仙的著作。特在雷少逸《时病论》自序中言文甚明："丰先君别署逸仙，……从程芝田先生习岐黄术，遂行道龙邱。晚年曾集古人诸医书，汇为四十卷，名曰《医博》。又自著《医约》四卷。"《医博》已因乱失，仅《医约》尚存。

《伤寒论》治利十三法条析

下利为临床最常见症状之一，广泛见于临床诸科及表里新旧病证之中。张仲景之《伤寒论》对该病之因、机、证、治等论之颇详，深加研讨，于临床及仲景思想研究皆有裨益。

仲景言下利，实际包括了大便次数增多，腹部疼痛，里急后重，下赤白脓血便之痢疾，以及大便次数增多，粪质溏薄或完谷不化，甚至泻出如水样之泄泻二种病证。如《伤寒论》（高等中医院校四版教材为准）363 条之下利清谷即指泄泻言。370 条之热利下重则是痢疾为病。单纯以下利为主证之病证，辨治并不困难，分清寒热虚实之性，湿毒等邪，脾肾胃肠病位等临床要素后即可施治。然下利作为兼证，情势就较为复杂。单治主证，下利伤正掣肘；纯治兼证，病邪无制转盛；两者兼顾又恐药治分力效果阒然，令人费踌躇，难措手。此皆因下利本身有邪毒强盛或正气虚馁或正邪互结相搏等诸般情况，更兼表里寒热虚实诸病，于是纠缠不清，难处其轻重缓急表里先后。《伤寒论》之下利多兼证，呈现于伤寒病六经传变之各个阶段。仲景条文明确提出论之者约计 60 余条，涉及方剂 30 余首，实为辨证下利不可多得之宝贵资料。

仲景辨治下利之原则及方法，集中体现于其下利治法之确立上。其对下利之因、机、证以及轻重缓急，必然症与或然症等临床资料详加推勘后，大胆而灵活运用攻逐、固涩、温补、解表等十余种治法，或通因通用，或直截补涩，或迂回温助，或利小便实大便，或逆流挽舟、或斡旋气机，或急，或缓，或峻，或平，或表里双解，或上下兼顾，治法丰富多采而权变自有超人机杼，实为医者论治下利确立了法度。现试作探析如后：

1. 疏肝解郁法

病机为肝失条达，气机郁结，疏泄失常，横逆乘土，升降失司。见证泄利后重，四肢厥逆，胸胁胀满等。四逆散主之。方中柴胡疏肝，枳实行气，芍药、甘草调和肝脾，合而可使郁阳得伸，木土调和，泄利得止（318 条）

2. 清热法

（1）清热燥湿　病机为湿热郁遏，肝火疏泄，气滞壅塞，肠络损伤，传导失司。见下利脓血、里急后重、腹痛发热、口渴等证。白头翁汤主之。方中白头翁、连、柏清热凉肝，燥湿治痢，秦皮清肝凉血，为治湿热下痢效方。（370，372 条）

（2）清热利水　病机为阴虚热扰，水热互结，下趋肠道。见证下利伴心烦不寐、咳嗽、呕吐。猪苓汤主之。方中猪茯苓、泽泻、滑石清热利水，阿胶滋阴润燥，水道通利，津液恢复，水热自解。（319 条）

（3）清热坚阴　病机为少阳邪热，内迫阳明，逼液下趋，传导失职，见证下利、肛门灼热、腹痛尿赤等。黄芩汤主之。方中黄芩清热坚阴，芍、草、大枣，和中缓急。适用于急性胃肠炎，赤痢等。（177 条）

（4）解表清热　病机为表邪未解，邪热内传，煎迫津液，传导失司。症见利下不止、喘息汗出、脉促等。葛根黄芩黄连汤主之。方中葛根轻清透邪，芩、连苦寒清热，合之共收表里双解，坚阴止利之功。（34 条）

3. 滋阴润燥法

病机为肾阴亏损，虚火内扰，邪热下注，脾虚津伤。症见下利、胸满、心烦咽痛等。猪肤汤主之。方中猪肤、白蜜润燥清热，米粉补脾和中，三味合用，清热而不苦寒，润燥而不呆滞。（310 条）

4. 固涩法

（1）固元止利　病机为久利滑脱，下元不固。症见久利不止、形虚气

弱、腰膝无力等。赤石脂禹余粮汤主之。赤石脂温涩收敛，禹余粮固涩止利，二药配合，固下而止滑脱。（164条）

（2）温涩固下　病机为脾肾阳衰，寒湿内阻，络脉不固，统摄无权，大肠滑脱。症见下利便色暗淡、脓血杂下、里急后重不显、腹痛绵绵、喜温喜按、口淡不渴等。桃花汤主之。方中赤石脂涩肠止泻，干姜温中散寒，粳米补脾益胃。本方亦适合久泻滑脱不禁而无脓血者。（306、307条）

5. 温中法

（1）温中健脾　病机为脾阳虚弱，运化失职，寒湿内阻，升降失常。症见下利不渴、腹胀时痛、舌淡脉缓无力，或见上吐下泻、脘腹疼痛之霍乱证。理中汤主之。方中参、草补脾益气，干姜、白术温中健脾，散寒燥湿。理中丸一方二法，可根据病情缓急而用汤用丸。（277、385条）

（2）温中解表　病机为表证不解，脾阳损伤，健运失职，升降失常。症见发热恶寒、下利不止、心下痞硬。桂枝人参汤主之。本方为理中汤加桂枝而成。理中汤温中散寒止利，桂枝兼解太阳之表，共为表里双解之剂。（168条）

（3）温胃降逆　病机为寒邪犯胃，浊阴内阻，中焦升降失常。症见呕吐、下利、手足逆冷、烦躁欲死等。吴茱萸汤主之。方中吴茱萸温中散寒，降逆下气，生姜散寒止呕，参、枣补虚和中。适用于呕吐较剧之下利证。（309条）

（4）温胃化饮　病机为胃阳不足，水饮内停，浸渍胃肠，传导失司。症见下利、口不渴、心下悸动、四肢逆冷等。茯苓甘草汤主之。方中苓、桂通阳利水，生姜重用温胃散寒，甘草和中，共成温胃化饮，通阳利水之剂。（73、355条）

6. 和中法

和中散饮，病机为中虚生寒，邪热内陷，寒热互结，运化失职，水气内停，下趋肠间。症见腹中雷鸣下利、心下痞硬、干呕、心烦不安。甘草泻心汤主之。方中重用甘草调中补虚，姜、夏、芩、连辛开苦降，调理脾胃枢机，参、枣补脾和中。（163条）

7. 温阳法

（1）温补脾肾　病机为肾阳衰微，火不暖土，脾肾阳虚，寒凝气滞，运化失司。症见下利清谷不止、腹胀满等。四逆汤主之。此方仲景亦作回

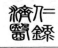

阳救逆主方（371、93、277条）

（2）温阳行水　病机为脾肾阳虚，水寒内停，泛滥冲逆，浸渍胃肠。症见头眩心悸、肌肉瞤动、振振欲擗地、四肢沉重疼痛、小便不利、腹痛下利等。真武汤主之。方中附子、生姜辛热壮阳散水，苓、术健脾胜湿，芍药敛阳合营，合之使水既有所主，又有所制。(316条)

8. 回阳法

（1）回阳救逆　病机为阴寒内盛，阳虚不固，统摄乏权，虚阳外越。症见呕吐、下利清谷不止、腹痛拘急、大汗出、发热恶寒、手足逆冷、脉沉迟等。四逆汤主之。方中附子温肾回阳，干姜温中散寒，甘草调中补虚，合为回阳救逆之要方。(387、388、352、353、228、323条)

（2）破阴回阳　病机为阳气大衰，阴寒内盛，阴阳格拒。症见下利清谷、里寒外热、手足厥逆、脉微欲绝、身反不恶寒、面赤、或腹痛、或干呕等。通脉四逆汤主之。本方药味同四逆汤，唯重用姜、附，大辛大热，以速破在内阴寒，通达内外，除阴阳格拒之势。(317、389条) 若阴寒格虚阳于上，见证以面赤为主，则为戴阳证。白通汤主之。方中附、姜破阴回阳，以葱白宣通上下，以解阴阳格拒之危。(314、315条)

9. 攻下法

（1）攻逐燥实　病机为阴阳热盛，燥实内结、腑气壅塞，燥热炽盛，逼津下趋。症见腹胀满痛、不大便、下利清水、口干燥、脉实有力，或经丸药攻下，自下利但燥实未去。可以大承气汤急下存阴。(321、320、322条) 也可根据不同情况选用小承气汤（373条）、调胃承气汤（108条）、大柴胡汤（170条）、柴胡加芒硝汤（107条）。诸方均以大黄苦寒攻下。

（2）攻逐水饮　病机为饮停胸胁，胸阳被遏，气机壅滞，水饮内结，走窜上下。症见呼吸短气、漐漐汗出、头痛干呕、下利、心下痞硬满、引胁疼痛、脉沉弦，十枣汤主之。方中芫花、甘遂、大戟均为逐水剧药，而以甘遂之力最峻，三味合用其力尤加，故用大枣10枚以预护胃气，使祛邪不伤正。(157条)

10. 发汗解表法

病机为外邪未解，内迫阳明，下走大肠，传导失司。症见发热恶寒、头项强痛、无汗、下利。葛根汤主之。本方为桂枝汤加麻黄葛根而成。仲景应用此法此方重在解表祛邪，使表和里自愈，故亦被称为逆流挽舟法。(32条)

11. 温散水饮法

病机为素有水饮，风寒外束，外寒内饮，相互搏击，饮窜上下，壅塞气机。症见干呕、发热恶寒、无汗、头项强痛、咳嗽，或下利、或小便不利、少腹胀满、甚或喘息等证。小青龙汤主之。方中麻、桂宣散利水，干姜、细辛散寒化饮，五味敛肺止咳，半夏降逆化痰，甘草和中，合之外散风寒，内散水饮。本方无论表证有无均可酌情应用。(40 条)

12. 化气行水法

病机为三焦不利，膀胱气化不行，津液无以输布，水湿偏渗大肠。症见呕吐、下利、头痛身痛、小便不利、渴欲饮水等证。五苓散主之。方中桂枝通阳化气行水，白术健脾燥温，猪茯苓、泽泻利小便，导水下行，合而共奏宣化三焦膀胱气机，使水归常道之功。亦即"利小便实大便"，急则旁开支流之法。(385 条)

13. 清上温下法

若病机为脾胃阳虚，功能紊乱，脾气不升，胃气不降，寒热格拒，上热下寒，症见呕吐或食入即吐、下利等。干姜黄芩黄连人参汤主之。方中芩、连苦寒清热，以降胃气；配干姜辛温散寒，以升脾气；辛开苦降，解除寒热互格之势；人参益气补中，脾胃之气恢复，吐利自止。(358 条)

若病机为表邪未解，中气损伤，邪陷于里，阳气被遏，阴阳杂错；上热下寒。症见手足厥冷、寸脉沉迟、咽喉不利、唾脓血、泄利不止等，可用麻黄升麻汤主之。方中以麻黄、升麻、桂枝发越郁阳，佐以石膏、黄芩、知母、萎蕤、天冬、当归、芍药育阴清热，以小量白术、干姜、甘草、茯苓温中健脾祛寒，共成温补下虚，清除上热之功。(356 条)

从上述诸法中可看出，仲景辨治下利一证着重水液代谢、脾胃功能、阳气状态三方面情况，并且根据三者之内在联系，制定了缓急轻重、攻补温清等措施，值得我们效法应用。

《伤寒论》对温法应用之辨义

温法是指运用温热性药物治疗寒性病证的各种方法。《伤寒论》一书，主要讨论了寒邪中人，病从寒化。病邪由表入里，病情由轻转重的各种寒性病证，并据此详尽论述了温法的运用。现归纳如下。

一、温散法

1. 辛温解表

风寒外袭，太阳首当其冲，最先发病。当此之时：唯以散寒为要。"太阳病，头痛发热，身疼腰痛，骨节酸痛，恶风，无汗而喘，麻黄汤主之。""太阳中风，阳浮而阴弱，阳浮者热自发，阴弱者汗自出，啬啬恶寒，淅淅恶风，翕翕发热。鼻鸣干呕者，桂枝汤主之。"可见两方证的共因是外感风寒之邪，都表现有恶风寒、身疼痛、脉浮等证，并伴有不同程度的发热，由于这种发热是卫气抗邪的外在表现，故不可以见发热便作热证，而浪投苦寒之品。仲景创麻黄汤辛温散寒，发汗解表，治外感风寒表实证；桂枝汤疏风解肌，调和营卫，治外感风寒表虚证。根据兼证之不同，又有以麻黄汤、桂枝汤为基础化裁加减的各方证，如桂枝加葛根汤，桂枝加厚朴杏子汤，大青龙汤，桂枝麻黄各半汤等，均属温散法的范畴。

2. 化气行水

邪气初犯，在太阳之表，若持续不解，循经入腑，影响膀胱的气化功能，则出现水液代谢失常的症状。可见脉浮，小便不利，微热消渴，或水逆，或烦渴，或心下痞。治以五苓散，温阳利水，表里双解，以洁太阳之净腑。另一方面，肺主皮毛，风寒束肺，肺失宣肃，水液酿成痰饮，或风寒之邪引动宿疾，治此亦当以温药和之，故又立小青龙汤，外解风寒，内散水饮，使肺气流畅，内外之症尽除。

3. 温化寒湿

"风寒湿三气杂至，合而为痹。"湿为阴邪，其性腻滞，每每随风寒之邪中人，外可留着肌肤，内可阻滞经络。"伤寒八九日，风湿相搏，身体疼烦，不能自转侧，不呕不渴，脉浮虚而涩者，桂枝附子汤主之；若其人大便硬，小便自利者，去附子加白术汤主之。"风寒湿三邪相合，若用辛温发汗之剂，风寒可随汗而去，湿邪却滞着难解，故不用麻黄汤发汗，而立桂枝附子汤，取桂枝汤去芍药发散风寒，加附子温阳化湿，其奏温散寒湿之效。如风去湿存，以上方去桂枝加白术健脾燥湿。如邪气较重，阳气受阻，出现外湿未去，内湿复生。"风湿相搏，骨节痛烦，掣痛不得屈伸，近之则痛剧，汗出短气，小便不利，恶风不欲去衣，或身微肿者，甘草附子汤主之。"此为风寒湿邪侵犯关节，使气血凝涩，营卫不调，湿阻于里，三焦不利，气化失宣，外湿与内湿共存，治以甘草附子汤温阳散寒，祛湿止痛，实为表里同治之法。

二、温补法

1. 温运脾阳

脾属太阴巳土，主运化，为气血生化之源，其性喜燥恶湿，喜温恶寒，外寒传入三阴，首先犯脾。寒湿伤脾，中阳必虚，运化无权则病作。"太阴之为病，腹满而吐、食不下、自利益甚，时腹自痛，若下之，必胸下结硬。""自利不渴者，属太阳，以其脏有寒故也，当温之，宜服四逆辈。"四逆辈乃指温中散寒之属，首推理中丸，方中以人参、甘草补脾益气，以干姜、白术温中散寒，健脾燥湿，使中阳旺盛，寒湿自消；若重者，也可仿四逆汤意，于理中汤中加附子，即温肾暖脾，以复脾运。若脾虚不运，气血化源不足，心中悸而烦者，以小建中汤治之。小建中汤温中健脾，调补气血，气血盈盛，诸证自平。故云："阴阳俱不足者，必求于中气，欲求中气之立者，必以建中。"若脾虚气滞，腹部胀满，可用厚朴生姜半夏甘草人参汤温运脾阳，宽中除满。若胃中虚冷，浊阴上逆，则以吴茱萸汤温胃散寒，降逆止呕。若脾气虚弱，水湿内阻，以茯苓桂枝白术甘草汤温经通阳，益气行水。

2. 温通心阳

心为火脏，乃阳中之阳，一身之大主也。心阳不足，则心神失养，"发汗过多，其人叉手自冒心，心下悸，欲得按者，桂枝甘草汤主之。"桂枝辛温通阳，甘草甘平益气，二药合用，辛甘化阳，使心阳得养，心悸遂愈。若心阳虚甚而烦躁者，以上方加龙骨、牡蛎镇摄浮越之阳。此外，还有桂枝去芍药加蜀漆牡蛎龙骨救逆汤证、茯苓桂枝甘草大枣汤证、桂枝加桂汤证，均为心阳虚损的证治。若阳损及阴，阴损及阳而导致心阴、心阳两虚者，当两补之。即"伤寒，脉结代，心动悸，炙甘草汤主之。"方中甘草补中益气为君，人参气血双补，并配以生地、阿胶、麦门冬、麻仁滋阴养血，然阴无阳则无以化，故用桂枝、生姜宣阳化阴，更以清酒和气血，通经隧，使阴阳得平，脉复而心悸自安。

3. 温补肾阳

肾藏真阳，为一身阳气之根本，病及根本，多为重证。"下之后，复发汗，昼日烦躁不得眠，夜而安静，不呕不渴，无表证，脉沉微，身无大热者，干姜附子汤主之。""发汗，若下之，病仍不解，烦躁者，茯苓四逆汤主之。"前条干姜配附子急救回阳，后条加人参、甘草、茯苓益气养阴，使阴气复而阳内守。另有吐利汗出，发热恶寒，四肢拘急，手足厥冷等症状者，均为少阴寒化、肾阳虚衰证。治以四逆汤，以温肾散寒。

三、温固法

所谓温固法，即温肾固本之法，属补法范畴，如"少阴病，下利清谷，里寒外热，手足厥逆，脉微欲绝，身反不恶寒，其人面色赤，或腹痛，或干呕，或咽痛，或利止脉不出者，通脉四逆汤主之。"通脉四逆汤即四逆汤加大附子、干姜用量，旨在破阴回阳，以固根本。如果病情进一步发展，虚阳妄动，则须加入猪胆汁以反佐，达到从阴敛阳的目的。"少阴病，下利脉微者与白通汤。利不止，厥逆无脉，干呕烦者白通加猪胆汁主之。"白通汤即四逆汤去甘草之缓，取姜附单刀直入，立促回阳，加葱白宣通上下，以解阴阳上下格拒之势。若出现干呕，乃阴寒极盛，逼迫虚阳上越所致，加入猪胆汁、人尿，引阳入阴，是为反佐之法。病至此阶段，大有阴阳离绝之势，其主要矛盾是阴寒极甚，阳气衰微而致亡阳危象，此时生命危在倾刻，非大剂温阳散寒之味不可挽救，加猪胆汁、人尿是为了使阴寒之体能够接受大热之气，关键之时，医家绝不可犹豫。

本文归纳了《伤寒论》六经病中之寒证，以及运用温法的一般规律。外感风寒，表阳受遏的麻黄汤，桂枝汤证；寒邪入里，损伤中阳的理中汤证；心肾阳虚的桂枝甘草汤证；四逆汤证，乃至阴盛遏阳，浮阳外越的通脉四逆汤，白通汤等证，充分显示了阳气在人体生命活动中的重要地位，以及寒邪伤阳的不同病理层次和扶助阳气在危重证抢救中的重要性。至于伤寒，中风之初有温散而不效者，也即《伤寒论》中所称之坏病，则多为非伤寒病的其他病证之前驱期症状，故其治也，应另作别论了。仲景所创诸方，不仅可治一般阳微阴甚之证，且在抢救心、肾阳衰，病濒危殆的逆证中，亦有明显效应，这充分体现了中医治急性病的特色，我们若能认真学用，并发扬光大，对病家之造福，必将无限焉。

《金匮》胸痹心痛短气篇管见

《金匮》论杂病，凡十九篇，其《胸痹心痛短气病脉证治第九》，较系统地论述了"胸痹"和"心痛"的病因病机和证治方药，此就二病之联系与区别，略陈管见。

一、胸痹和心痛是两个病

胸痹和心痛病因病机和病位不尽一致，短气则为二病均可出现的一个兼症。之所以合而论之，是由于它们在症状与体征上极易混淆，通过比较，才能更好地鉴别。以脉明病机，据药测证候，是研究《金匮》条文的重要方法。"夫脉当取太过与不及，阳微阴弦，即胸痹而痛，所以然者，责其极虚也，今阳虚知在上焦。所以胸痹、心痛者，以其阴弦故也。"阳微指寸脉搏动无力，左寸属心，右寸属肺，两寸脉不足，说明胸阳虚衰；尺脉属肾，肾脉弦表示下焦阴湿过剩，阴邪上乘阳位，阻塞胸中气机，故感胸部闷塞，甚至疼痛。应该注意的是如何正确理解阳微与阴弦，胸阳虚与痰饮甚之间的关系。前言"阳微阴弦，即胸痹而痛，所以然者，责其极虚也，今阳虚知在上焦。"指出胸阳不足是胸痹的根本原因，句号应点在"今阳虚知在上焦"后，因此句乃是对前句"责其极虚也"的进一步解释，明确了虚之部位。继言"所以胸痹，心痛者，以其阴弦故也。"说明胸痹也有实证，与心痛的病因病机相同。而心痛则主要是阴湿阻滞所引起的实证（仅限此条所言）。"脉当取太过与不及"，太过与不及有可能出现在一个病人身上，也可能不同时出现，此是强调临证之时首先要辨明脉之强弱，以明病之虚实。从病位上说，胸痹之痛以胸骨两侧为明显，心痛则以心窝部（剑突下）为著，有高低之别。就症状言，胸痹之痛必兼闷塞感，而心痛则可能兼有饱胀暖气等。当然，胸痹之痛也可能反映在心窝部，心痛又常放射到胸骨后，结合现代解剖知识，二者鉴别不难。

二、胸痹心痛主治方药各异

本篇记载了十张处方，通过对方药的分析，二者间的差异则更为明显。胸痹主要是胸阳虚滞，治疗当以宣通胸阳为主，立方括蒌薤白白酒汤主之，瓜蒌薤白乃治胸痹之要药，瓜蒌化痰祛邪，薤白辛温宣达通阳，加少量白酒，促使气机运行，合之则通阳散结，豁痰下气，使痹阻除，疼痛止。其疼痛重者，上方加半夏而成瓜蒌薤白半夏汤，以增强逐饮降逆的功效。又由于胸痹病多迁延日久，在其缓解期仍应积极治疗，以控制复发并促使痊愈，此时的治疗当辨虚实。虚者以人参汤益气健脾，温运助阳，经增强人体正气来消除饮邪或防止饮邪的形成和加重；实者以枳实薤白桂枝汤通阳开结，泄满降逆，以清除饮邪为主。至于胸痹轻症，可用杏仁茯苓甘草汤宣肺化饮，也可用橘枳姜汤宣通降逆，行水散气（此处是胸痹与心痛易混淆处）。从药物功效看，前方作用偏上焦，后方则偏于中焦，因为胸痹的一个重要原因是痰饮阻塞，脾为生痰之源，肺为贮痰之器，二方正是从这两方面考虑而立，可见其含义之深。治疗心痛的主方是桂枝生姜枳实汤。桂枝配生姜、枳实辛开苦降，平冲止痛，与治胸痹主方药有根本区别，而与《腹满寒疝宿食》、《呕吐哕下利》诸篇在病变部位，用药规律等方面则基本一致。

三、胸痹心痛急重时的抢救方药

本篇不仅讨论了胸痹，心痛的主方主药，以及缓解期治疗，而且制定了急重时的抢救方药。"胸痹，缓急者，附子薏苡仁散主之。"对于本句的解释，多有失误，"缓急"并非"缓解危急"之义，而为一偏义复词，偏于"急"即为急迫，紧急之义。从文句体例看，"缓急者"为定语后置。故全句可译为："附子薏苡仁散主治病情危急的胸痹病人。"附子回阳止痛，薏苡仁缓解筋脉拘挛并利湿，二者共同作用以祛阴邪。仲景以此两药为散来抢救胸痹急重者，说明此两药配伍后比瓜蒌薤白之作用当更为迅速，故值得进一步研究。"心痛彻背，背痛彻心，乌头赤石脂丸主之"，是心痛重症的应急方药。以药测证，可知此以阴寒内盛，疼痛剧烈为主，故用蜀椒、附子、乌头、干姜等一派辛热温中散寒之猛药，这与大建中汤所治"心胸中大寒痛"用药极相吻合。前后联系，可知本条应有四肢厥冷，面色青白，脉沉紧等。至此二者之异则洞然若明。

孙思邈食疗思想探赜

孙思邈，今陕西耀县人，隋末唐初著名的医药学家。毕生致力于搜集，整理先唐的医疗经验以及民间流传的单验方，并积极从事临床医疗实践活动，于临床各科皆有极大造诣。著有《备急千金要方》、《千金翼方》（以下分别简称《要方》、《翼方》）。其对于食疗，用意良多，颇有创见。现试就《要方》《翼方》中有关食疗的论述及运用，作一分析。

一、承先启后，集先唐食疗之大成

唐以前食疗虽于理论、临床皆积有一定的经验，但临床运用零乱，理论亦缺乏系统整理，且两者脱节，使食疗的理论无法指导临床运用，难以进一步发展。孙氏通过多年的临床体验和研究，敏锐地认识到食疗在治疗学、预防学中的重要地位。乃将前人有关食疗的经验及当时民间流传的单验方，参以己见，用于临床，撰成《食治篇》，专门论述食疗。《食治篇》上承内经之旨，旁及各家之言，从理论上阐述了饮食五味与人之五脏的生理、病理关系及其所食之宜忌。其中《果实》、《菜蔬》、《谷米》、《鸟兽》四部分，在前人的基础上增添了十几味食物药的性味、功用，共集有食用药物159味。最为突出的是，他首次在本篇中明确提出"当医须洞晓病源，知其所犯，以食治之，……食疗不愈，然后命药"的独特见解。并于《翼方》中指出"是以圣人先用食禁以存性，后制药以防命也……气味温补以复其形。"而形成食疗三步骤。其治疗"霍乱病"，倡"定一日不食为佳，仍须三日少少食粥，三日之后，可恣意息息，一日勿杂食为佳。"并在此过程中，治以药疗。食疗、药疗并用，先后次序有别，可为其食疗三步骤的运用典范。食疗一法自此才正式确立，并得以盛行、发展，嘉惠后人。

孙氏有关食疗的论述和运用，对后世医家颇有启发。如有关血肉有情之品的运用，多有创新，为后世运用血肉有情之品及元以后从理论上对此类物品进行高度概括，奠定了基础。宋·陈直《养老奉亲书》就是在《翼方·老年食疗大例》的基础上扩充而成。《食治篇》经孙氏弟子孟诜整理，再由张鼎重新订正、增补，而成为我国第一部食疗专著——《食疗本草》。

二、广开用路，兼防病治病两功

唐以前，食疗多用于病时治疗、病后调养。孙氏一破常规还将其用于疾病的预防。他认为：多个方面阐述了以食防病的方法，并将其统归于食疗的范畴，从而使食疗具有防病、治病两功，并一直延用至今。

1. 在以食防病方面

孙氏认为：食是人生命之本，然"服食五谷，不能将节，冷热咸苦，更相抵触，共为攻击，变为疾病"。食若杂乱，必扰脏腑气机，而致百病丛生；饮食过节，势必久积为患。故孙氏针对人们"不知食有成败"的现象，提倡"食不欲杂",故要求"厨膳勿使脯肉丰盈,常令节俭为佳",并需做到"先饥而食,先渴而饮,食欲数而少,不欲顿而多……常令如饱中饥,饥中饱"。极力反对暴饮暴食。同时,还要求人们适当节制五味,常学淡食,宜素食养生。所谓淡食,并不是指没有滋味的食物,而是指酸、苦、甘、辛、咸五味要淡,不宜过浓。其次,主张饮食应当调配均匀,不可偏嗜,否则会偏助脏腑而伤人,从而影响身体健康。"咸多促人寿"即为其例。现代医学实验证明,食盐过量,可诱发和加重动脉粥样硬化,高血压和血栓的形成,降低机体的天然免疫力。

同时,孙氏还认识到随着季节的变更,人之生理亦应有变动。故欲以饮食养五脏气,必须在不同的季节损益五味。即春省酸增甘,以养脾气;夏省苦增辛,以养肺气;秋省辛增酸,以养肝气;冬省咸增苦,以养心气;季月各一十八日省甘增咸,以养肾气。这种随季节更替而据五行相克之理来变换饮食的方法,至今仍有研究价值。

最后,孙氏还将饮食卫生归于食疗防病的范畴。要求人们"勿食生菜、生米、生豆及陈臭物,勿饮浊酒……一切肉憔煮烂"。变质、受污的食物,皆不可食,食之令人疾成。并要求做到"夜勿过醉饮,食勿精思,为劳苦事","美食须熟嚼,生食不粗吞,食不得语"等等。

2. 在以食治病方面

孙氏认为早期邪气初犯人体,宜用食调治,"不愈,再用药疗"。对于病成之人,孙氏亦运用食疗配合药疗,病后则用食疗进行调养。现略举几例,以资说明。

(1) 老年病　孙氏认为:老人之性,皆厌于药而喜于食,又因性多骄恣,常易贪味伤多,老人肠胃皮薄,难以消化,故易致病。结合老人肾气大衰,脏腑机能减退,五劳七伤、六极等虚损诸病及生理,病理特点,孙氏首次提出"君父有疾,期命食以疗之,食疗不愈,然后命药"。而创老年食疗。观其《千金翼方·老年食疗大例》所载十三方,多由温充肾督,补精益髓,调补气血,和调脾胃等食物药组成。其十三方,立法严谨,用药精当。如用猪肚补虚羸乏力方,药用猪肚、人参、椒、干姜、葱白、粳米等。盖老人虚损乏力,率多由于肾气亏乏,真阳衰微,脾胃亏虚所致,故用人参、粳米补养中焦,兼充养元气,而有使脾胃之气健则诸病无忧之意;猪肚补精益髓,大补气血;干姜、椒温充肾阳,干姜更有温养脾阳作用。合观之，全方可收脾肾双补，气血皆益之效，故虚羸乏力诸症，可冀全除。

（2）妇科　孙氏指出："妇人之有别方者，其胎妊生产阴伤"，故"妇人产讫，五脏虚羸，惟得滋补"。而倡用血肉有情之品，以峻补气血阴阳，壮精益肾，调补冲任。如用蓐劳猪肾汤治疗产后虚羸喘乏，乍寒乍热如疟状者，其用猪肾温养肾督，调补奇经，粳米和脾胃，益中气，以佐药力；又因体虚易感外邪，而有乍热乍寒之证，故用香豉，葱白以辛散外邪。纵观全方，以补虚为主，兼佐祛邪，标本并治何患不愈？

（3）内科杂病

治疗营养缺乏性疾病方面，例如用猪肝治疗雀目、谷白皮煮粥常食治疗脚气、羊靥治疗瘿瘤等。因为猪肝富含维生素 A，谷白皮富含维生素 B_1，羊靥含有大量的碘，皆为针对病因的治疗。另外，其治大便难用猪脂、陈葵子。以方测证，当属热结便秘。猪脂滋补阴津，滑润肠道，陈葵子清热泻火通腑，攻补兼施，故可获效。

对于病后调养，孙氏遵"药以祛之，食以随之"之旨，喜先用粥食调养。如大病、久病之后，其体气血亏耗，百脉空虚，更兼脾胃衰败，其时非峻补之品不能复其形。可邪刚去八九，贸然进补，非但虚不受补，且可引致食复。故孙氏主张先用粥食调养，俟脾胃之气复，再进峻补之品。届时，体能受补，正气可望回复，邪自渐安。这种病后先用粥食调养、补益的方法，对后世有着一定的影响。

三、明药食关系，开脏疗先河

孙氏临证治学之际，参前人论述，悉心体验对于药疗与食疗关系及血肉有情之品的运用，发前人未明之处，多有创见。

孙氏认为，古"医食同源"之论说明医药的发现与使用，与饮食有着密切的关系。食物也具有四气五味之性，且其性味各有所偏。若将其单味或配伍（或伍之以药物）使用，加以烹调，改其性味，可适于治疗人体复杂多变的病患，起到补偏救弊，平衡阴阳气血的作用。由此可知，何者为药，何者为食，并无绝对界限。孙氏将那些常人食之则为食，病人食之则为药的部分药品，仍归入食物类。此时，可认为常人能食者则为食，余者皆属药物，二者可别。

人体有病，用药治之，本属常理。只是食更近于人之生理，其性平和。

其或以性味之偏，调补阴阳气血，使之平衡协调，或直接营养人体，培补正气，正气复，则邪自除。二者相辅相成，疗效更彰。而食物之方便简廉，更易于被人接受。故孙氏称"善用食疗疾者为良工，得长生饵老之奇法，极养生之术。而多用于邪初犯人体未现明显症状，或疾病已起，其势缓慢，以及老年病，妇人始妊，产后诸疾，营养不良类疾病和病之后期或兼脾胃气败者"。

然而药物毕竟为病而设。孙氏并非偏执一端，摒弃药疗。"药可理烦毒，救疾最速"，只是"药性刚烈，犹若御兵……其势偏有所助，令人脏气不平"，而不轻用药而已，以免药稍不对症或药量略重，易于酿生变端，更难救治。所以药疗多用于病势较急，病情较重，或食疗不愈者。其时，食疗则居于辅助地位。概言之，孙氏认为食疗与药疗既有区别，又有联系，二者理当结合运用，不可偏废。

孙氏在《要方》中论述虎骨酒功用时提出了"此亦有情与无情相感"的见解，提出了血肉有情之品的基本概念，并创造性地大量运用于妇人胎产，老人虚衰及其他病证，虽未具体论述过此类物品运用的理法规则，但通过对其处方用药的分析，其意显然可见。如用羊髓伍白蜜治疗百病虚羸症，实取羊髓温养肾督，补精益髓，而有补养奇经之意。

孙氏在此基础上，还常用动物脏器来补人之相应脏器的虚损，而达到治病的目的，开创了脏器疗法之先河。如用虎骨，鹿角胶，牛髓鹿髓等为主组方治疗寒痹膝冷。该症多由于髓虚感邪，故用动物之骨髓补人之髓虚。髓海充，气血亦足，阳自生则祛邪于外。其他如用鸱头为主组方治疗风气头眩转证等等，不胜枚举，皆含有以脏疗脏之意。

总之，孙氏在前人的基础上，结合自己的临证体验，首次明确提出了食疗一法。临证运用之际，善于精思，多有创新，扩展了食疗用途，丰富了食疗学的内容，对我国食疗学的形成、发展及盛行，起着承前启后的推动作用。

张景岳《求正录》弋获

张介宾，字会卿，号景岳、通一子，明代大医学家，生于公元1563年，卒于1604年。景岳博学多才，胆识过人，精通易、律、历法、兵法，尤精于医。其医学见解每有迥异常人之处，其论著有说理清晰，议论透彻，发前人所未发的特点。景岳的现存著作有《景岳全书》、《类经》、《类经图翼·类经附翼》和《质疑录》。其最主要学术观点为："阳非有余，阴常不足"，主要见诸《类经附翼》之《求正录》。景岳之时，用药克伐阳气之风甚盛，针对这种情况，景岳提出以上观点，纠正时弊，开温补之先河，遂成一代宗师。以下试从几个方面探讨《求正录》的学术特色。

一、追根求源，明三焦心包络之位

关于三焦，心包络形名之争由来已久。其中心包络，由于《内经》云其为代心受邪之所，遂为多数医家认定为"裹心之膜"，而使争议渐息。至于三焦形名之论，则或曰其有名无形，或曰有名有形，众说纷纭，无有定论。景岳究其纷争始末，阐述已见，发前人所未发，作出了合理的结论。

三焦包络无形说始见于《难经·二十五难》，曰："心主与三焦为表里，俱有名无形。"自此，无形说便流传下来。后徐遁、陈无己创三焦有形说，认为"其有脂膜如掌大，正与膀胱相对，有二白脉自中出，夹背而上贯于脑。"虞天民发展了有形说，他认为："三焦者，指腔子而言，总曰三焦。其体有脂膜在腔子内，包罗五脏六腑外也。"张景岳遍考《灵》《素》，发现许多篇论述涉及三焦。在《灵枢》各篇中如《本输》论及三焦为中渎之府，出水道、属膀胱，是孤之腑；《本藏》论及三焦之厚薄；《论勇》指出勇怯者三焦之理纵横有所不同；《决气》提及上中焦血气之谓；《营卫生会篇》详述中下焦营卫所出，以及上中下三焦的部位、走向和范围。由此推论，若其无形，何以有水道之出，何以有厚薄缓急之分？又何以有曰纵曰横之理及如雾如沤如渎之别？鉴此，景岳明确提出了《难经》和《内经》的主从关系。在《内经》曰有形，《难经》曰无形时，当从《内经》有形之说。然而既便有形，景岳也不同意徐、陈二人"三焦为肾下脂膜"的看法，以为这不足以说明三焦的名称和上中下之分。三焦究竟属何物？景岳认为："所谓三者，象三才也，际上极下之谓也。所谓焦者，象火类也，色赤属阳之谓也……其于腔腹周围，上下全体、状若大囊者，果如物耶！且其著内一层，形色最赤，象如六合，总护诸阳，是非三焦而何。"不难看出，景岳接受了虞天民的部分观点，但摒弃了脂膜学说。因此，他对三焦的部位、形状和功能的阐述更趋完善，为后世医家所接受。目前教材也倾向于景岳的看法。

二、命门为本，性命所系

命门的部位也是千古之疑。关于命门，《内经》只提到："太阳根于至阴，结于命门，命门者，目也。"至《难经》乃有"肾者有两，非皆肾也，左者为肾，右者为命门"之说，同时《难经》还提到命门的功能为"精神之所舍，原气之所系，男子以藏精，女子以系胞。"景岳肯定了《难经》的命门功能说，但对其部位提出了疑问。他指出"唯是右肾为命门，男子以藏精，则左肾将藏何物；女子以系胞，则胞果何如而独系于右肾乎？"这一问使《难经》的观点难以自圆，前人都没有触及这个问题，医籍中找不到现成答案，倒是《黄庭经》等道家著作对此论述颇详，如："上有黄庭下有关元，后有幽阙前有命门。""闭塞命门似玉都，丹田之中精气微。""玉房之中神户门，男子以藏精，女子以约血，故曰门户。""关元之中，男子藏精之所。"等等。景岳由此得到启示，认为医家和道家所说的子户、血室、气海、丹田、命门、关元等均为一物，即子宫产门，而且男女皆有，女子可手探而得知，男子则于精泄之时可被感知。这一结论的确很有见地，并且是有所依据合乎情理的。因为"身形未生之初，父母交会之际，男之施由此门出，女之摄由此门入，及胎元既足，复由此门出，其出其入，皆由此门，乃先天立命之门户"。根据《难经》有七冲门，皆指出入之所推论，门户当指出入之所，而此处于人生最为关键，尚且无名，命门之名，非此莫属。命门的实质及部位目前还有待于进一步求证，但景岳的探索在创新思路方面是难能可贵的，他对命门的见解为今后的研究提供了新的领域和途径。

同时，景岳对命门功能的重视也超越了古人。他认为，命门者"先天生我者由此而受，后天之我生者由此而裁"，非但为先天立命之门户，亦为后天立命之门户。命门和两肾的关系是：肾寓其真阴真阳于命门之中，人身阳气赖之以推动，形体阴精赖之以充实，人之盛衰安危皆系于此。因此"命门总主乎两肾，两肾皆属于命门。"命门和脾胃的关系是：脾胃土藏，主受纳人体后天所需之精气；而命门所藏真阳之火，用推动脾土之运化，因此脾胃"犹属元阳耳"，而以命门为本。和三焦的关系是：命门之火乃先天真阳之火，君火也；三焦之火，相火也。两者互为表里，相辅相成，亦以命门为主。命门火旺，三焦为之敷布。阳气充盛；命门火亏则三焦火衰，阳气失布，对脉象"左尺主肾，右尺主命门"之说，景岳予以纠正，认为应该是左尺主命门之水，右尺主命门之火。在中医学中，命门的功能属于肾功能范畴，包括了现代医学中的部分生殖和免疫功能，而这二者是维持生命活力的必不可缺的重要因素。景岳如此突出地强调命门的重要性，可谓真知灼见，为后人顿开无穷悟境。

三、真阴真阳，不可偏废

张景岳的阴阳观为"阳非有余，阴常不足"。这一观点是鉴于当时举世皆克伐"有余之阳"，奉知母、黄柏为神丹的形势而提出的，以补偏救弊，反其道而行之，实"矫枉"必须"过正"之举。其组成可分为明阴阳之孰重，明阴阳关系和明阴阳之治三部分。

1. 明阴阳之孰重

阴阳系指命门所寓之真阴真阳。在阴阳之气中，景岳首重阳气。《内经》也很强调阳气的重要性，曰："阳气者，若天与日，失其所则折寿而不彰。""凡阴阳之要，阳秘乃固。"景岳更进一步详尽地阐发了阳气之重要，他指出真阳之气为先天生发之气。为"阴气之化源，系造化之源，性命之本"。非但阳气有赖真阳之推动，阴精亦由之化生，只有天一（即元阳）生水之后，方有水生万物之功。在自然界中，万物之生死皆由乎真阳，故"阳来则生，阳去则死"。天人相应，人"得阳则生，失阳则死"。因此阳非有余，不可不顾，更不可克伐。由此他将阳气之重要与在天之日相并比，指出"天之大宝，只此一丸红日，人之大宝，只此一息真阳"。此说可谓强调阳气之极也。另外，他还认为焦物病物者，乃燎原凡火所为，而真阳只有生物之功，而无病物之害。景岳在强调真阳的同时，亦不忘真阴之重要。他认为真阴为先天之原精，元阳之根基、宅邸，为人体身形之本。真阴统五脏六腑之精，主人体一身之液；真阴协同真阳，水火相济而主周身之阴阳。因此说"阴气本无余，阴病惟皆不足"。并指明阴虚之人不可再进苦寒之品，以免化燥而更戕伐阴精也。

2. 明阴阳关系

景岳认为真阴和真阳的关系是互为先后，相互发生，相互依存的。阳为先天之气，阴为先天之形，阴阳关系也就是形和气的关系。阳为原始生

新安医学与名医名著研究

175

发之气，故其成在先；阴由阳气而化生，其成在后，所以说"先天因气以化形，阳生阴也"。阴为阳所生，受生之后，阳气又需阴精的生化补充，所以又说"先天因形化气，阴生阳也"。由此形气互化，阴阳互生而源源不竭。物由阳生，又由阴成；形须气化，气需形载，阴精得阳气方能发生成形，阳气得附于阴精才得以敷布温煦，因此"阴以阳为主，阳以阴为根"。真阴真阳互根互生，合为一体，不可分割。这些见解正合《内经》"阴平阳秘，精神乃治，阴阳离决，精气乃绝"之说，并且将阴阳关系阐述得更加完善具体。景岳还指出，阴阳二气非但不可分离，而且最不宜偏。"不偏则气和而生物，偏则气乖而病物"。此说可谓至理。现代对环核苷酸的研究发现，cAMP 和 cGMP 是机体内的两种对立的调节系统，可能是阴阳学说的物质基础之一。生物体通过两个对立面的相互颉颃和协同，而达到相对平衡的稳定。对内分泌的研究表明，机体内存在多种两两相对的激素，兴奋性的和抑制性的激素共同发生作用，才能使机体的相对平衡成为可能，其中任何一方的增多或减少，都会给人体造成损害。可见景岳阴阳并重、不使偏废的观点是合理的。不仅和《内经》之旨完全吻合，且与临证亦有极大的实用价值。

3. 明阴阳之治

景岳认为阴阳为病多数是由命门之火水亏衰所造成的，"阴胜于下者，原非阴盛，以命门之火衰也；阳胜于标者，原非阳盛，命门之水亏也。"因此其盛其衰皆可以命门求治。他尤其推崇王冰的"壮水之主以制阳光，益火之源以消阴翳"之说。认为仲景八味丸寒热杂陈补力不专，而制左右归丸，以求命门之治。其中左归丸治真阴肾水不足，不能滋养营卫而渐至衰赢之证；左归饮主真阴不足，水不制火之证，壮水以制阳光；右归丸治元阳不足、命门火衰，不能胜水之证；右归饮主阳衰阴胜，火不制水之证，益火以消阴翳。以上各方根据临床需要又有许多变化，成为临证名方，为后世医者所称道。

论景岳理虚解表的三大特色

明末著名医家张景岳，素以善用温补著称。以温补治虚人外感，可说是张氏的一大特色。他不但从理论上批驳了"伤寒无补法"等偏见，而且从实践中发展和丰富了理虚解表的辨证方法和治疗原则。其所创制的理虚解表方剂，至今仍为临床医家所乐用。

一、辨证上，强调虚实疑似之间以脉为主

表证，是指人体感受外邪，邪正交争于肌表而产生的一系列症状。根据体质之强弱，感邪之深浅，其表现亦异。体实之人，感邪虽重，其病亦轻；体虚之人，感邪虽轻，其病亦重。《内经》曰："邪之所凑，其气必虚。"然虚有不同，有卫气虚、营气虚、中气虚、元气虚、血虚、阴虚等等。故外感兼有虚证最复杂。但倘若辨证真切，治亦无难，其难者在于辨虚。景岳认为："凡正气虚而感邪者多见阴脉。盖证之阳者，假实也；脉之阴者，真虚也。阳证阴脉，即阴证也。"陶节庵曰："凡察阴证，不分热与不热，须凭脉下药，至为切当。不问脉之浮沉大小，但指下无力，重按全无，便是伏阴，不可与凉药，服之必死。"虚人外感必有兼虚之脉。阳虚伤寒者，气虚于中，其脉必见微弱无力或两寸短小；阴虚伤寒者，血虚于里，其脉必见浮芤不实或两尺无根。若得脉之真谛，则心中了然，自无疑惑。表证是否宜汗，当以脉为准。"若身虽大热，表证全具，而脉见虚弱者，必不易汗。"补虚是否将汗，亦当以脉为凭。"元气一胜，邪将不攻而自溃，大汗至而解矣。欲知其兆，亦察其脉，但得弱者渐强，小者渐大，弦者渐滑，紧者渐缓，则大汗将通，吉期近矣。"可见，脉是辨别虚实、判断病情、确立治则的重要依据。但证有真假，脉也有真假。若证脉相乖，一虚一实，又当何去何从？景岳认为脉证不和，中必藏奸。当此之时，实是假实，虚为真虚。何以见之？"盖实有假实，虚无假虚。假实者，病多变幻，此其所以有假也；假虚者，亏损既露，此其所以无假也。"故证虚而脉实者当从证舍脉，脉虚而证实者当从脉舍证，从虚论治，求其病本，治方无误。景岳曾治一阴虚伤寒者，表证入里，出现一派实热之象，"舌黑之甚，其芒刺干裂，焦黑如炭，身热便结，大渴喜冷"，此属实证；但脉来无力，神识昏沉，此属脉虚。景岳断从虚治，以甘温壮水等药，大剂进之以救其本，间用凉水以滋其标。前后用人参、熟地各一二斤，附子、肉桂各数两，冷水一二斗，然后诸症渐退，饮食渐进，神气俱复。

二、治则上，强调间者并行、甚者独行

何谓间、甚？张志聪注谓：间者，言邪正之有余不足，二者兼于其间，

故当并行其治，散邪之中兼以补正，补正之中兼以散邪。甚者，有邪气甚，有正虚甚。前者宜径泻其邪，后者宜径补其正。虚人外感，间甚有别，故治当分清主次，明辨先后。景岳指出："治虚之法，须察虚实之微甚。若半虚者，必用补为主而兼散邪；若太虚者，则全然不可治邪而单顾其本。"半虚者，宜三柴胡饮、四柴胡饮之类兼补兼散；太虚者，宜理阴煎、大温中饮、六味回阳饮之类径补其虚。景岳曾治一衰翁，年逾七旬，陡患伤寒，初起即用温补调理，到十日之时，正气将复，忽尔作战，自旦到辰，不能得汗，寒栗危甚，乃用六味回阳饮（人参、制附子、炙甘草、炮干姜、熟地、当归），入人参一两，姜、附各三钱，使之煎服。下咽少顷，即大汗如浴，时将及午，而浸汗不收，身冷如脱，鼻息几无。后又复与此药，遂汗收神复，不旬日而起。此患年老虚衰，正虚不能托邪，邪正交争，寒战乃发。若单纯解表，则徒伤正气，故"甚者独行"，用六味回阳饮急扶其正。诚如景岳言："正气不足，邪气有余，正不胜邪，病必留连不解。有如是者，不可攻邪，但当实其中气，使正气内强，则根本无害？逼邪外出，则营卫渐平，所谓温中自有散寒之意，此不散表而表自解，不攻邪而邪自退。"不治之治，不散之散，正是景岳独具匠心之处。

三、治疗上，强调求汗于血

外感之证，变化多端，证情复杂，故治宜灵活多样，随证而变。但邪从表入者，亦必从表解。景岳认为，伤寒之治法虽有六（汗、补、温、清、吐、下），汗实统之，另外五法亦无非取汗之法。他把汗法概括为六要：玄府密塞者，宜辛散取汗；火邪内燔，血干液涸者，宜清凉取汗；阴邪固闭，阳气不达者，宜辛温取汗；荣卫不足，根本内亏者，宜峻补取汗；邪在上焦，隔遮阳道者，宜涌吐取汗；胃气壅塞者，宜通下取汗。可见，取汗是治疗外感表证的重要方法。而汗血同源，血充则汗有源，血虚则发汗无由。故《内经》曰："夺血者无汗。"欲取其汗，必求其血。"盖汗即水也，水既不足，汗自何来？人知汗属阳分，升阳可以解表，而不知汗生于阴，补阴最能发汗。"在景岳创治的理虚解表方剂中，非但治阴虚外感之理阴煎以熟地为君，其治阳虚外感之大温中饮亦以熟地为君，并配以当归，足见其用意之深。曾观《医学衷中参西录》载洪吉人验案，治一人热病八九日，先用柴葛解之，芩连清之，硝黄下之，俱不得汗，反致昏愦扰乱，撮空摸床，危象叠生，命在倾刻。后用大剂地黄汤重加人参、麦冬进之，不一时，通身大汗淋漓，恶风悉除，神思顿清。思其意，盖由阴虚外感，本乏汗源，柴葛开散耗阴，芩连苦寒伤阴，硝黄下之竭阴，使泉源有立竭之势。非但表证不除，且变证蜂起，危象叠露，此时里证急重，故以救阴为务，求汗于血，大剂地黄汤峻补汗源，而获汗出表解之效。

总之，虚人外感，在虚实辨证上要以脉为主，脉证相乖要从虚论治；在治则上，要分清虚之轻重、表里、间甚，间者并行，甚者独行；在治疗上要求汗于血。这是景岳理虚解表的三大特色。

《慎斋遗书》的学术精华

周之干，号慎斋，明末江东太平县（今安徽省太平县）人。享年七十有九。因自病久治不效而广搜医方，精心研习，并从学于名医薛立斋，终以医名鸣。周氏谙熟医理，长于临床，著有《周慎斋医旨》四卷，《周慎斋医案》，均为抄本；《周慎斋先生三书》三卷，收入《医家秘奥》。《周慎斋遗书》十卷，乃其门人录之言谈整理而成。清道光二十九年目耕堂刊行，1919 年绍兴育新书局石印，1959 年上海科技出版社出版，名《慎斋遗书》。此书基本上可以反映周氏的主要学术思想，今撮其要旨，略陈数端。

一、阴阳并重，以阳为要

《内经》对阴阳关系，阐述甚精，然历代医家，能全其义者少。至金元时期，刘完素倡"六气皆可化火"之说，力主清热泻火；朱丹溪倡"阴常不足，阳常有余"之论，而成滋阴一派，李东垣强调温补，张子和精于攻邪。于是，备执一见，自成门户。尽管他们从不同方面为中医学的发展作出了贡献，但各自的学术思想难免偏执。周氏则认为必先明阴阳，方可行医，阴阳并重，不可偏废。故曰："阳，天道也；阴，地道也。非天之阳，万物不生。非地之阴，万物不成，天亦不灵。"自然界是阴阳相辅相成的辨证统一体，对于人则"阴与阳一身之司命，不得偏废而或失也。"阴阳平衡，不偏不亢，才能保证人体各种生理活动的正常进行。阴虚或阳虚，阳亢或阴凝，任何一方的虚或亢都会影响对方正常功能的发挥，从而致病。由于这种生理、病理上的密切联系，治疗上也就必须兼顾。阳亢者"不可不急以甘霖清气以消其亢，故丹溪有扶阴之意。"用甘寒性药物治疗热证，不仅能解除热邪，还可取得间接的护阴效果，此乃甘寒与苦寒两类药物之微妙所在。"如重阴凛冽之寒气，不得不藉皓日晴和之气以暖和之，先哲有扶阳之意。"阴寒过盛，久必伤阳，急以祛寒之品，则阴寒可解，阳气得护。"故知天者可以扶阴，知地者可以扶阳，知天地之义而成位乎中，方是救人之良医。"阳中有阴，阴中有阳，气为血之帅，血为气之母。阴血滋润濡养周身，全赖阳气之推动，阳虚不能运行，阴血就无法通达全身，阴虚物质基础不足，阳气无法独成其功。"故先哲用六味以桂附而成功者，所以补其阴中之阳也。用四君，以补骨脂、五味子以收其敛，所以补其阳中之阴也。"治阳须顾其阴，治阴须虑其阳，不然，则"非治病之全法也"。

　　周氏在强调了阴阳并重的前提下，又指出了阳气的主导作用。"阳气生发，阴气皆化为血，阳气不足，阴气皆化为火"。阳气不足不仅不能推动阴血濡养各脏腑器官，而且阴凝不行，还可郁而化火，此乃源于丹溪之论。故"阳气所到之处，断无生病之理"。阳气健旺，就能保证饮食物转化为人体的营养物质，即使阴有所凝，亦常可温化而消之。在疾病的危重阶段，阳气尤显重要，"人身以阳气为主，一分阳气未绝，不至于死；一分阴气未尽，不能成仙"。以阳气的有无，判断生命的存亡，确有一定道理。

二、调治脏腑　须重脾胃

　　以五行合五脏，论证人体的统一性，是中医方法论的一大特色。五行相生，以木、火、土、金、水为序；五行相克，以金、木、土、水、火为次。在正常情况下，这种生克关系使人体各部分的生理功能相互配合与制约。如果某一脏的亢或衰超出了正常范围，就会出现连锁式的病理反应。如肝木太旺则害脾，脾受害而虚不生金，不能生金而伤水，于是金水俱伤，此时以扶金为要，金旺制木，木平土则水不泛，水平涵木，木病必愈。又如："水者，所以生木也。水泛则不浮，必得土克水而后能生木。木者，所以生火也。木盛则自焚，必得金克木而后能生火。"实者用其克，虚者用其生，生克之道，医家切记。由于五脏间存在着这种制约关系，所以治疗用药就必须从整体去考虑。首先，审察何脏亢，何脏虚，以之确定治疗大法。"亢者则以所承制之，盖子能报父仇也。弱者以生化求之，益之则能生化也。"其次，可运用兼治方法。一脏有疾，本脏与他脏兼治。"固肾者，不可不保肺，肺者所以生肾也。扶脾者，不可以不治肝，肝所以克脾也。然扶脾即所以保肺，土能生金也。保肺即所以平肝，金能克木也。"二者略有不同，应该明辨。再者，疾病的发生和传变，与岁时运气也有一定的关系。某年发某病，其年某脏易伤，应有大数。如"子午年气病当清，血病当润；丑未年气病当燥，血病当温。"就是根据岁运病机提出的治疗大法。

周氏解释五脏间的病理传变规律时，特别重视脾胃。脾者，土也。土者居中，生万物而法天地，为人身后天之本，气血生化之源，这也可看作一种特殊的母子关系（即非五行之谓）。子乱必及母，全身疾病，常影响于脾。"五脏一有所亢，皆不能无累及于脾，脾有累，则后天气伤，后天伤，则先天不能成其生生之气。"药物能显效愈病，离不开脾胃的吸收输布。如果病家脾胃不健，既不能吸收营养物质以增强正气，也不能运行药液以抗疾，故临证之时，脾胃有障，必先调理。在治疗过程中，如疗效不著，除了要考虑治疗方药是否对症外，还必须审察脾胃功能是否健旺。"诸病不愈，必寻到脾胃之中，方无一失"。当然，危疾重病，必及根本，肾为先天，内藏元阴元阳，乃人身之大宝。所以他又说："人生之来，其原在肾；人病之来，也多在肾，肾者，命之根也。肾脉不伤，危也可许其生也。肾脉有伤，安也亦虑其危。"

三、证治法轨　灵活掌握

疾病多种多样，病情千变万化。据证论治，按治立方，须灵活对待，不可拘泥。但一定的大法绳墨，不可不遵。周氏结合临床经验，以"理、固、润、涩、通、塞、清、扬、逆、从、补、泻、提、越、应、验"等十六字概括了疾病的证治法轨，颇有特色。

十六字元机，首先强调四诊合参，如"验"字机指出："医家临证要分明，察色观神视死生，腹痛按知虚与实，还凭验舌听声音。"治疗原则，基本上与"八法"一致，外感"扬"之，在上者"越"之，实者以"峻"药攻之，虚者"补"之，虚实夹杂，则攻补"兼"之。对于一些相似证，一时难以明确诊断，可用试探性疗法以"探"之，这也为现代西医所用。应该指出的是，有时并非我们有意试探，而是根据患者服药后的反应，或对转诊病人原治疗方药和疗效的分析，进一步明确诊断和用药。正常情况下，药物的性是与症状表现相反的，寒证用热药，热证用寒药，是为"逆"之。

在疾病重笃阶段，症状往往是假象，即所谓"真寒假热"和"真热假寒"，"热"字机和"寒"字机专门论述了这一问题，治疗上应采取甚者"从"之，也即反治的方法。

对于不同脏腑的病证，根据各自的生理特点，应有相应的治疗方法。对肺脏，"润"字机曰："肺为华盖主皮毛，金体由来畏火烧，便竭皮枯津液涸，滋乾润燥见功劳。"不仅指出了肺脏的生理特点，而且例举了具体病证。临床上肺热证颇多，但治肺热有其特点，故立"清"字机，清肺甘寒味最良，水金滋养此源长，如加辛燥纯凉剂，便使真元气自伤。甘寒清热而不伤阴，与前论"以甘霖清气以消其亢"正相呼应。后世吴鞠通在温病中创辛凉、甘寒、咸寒三法，也是清热与护阴并举之法，确有道理。

前文已提及，脾为后天之本，久病常可累及，故治疗尤当注意。"理"字机曰："资生万物位坤宫，忌湿宜温宜理中，气血源头从此化，先天化育赖为宗。"调理脾胃以参苓白术散为上。脾虚生痰、滑泄，以"涩"字机为治，其义也在温中健脾行湿。食积泄泻，痢疾，治当"通"之。肾为先天之本，阳虚至极，必极于肾，"责"字机曰："寒动乎中因肾虚，肾虚阳脱气难拘，须知地户宜常闭，失禁令人必丧躯。"如阳虚进一步发展，阴阳格拒，有离散之势，应速速固脱，故曰："一点真气藏坎中，固根须要药灵通，甘温有益寒无补，我笑丹溪错队功。"急救回阳，非参附莫属，尽管有阴脱和阳脱之异说，但总以回阳为主，这与其"一分阳气未绝，不致于死"的认识正相符合。

《内经》云："诸逆冲上，皆属于火。""求"字机指出，对呕逆声频气有余之证，应"求"于心，以姜制栀连等清泻心火。"奇"字机论医者不可犯"虚虚实实"之戒。因下虚气乏而致中焦壅滞者以峻补之药"塞"之。"塞"乃"塞因塞用"之义；气虚下陷者应"提"之。"缓"字机引《内经》"久而增气"之论，阐述治病用药，应中病即止，不可有过；"候"字机说明用药要掌握时机，可能与《内经》"其甚，可待衰而已"之论有关，其义欠明。"应"字机论述了医者可通过药物的预期疗效与实际疗效的相符与否来判断疾病的预后，很有临床意义。总之，十六机将临证时的辨治要点作了高度概括，后学如能引申应用，定可受惠无穷！

洪缉庵与《虚实启微》

洪缉庵字炜，又字霞城，清末浙江余姚人。其生平实绩已难详考。因罹瘵疾，遂弃举子业，潜心医学，盖自救亦以救人也。不数年，深得奥赜，于虚劳一证颇具心得。乾隆辛巳年，《虚损启微》二卷梓行。又有与施雯、严洁合纂《盘珠胎产证治》一帙传世。

洪炜可谓虚劳专家。其学术思想渊源，一则祖述《素问》《灵枢》；一则博采诸家之长，尤斟酌于仲景辨证、丹溪养阴、介宾阴阳并补之间，而神会其中微旨，并搓揉于临床实践。诚若《虚损启微·自序》言："启微之论，发古人之所未发。而其方则仍采诸古，古即不宜今，甚酌之，增减之，神而明之。"这种法古而不墨守成规，力创一家之言的治学方法和态度，值得提倡学习。

《虚损启微》为虚劳之书。上卷首述经义，以明虚损因机和调摄固元要义，次论诸候、传变、脉象、虚火、疑似症等；下卷列方七十二首，鉴别诸方专治症候及加减诸法，立论精要，辨证详晰，用药独到。

兹就该书特色撮要如次。

新安医学与名医名著研究

一、举纲挈领，立论精要

关于虚劳病因，洪氏胪列《素问》、《灵枢》条文，力阐酒色劳倦，七情内伤可直接导致阴阳气血脏俯耗损不足而病损，是最主要、最常见病因。

病机上，强调肾元虚亏为起病之关键，并着重指出肾阴不足是整个病理过程之核心。曰："然肾为五脏之本，水为天一之源，则凡患损者，实惟肾水之亏十居八九。"洪氏认为，肾水亏则"肝失所滋而血燥生"、"水不归元则脾痰起"、"心神不交而神色败"、"盗伤肺气咳嗽频"、"孤阳无立而虚火炽"。

辨别症候上，洪氏极力反对强作解人，硬派名目的"辨证法"。于论"五劳"、"七伤"、"六极"之后云："种种区别，愈繁愈乱，按图索骥，贻误实多，皆非求本之论。"指出虚损虽有阴阳气血诸脏之别，然"惟阴阳之辨为最要。"他逐一分析症候，一总归为二大类。曰："阴虚者，其病则为发热躁烦、头红面赤、唇干舌燥、咽痛口疮、吐血衄血、便血尿血、大便燥结、小水痛涩等证；阳虚者，其病则为怯寒憔悴、气短神疲、头晕目眩、呕恶食少、腹痛飧泄、二便不禁等。至若咳嗽吐痰、遗精盗汗、气喘声瘖、筋骨疼痛、心神恍惚、肌肉渐削、梦与鬼交、妇人月闭等症，又无论阴阳，而病至甚者，皆其所必至。"

在辨析中，洪氏并非偏执用阳一端。如其论头晕，有属气虚，也有血虚；健忘，有心血、肾阴不足之分；消瘦，则为"劳倦伤脾而然。"

约之，洪氏所谓阴阳之论实已赅气血脏腑之辨。其于错综复杂之病因症候中举出纲要，实欲启人以思辨脉络，而使人辨析鉴别自易耳。不仅如此，在整个辨治遣药过程中，洪氏将这种突出要点之思辨寻绎之法推而广之，以执简驭繁，举一反三。

二、层分缕析，辨证详明

洪氏认为，明确阴阳仅是执其大要，然阴证或阳证之中更有脏腑气血阴阳虚实之别。所谓"五脏不可不分，轻重不可不辨，气血阴阳水火不可不知"。

如辨气血，首先强调"当察其有火无火及火之微甚"。次从火辨，有"火盛载血上行者"，"阴虚兼微火者"，"无实火全属阴虚、阴血失守者"；从脏腑辨，"胁肋牵痛躁扰喘急寒热，病在肝"，"气短声哑，蒸热盗汗，咽干喉痛动气，病在肾"、"凡喘满咳嗽。左右膈间隐隐作痛，病在肺也"、"大呕大吐，烦渴头痛，大热不得卧病在胃"、"若因劳倦而素易呕泻，则病在脾不摄血"。此外，有从血中所夹杂物，血色进行辨证，如"出于肺，多带痰沫及粉红色"；有从兼证辨，"咳嗽兼血者，阴虚连肺"；有从病势辨，"血若暴涌如潮，喉中汩汩不止，脉见虚火，此火势未敛"等等。

辨虚火。洪氏曰："虚火二字，混淆已久，贻误最多，不可不辨也。夫火有阴盛格阳之火，有阴虚火动之火，有纯属阴虚似火非火之火。"

辨脉。"虚损之脉凡甚急、甚数、甚细、甚弱、甚涩、甚滑、甚短、甚长、甚浮、甚沉、甚疏、甚紧、甚淡、甚实者，皆是其候。然阴阳之辨则全以迟数二字，为损症之大关键。虽其迟数中又有浮沉大小之不同，要以阴虚脉数，阳虚脉迟为不可易也。"

它如辨外邪郁伏致潮热咳嗽之疑似症，论嚏、审爪甲、明开闭等等，皆能抓住关键要点，通过上下纵横各个角度的交叉辨析，使症候无不剖析至微，每一症候之病因、病机、病性、病位都落实详明而精确无误。

三、方正合契，遣药考究

洪氏对理法方药一线贯通，丝丝入扣，颇具匠心。而又精识方剂主治、功效、药物气味性用、配伍和合之妙，虽重滋阴但亦不妄用一味腻补之品。如谓阴虚之治"惟宜甘凉醇静之物"。不仅对于姜、桂附、苍白术、半夏之辛温类大忌，就是参芪、当归、杜仲一类阴中有阳之品亦认为尤当斟酌，而寒凉之品又为所忌。是方则亦须谨慎从之。若夜热或午后热或喜冷便实，宜加减一阴煎；惊悸失志，火在心肾，宜二阴煎；外热不已而内不甚热，则应补阴不宜清热，宜一阴煎或六味地黄丸。

洪氏认为选定方剂仅大体确定了用药范围，因而必须在该方药味施用贴切的基础上，进一步随症加减，方才符合辨证施治原则。其以丰富的临床经验提出了许多随证遣药法度。

如选归脾汤治思虑伤脾不能摄血，致血妄行或健忘怔忡惊悸等症。曰："景岳先生云此汤之用，木香特因郁结疼痛者设，如无痛郁等证，必须除去木香，以避香燥，岂不于气虚血动者为尤善乎？又远志味辛，气升而散，凡多汗而躁者亦宜酌用。"

左归丸条后云："如真阴失守，虚火炎上者宜用纯阴至静之剂，于本方去枸杞、鹿胶，加女贞子三两，麦冬三两；如火烁肺金干枯多嗽者，加百合三两；如夜热骨蒸，加地骨皮三两；如小水不利，不清，加茯苓三两；如大便燥结，去菟丝子，加肉苁蓉三两；如气虚者，加人参三四两，如血虚微滞加当归四两；如腰膝酸痛加盐火炒杜仲三两；如脏平无火而肾气不充者，加补骨脂三两，去心莲肉、胡桃肉各四两，龟胶不必用。"加减一阴煎方后云："如躁烦热甚便结者，加石膏二三钱；小水热涩者，加栀子一二钱；如火浮于上者，加泽泻一二钱或黄芩一钱，如血躁血少者，加当归一二钱。"上述二例，同有便结，但一为液亏，一是火燥，故有用苁蓉和石膏之不同；同是血虚，而又有小剂当归养血，大剂兼以活血之别。洪氏辨证用药细致严谨在此可见一斑。曹炳章于《虚损启微·提要》中盛赞该书"断非他书能及，实为虚劳类中最要之书也"，诚非虚语。

中医名著对"病毒"的认识

"病毒"一词始见书于晋代的《肘后方》和《小品方》，中医学对此早有认识，并有详细记载。《内经》称"毒气"。《温疫论》云："然此气无形可求，无象可见，况无声复无臭：何能得睹得闻？人恶得而知是气也。"说明"病毒"是不能用肉眼看见的。由此可知，《内经》中的"寒毒、温毒、热毒、燥毒、清毒、苛毒"以及历代医书中所说的疫疠毒、温热毒、时行毒等等，均属"病毒"范畴。但中医所称的"病毒"并不与西医等同，而是泛指一切生物性致病因素。

一、"病毒"的成因和危害性

"病毒"的成因主要有两种。一种是气候的特殊变化，如《内经·六节藏象论》说："苍天之气，不得无常也。气之不袭，是谓非常，非常则变矣……变至则病……"《礼记》亦说："孟春行秋令，则民大疾疫"，"季春行夏令，则民多疾疫。"都扼要地阐述了反常气候的变化与"病毒"病发生的关系。《诸病源候论》中更明确地指出："此病皆因岁时不和，温凉失节，人感乖戾之气而生病。"大体认为非时的寒暑、疾风、久旱、淫雨以及山岚瘴气等是产生"病毒"的重要原因。另一种原因是污秽湿浊等肮脏东西的腐败熏蒸，如《养生类纂》说："厅前天井停水不出，主病患。""沟渠通浚，屋宇洁净无秽气，不生瘟疫病。"

《诸病源候论》中对病因有独特的见解，认为单纯触冒寒毒之气发病，则不传染，而"感其乖戾之气发病"，则多相传染。因此，所谓"乖戾之气"，很近似于现代对病原体的认识。另外，巢氏还认识到"病毒"的发生与流行，同地区的气候变化、地理条件等有较密切的关系。指出岭南"瘴气"，是由于"杂毒因暖而生"；三吴以东的"射工"、"水毒"，是由于水源传染等。

"病毒"一经传染，其影响范围是惊人的。《伤寒总病论》说"疫气之发，大则流行天下，次则一方，次则一乡，次则偏著一家。"说明疫病流行的广度。《广温疫论序》中说："变起仓猝，一发莫制，众人传染，如徭役然，因其传染乃名为疫。"又说明其流行的速度之快。《温疫论》云："人感乖戾之气而生病，则病气转相染易，乃至灭门。"则说明了"病毒"致病的严重危害性。

二、"病毒"的传染途径

中医学认为"病毒"的传染途径是多种多样的，如《温疫论》说："邪之着人，有自天受之，有传染受之，所感虽殊，其病则一。"归纳大致有以下几种：

1. 由食物或饮料传染

如《幼科准绳》曰："小儿痢疾，皆因饮食无节，或餐果肉食，积而成痢。"

2. 由飞沫、尘埃传染

如《温疫论》曰："呼吸之间，外邪因而乘之。"吴又可谓"病毒"是"从口鼻而入"；叶天士也说："温邪上受，首先犯肺。"

3. 由接触传染

如《诸病源候论》说："与患注人同居共处，或看待挟接，而注气流移染易，得上与病者相似。"

4. 由昆虫传染

如《诸病源候论》说："山内水间有沙虱，其虫甚细，不可见人，入水浴及汲水澡浴，此虫着身，及阴雨日行草间，亦着人，便钻入皮肤。"这是对血吸虫经皮肤感染而得病的最早论述。另外，苍蝇、蚊子等也可作为媒价传染致病。如《瘟疫汇编》载："瘟疫大行，有红头青蝇千百为群，凡人人家，必有患瘟而亡者。"

此外，前人还认识到人体若正气旺盛、抗病力强，则不会被传染致病，反之就易致病。如《诸病源候论》说："恶毒之气，人体虚者受之。"《温疫论》说："本气充满，邪不易入，本气适逢亏欠……，外邪因而乘之。"说明人体抗病能力的强弱是"病毒"能否致病的内在条件。由于"病毒"的类型不同，故致病亦各有异。如《温疫论》说："至于无形之气，偏中于动物者，如牛瘟、羊瘟、鸡瘟、鸭瘟，岂当人疫而已哉。然牛病而羊不病，鸡病而鸭不病，人病而禽兽不病，究其所伤不同，因其气各异也。"说明各种不同的"病毒"致病的特异性。象这样细致的观察和描述，在世界传染病学史上，也是居先的。

三、"病毒"致病的证候特点

"病毒"致病的证候，虽然表现各异，但有一个共同的特点，就是感染同一种病毒，不分性别、年龄，所表现的证候大致相同。《内经·刺法论篇》就有"五疫之至，皆相染易，无问大小，病状相似"的描述。王叔和认为："一岁之中，长幼之病，多相似者……指以为疫。"《诸病源候论》说："时气病者，头痛高热，大体与伤寒相似，无问长幼，其病形症略同。"又说："非其时而有其气，是以一岁之中，病无长少，率相似者，此则时行之气也。"《温疫论》也概括道："是气也，其来无时，其着无方，众人有触之者，各随其气而为诸病焉。其为病也，或时众人发颐，或时众人头面浮肿，俗名为虾蟆瘟是也；或时众人痄痢，或为痹气，或为痘疮，或为斑疹，或为疮疥疔肿，或时众人目赤肿痛，或时众人呕血暴亡，俗名为瓜瓢瘟、探头瘟是也；或时众人瘿核，俗名为疙瘩瘟是也。为病种种，难以枚举。大约病遍于一方，延门阖户，众人相同，皆时行之气，即杂气为病也。"由此说明不同的"病毒"可引起不同的疾病，且染病后每多造成广泛或局部流行。如由"温热病毒"引起的病，统称为温病。但又根据其发病季节和临床特点，分为"风温病毒"、"暑热病毒"、"湿温病毒"等。感染春、冬季节的"风温病毒"而致病的为风温，恶风发热、咳嗽口渴等肺卫见证为本病特证；感染夏季的"暑热病毒"而致病的为暑温，壮热、烦渴、汗多是本病的主证，发病急、传变速、易伤津耗气是其特点；感染雨湿较盛季节的"湿温病毒"而致病的为湿温，身热不扬、头痛恶寒、身重疼痛、胸脘痞闷、面黄苔腻、脉濡缓等为初起主症，发病缓、病程长、易发白㾦是其特点；感染秋季干燥气候的"温燥病毒"而致病的为温燥，咽干、鼻燥、皮肤干燥、咳嗽少痰为初起主证，传变少、病程轻、易痊愈、易耗津液为其特点。

由温热性质的"疫疠疫毒"所引起的为温疫。春夏秋三时俱有，尤甚于夏秋。所谓疫，含有传染和病情剧烈之意。疠是天地间一种非常之气，这种气又称戾气、疫气、杂气、异气。"疫疠病毒"就其病邪性质、致病类型、发病特点，又分为"湿热疫病毒"和"暑燥疫病毒"等。感染"湿热疫病毒"致病的为"湿热疫"，先寒后热、头身疼痛、苔如积粉为本病特征；感染"暑燥疫病毒"致病的为"暑燥疫"，身大热、头痛剧汗出、甚而发斑疹、舌绛焦干起芒刺为本病特征。同时，前人还观察到某种"病毒"对于某个脏器组织有特异性的定位。如《温疫论》说："盖当其时，适有某气专入某脏腑经络，专发为某病。"这与现代医学认为某些病原体可选择性地侵犯某些脏器组织颇相似。

另外，历代医家观察到，"病毒"致病同其他致病因子引起的病证是有区别的。如《诸病源候论》说："冬温毒与伤寒大异也。"《伤寒温疫条辨》说："温病，得天地之杂气，杂气者，非风、非寒……另为一种……毒气。"《小品方》说："时行温疫是病毒之气，而论治者不判伤寒与时行温疫为异气耳。"喻嘉言说："一人受之则为温病，一方受之则为之疫疠。"柯韵伯说："温热利害，只在一身；瘟疫利害，祸延乡里。"说明"疫疠病毒"的传染程度大，常造成大流行。

四、"病毒"致病的治疗方法

对"病毒"致病的治疗方法，历代医书均有记载，都强调要在辨证的基础上确定方药。如明·吴又可根据多年的治疫实践，在《温疫论》一书中指出"统论疫有九传治法"。"夫疫之传有九，然亦不出乎表里之间而已矣。所谓九传者，病人各得其一，非谓一病而有九传也。盖温疫之来，邪自口鼻而感，入于膜原，伏而未发，不知不觉。已发之后，渐加发热，脉洪而数，此众所同，宜达原饮疏之。继而邪气一离膜原，察其传变，众人多有不同者，以其表里各异耳。有但表而不里者，有但里而不表者，有表而再表者，有里而再里者，有表里分传者，有表里分传而再分传者，有表胜于里者，有里胜于表者，有先表而后里者，有先里而后表者，凡此九传，其病则一。医者不知九传之法，不知邪之所在，如盲者之不任杖，聋者之听宫商，无音可求，无路可适，未免当汗不汗，当下不下，或颠倒误用，或寻枝摘叶，但治其证，不治其邪，同归于误一也。"强调应该根据病邪部位随证施治，治必求本。在外者使之汗解，在里者宜用吐法或导下，但有些表里俱病，又治其里而表证得解。同时，吴氏又认为治疫以逐邪为第一要义。他认为"客邪贵乎早逐"，"邪不去则病不愈"。其祛邪之治，重视攻下，尤推重于大黄之类的药物，主张"急证急攻"，"勿拘于下不厌迟之说"。盖大黄之类的攻下药物能增进肠道蠕动，促使内毒素的排泄，并有较强的抑菌作用。只要辨证正确，适时应用，是有一定作用的。

治疗"病毒"的方剂较多。临床以黄连解毒汤、银翘解毒丸、达原饮、清瘟败毒饮、普济消毒饮等，疗效较高。

目前国内外通过大量研究，发现了一批对"病毒"有抑制作用的中草药。如广陈皮、桑寄生、淫羊藿、五加皮、浮萍、山萸肉、柴胡、佩兰等对肠道病毒有抑制作用；黄芩、黄连、黄柏、银花、柴胡、贯众、连翘、大青叶、板蓝根、桑叶、大蒜液、含羞草等对呼吸道病毒有抑制作用；多花水仙、接骨木等对乙型脑炎病毒有抑制作用；板蓝根、荆芥、薄荷等对腮腺炎病毒有抑制作用；蒲公英、鸭脚木等对疱疹病毒有抑制作用等等。另外，还发现有些药物如党参、玄参、黄芪、熟地、当归等补气血药，对病毒虽无直接抑制能力，但却能通过加强机体非特异性和特异性防御功能，而达到抗病毒感染的目的。

五、对"病毒"的预防

预防医学一直为中医学所重视。《内经》指出："虚邪贼风，避之有时"。"圣人不治已病治未病，不治已乱治未乱，此之谓也。夫病已成而后药之，乱已成而后治之，譬犹渴而穿井，斗而铸锥，不亦晚乎！"又指出"避其毒气"是防病健身的主要一环。《肘后方》和《小品方》明确的指出，传染病是由"病毒"等传染的，需要严加隔离预防。晋代则制定预防隔离制度，规定"朝臣家有时疾染易三人以上者，身虽无疾，百日不得入宫。"北魏诏令埋葬露尸，隋唐时代曾设"疫人坊"，对麻风病人进行隔离治疗。孙思邈强调"常习不唾地"。巢元方提倡预先服药以控制传染。《养生类纂》指出："屋宇洁净无秽气，不生瘟疫病。"这些都是预防"病毒"感染的重要措施。

我国还首先发明了天花的预防接种，成为世界人工免疫方面的先驱。

由于历史条件的限制，中医学对病原体的认识尚存在着一定的局限性，还不能进行病原生物学的分析研究，这正是现代预防工作者所要努力的目标。

临证诊治经纬

中医治则挈要

中医治则,即中医治疗疾病的原则。对指导临床制定治疗方法、选择方药起着重要的作用。研究治则是为了更好地指导临床治疗,发展中医治疗学。尤其是当今存在着关于中医治则的认识分歧及内容混乱的情况,有必要对中医治则加以探讨。

一、中医治则的基本特征

中医治则是根据中医对疾病的发生发展规律的认识制定的,是在长期临床实践中从反复施行的众多临床治法中总结出来的,是在中医理论指导下形成的。它具有以下特征:

1. 反映中医整体观的理论特点

如"三因制宜"治则反映的是人与自然为一整体,人体本身是一整体的中医整体观,指导临床综合时间、空间与人体等因素以立法施治。

2. 反映疾病的发生发展是病邪与人体正气相互斗争的结果

如"补虚泻实"治则反映了疾病是由于正邪相搏导致的机体内平衡失调,失调的后果要么因邪盛而成"实证",要么因正亏而成"虚证",治疗时对虚证则以补法,对实证则用泻法。

3. 反映中医辨证论治的治疗特点

如"治病求本"治则反映了中医施治重视通过对病变证候的分析,即辨证,求其本质,再针对"病本"采取适宜的治疗方法。

4. 对中医临床治疗有普遍指导意义

如临床对阳虚外感证用助阳解表法,对肝郁脾虚证用舒肝健脾法等。均是在补虚泻实治则指导下制定的。

二、治则与治法的区别与联系

治法,即临床治疗疾病时采用的具体方法。如温肾利水、养阴润肺、

191

宁心安神、助阳解表等法。

1. 治法与治则的区别

①治法必须在治则指导下制定；②治法是针对具体病变采取的治疗措施，治则是对疾病治疗规律的概括；③由于具体病变必然涉及病性、病因、病位，因此治疗方法应反映对病变的病因、病性、病位的针对性。如"温胃散寒"即显示出病位在胃，病性为寒的特点；"祛暑解表"则示病因为"暑邪"，病位在表。而治则是治疗疾病的原则，具有一般指导性，较治法抽象而不具体。如"治病求本"、"三因制宜"等就无法表明所治疗病变的病因、病性、病位等。

2. 治法与治则的联系

治法是构成治则的基础，没有治法，治则的作用也无法体现；治法的选择是在治则的指导下进行的，没有治则指导，治法的运用也会混乱。一般讲，一种治法的确立往往是多项治则指导的结果。如治疗"热结旁流症"，采用清热通腑泻结法，既是"标本缓急"治则的体现，也包括着"正治反治"、"三因制宜"等治则内容。同样，多种治法可在同一治则指导下确立，如补气养血、滋肝养肾、活血化瘀、清肺化痰等法均为"补虚泻实"治则指导的结果。可见，治则与治法的联系是多项综合的，不是单一的。

三、关于治则存在的问题

笔者查阅了国内近年公开出版的 17 种中医教科书以及卫生部中医司颁布的中医自学考试大纲等资料，发现目前在治则方面存在以下问题：①对治则的概念、治法的特征，以及二者之间的区别与联系阐述较少；②各教材所载内容有异，多的列出十条原则，少的仅列出二条原则，内容几乎无全部相同者；③有些治则内容互相重叠，甚至治则与治法内容混淆。这些问题的存在，影响着对中医治则的应用与研究，在一定程度上也有碍于指导临床治疗。

现将各书所载治则内容进行合并归纳，并加以分析、探讨。①治病求本；②三因制宜；③正治反治；④补虚泻实；⑤扶正祛邪；⑥标本缓急；⑦治未病；⑧同病异治，异病同治；⑨知常达变；⑩辨证立法；⑪寒者热之，热者寒之；⑫调整阴阳；⑬调整脏腑机能；⑭调整气血关系；⑮寒热攻补同用；⑯用药不可偏执；⑰实则泻其子，虚则补其母；⑱充分发挥人的主观能动性；⑲局部与整体；⑳饮食宜忌；㉑辨证论治与辨病治疗相结合。

以上 21 项，按照上述关于治则、治法概念的认识不难看出。"知常达变"表达了施治时应具灵活性，"充分发挥人的主观能动性"强调了人在治疗中的作用，但此两条并不完全符合上述治则的基本特征，对治法的确定无具体的指导意义，故不能成为治则。"局部与整体"已寓于"三因制宜"治则中，因时、因地、因人制宜就是从整体上考虑对人体局部病变的治疗。"辨证立法"实际抛弃了治则，直接通过辨证去制定治法，故不能作为治则存在。因治则是辨证与立法之间的桥梁，辨证后应当通过治则来指导制定治法。"用药不可偏执"提出了在治法制定后用药时应注意的问题，作法治则显属不当。"寒者热之，热者寒之"是属"正治反治"治则中"正治"范畴，作法治则显然不妥。"寒热攻补同用"既包含在"正治反治"治则中，又体现在"补虚泻实"治则中，若作治则则与"正治反治"、"补虚泻实"内容重叠，而"调整阴阳"、"调整气血关系"、"调整脏腑功能"等项均属补虚泻实治则。因人体阴阳、气血、脏腑功能失调不外虚实两种，调整的方式非补即泻，三项内容实际与"补虚泻实"等同而共存于治则之中，"实则泻其子，虚则补其母"亦是在"补虚泻实"治则指导下，运用脏腑五行生克关系进行补泻治疗的一种方法，不能作为治则。至于"扶正祛邪"，参照《内经》"邪气盛则实，精气夺则虚"的理论可知，中医的"虚"指正气虚，"实"指邪气实，所以补虚即是"扶正"，泻实即是"祛邪"，为避免内容重叠，二者宜取其一。其他如"饮食宜忌"既不能指导立法，也不能对选方用药施加影响，故不属治则。为什么会出现上述治则内容的混杂现象呢？这主要是因为对治法治则的概念不清所致。依据笔者对治则治法概念的理解，特提出以下七项基本治则，供同道参考。

四、七项治则内容阐解

七项治则为：①治病求本；②标本缓急；③补虚泻实；④正治反治；⑤三因制宜；⑥寓防于治；⑦病证合参。其中"补虚泻实"、"正治反治"，"三因制宜"三项内容明确，各种中医教材与书刊已作了较为详实的介绍，亦为一般从医者所理解，故不赘述。其余各项则有必要予以阐解及相互加以区别。

"治病求本"与"标本缓急"：治病求本是指在治疗疾病过程中，必须研究分析出疾病的本质，给予针对性治疗。如水肿病人，若出现腰痛肢冷，神倦畏寒，面色灰黯，舌质胖，苔白滑润，脉沉细者，其病本在于肾阳衰弱，治宜温暖肾阳，化气行水，可用真武汤。若出现脘腹闷胀，纳减便溏，神倦肢冷，舌淡苔滑，脉沉缓者，其病本在于脾阳不振，治宜温运脾阳化湿行水，用实脾饮等。解决了水肿的根本原因，则可达到水退肿消的目的。而在标本缓急治则指导下，治疗虽然并不一定首先治本，但先治标的目的却在于为治本创造条件，赢得时间，因在某种情况下，标病较急，危及人体生命，既可加重"本"病，又可影响治"本"措施的实行，故此时宜治标而不宜治本，或标本同治。再以水肿为例，若水肿较甚，严重影响机体生理活动及治本方药作用的发挥，临床则宜急用利水消肿法，使水肿暂时减轻，而后再温肾或健脾，采用治"本"法。可见标本缓急是根据临床具体问题具体对待的原则体现治病求本精神的。二者既有联系，又有区别，既不矛盾，又不重叠，故可作为治则共存。

"寓防于治"：此条治则应主要指早期治疗与治疗过程中终止病情恶化与传变的内容，不包括无病预防。因所谓治则即治疗时应遵循的法则，而治疗是在发病之后进行的医疗活动，以针对机体病变的性质、部位、程度而采取相应措施为基本内容。无病何以称"治"呢？预防疾病属于预防学范畴，与治疗学不同，二者不可混淆。之所以不用"治未病"作治则，而用"寓防于治"意即在于局限"防"的含义，强调治疗疾病过程中的"防"。"寓防于治"治则的理论是：人是一个不可分割的整体，某脏腑病变可通过人体整体联系对机体其他脏腑组织产生影响，这种影响有一定的趋向性，如外感疾病有循着机体组织的不同层次逐渐深入的传变趋向，这种传变一方面可能由于疾病自然发展所致，一方面由于误治所致。早期及时正确的施治可能阻止病变的深入与恶化，此即寓防于治治则的内容。姜春华"截断扭转"法，以及《金匮要略》"见肝之病，知肝传脾，当先实脾"的传统治法等即属其临床常用之例。

"病证合参"：辨病与辨证相结合已成为当今中医临床采用的诊治方式。当然，这里的病不仅指西医的病，也指中医的病。一般讲，任何一种病，无论其证候如何变化，但证候性质、特征均可反映出该病的本质内容。治疗时兼顾其病，往往较不兼顾其病施治疗效要高，其实在临床治疗中一般均兼顾其病的。即使采用同病异治，异病同治法则时也是如此。如异病同证时，并不完全同治，而是同中有异，此异即异在对"病"的治疗上。如哮喘、慢性肠炎、心力衰竭等病变，可能都会有肾阳虚的证候，临床可以温补肾阳为共同疗法。但是哮喘尚应纳气，肠炎要固涩，心衰要温心阳以强心，这就是因病不同而同中有异了。同样在同病异证时，根据不同证候采用不同治法时，也因证系同病之证，治疗亦异中有同，此同也同在"病"上。如寄生虫病患者在临床上可表现不同证型，寄生虫为主要矛盾，因此在治疗中必须把辨证论治与祛虫杀虫综合起来，这就是因病相同而异中有同了。尤其是当今开展了中药药理的现代研究，中药治病的药理不断被揭示。如五味子、垂盆草降转氨酶，青木香、杜仲、天麻、黄芩降血压，金钱草、海金砂排除结石，白花蛇舌草、半边莲、半枝莲抗肿瘤等。临床辨证论治的同时，因病适当增入这些针对性强、疗效确切的药物，实践证明是临床治疗的新路子，值得提倡与研究。以上可见病证合参既包括有同病异治、异病同治的全部内容，又符合中医治疗学发展趋势，故病证合参应取代同病异治，异病同治，成为临床治疗应遵循的法则之一。

以上七项治则从不同角度在不同程度上体现了中医整体观，辨证论治的特点，基本上概括了中医对疾病发生发展规律的认识。注重了中医治疗学的特点，并反映了当前中医治疗学的临床应用状况与发展趋势。

气证治血发挥

气是流动于人体内温煦脏腑经脉，推动血液运行，抵御外邪的一种物质，通常称之为正气。所谓气证是指由于各种原因导致正气失常而产生的病证。血证治气，前人论述极详，已成定法，而气证治血则言者甚少。但许多著名医家所创制的方剂中已经自觉或不自觉地运用并体现了这一治则。本文结合文献及临床体会拟谈三个问题。

一、气证的产生及气证治血的理论依据

正气，亦称真气、原气、精气。随其所在部位不同，其名亦异。位于上焦者名曰宗气，位于中焦者名曰中气，位于下焦者名曰元气，位于经络者名曰经络之气，位于五脏六腑者名曰脏腑之气。运动是气的根本属性，而它的运动形式是升降出入。因此，气的生理特性贵通、贵和、贵充。通即畅

达,不通则滞;和即调和,不和则乱;充即充盈,不充则虚。由此可见,气证是气的生理功能失调的病理反映。

气与血相互依存。气之行载于血,血之运赖于气,气滞则血不和,血不和则气益滞。气与血相互资生,血为气之母,血旺则气充,血虚则气亏;气为血之主,气旺则化血有源,气虚则生血不足。气与血相互转化,气可为血,血可为气。故《内经》曰:"血之于气,异名而同类。"气血息息相关,气逆则血乱,气郁则血滞,气虚则血弱,气陷则血下,气温则血滑,气寒则血凝,总之,未有病气而不病血者。

气证治血法则最早见于《内经》。《素问·阴阳应象大论》说:"阳病治阴,阴病治阳。"这句话有两种含义,一是从阳引阴,从阴引阳;二是补阳以配阴,补阴以配阳。《血证论》指出:"人之一身,不外阴阳,而阴阳二字,即是水火,水火二字即是气血。"因此阳病治阴实际上就是气病治血。仲景最先将这一治则运用于临床。如中气不足之小建中,补气与和营并驱;气郁之四逆散,调肝与补血两顾;肾气虚之八味丸,求阳于阴血之上,其后,历代医家多有所发挥。而于此发明最多,阐述最透者莫过于张景岳。他说:"善治气者,能使精中生气","善补阳者,必于阴中求阳,则阳得阴助而生化无穷。"他反对那种阳能生阴,而阴不能生阳的片面认识,指出"《内经》'精化为气',得非阴亦生阳乎?"在他创制的180余首新方中,熟地黄占四分之一以上。景岳阴中求阳的思想于此可见一斑。晚清医家雷少逸之高足程曦、江诚等对这一治则亦有所阐发。《医家四要》说:"气为血之帅,血为气之配。气即病矣,则血不得以独行,故亦从而病焉。是以治气药中必兼理血之药。"

由上观之,气病治血不但有理论依据,而且有历史医家的实践基础,他们均从一个侧面体现了气与血的辨证关系。

二、气证的分类及代表方剂中治血药物的分析

气之生理特性贵在通、和、充。反之,病理上就有郁、逆、虚。故气证可大体分为气虚、气郁、气逆三类。下面将治疗这三类气证的代表方剂中治血及气血双治药物的运用情况列表分析如下。

表5　治疗气证代表方剂中治血及气血双治药物运用一览表

气证分类		方剂名称	药物组成	治血药	气血双治药
气虚	肺气虚	补肺阿胶汤	阿胶、黍粘子、甘草、马兜铃、杏仁、糯米	阿胶	
	脾气虚	补中益气汤	黄芪、党参、炙甘草、当归、陈皮、升麻、柴胡、白术	当归	党参
	心气虚	补心汤	紫石英、茯苓、人参、远志、当归、茯神、甘草、紫菀、麦冬、赤小豆、大枣	当归、麦冬	人参、大枣
	肾气虚	金匮肾气丸	干地黄、山药、山茱肉、泽泻、茯苓、丹皮、桂枝、炮附子	干地黄、丹皮、山茱肉	山药
气郁	肝气郁	逍遥散	柴胡、当归、白芍、白术、茯苓、炙甘草、煨姜、薄荷	当归、白芍	
	肺气逆	苏子降气汤	苏子、半夏、当归、甘草、前胡、厚朴、肉桂、陈皮、生姜、大枣	当归	
气逆	肝气逆	奔豚汤	甘草、川芎、当归、半夏、黄芩、生葛根、芍药、炙甘草、生姜、生李根、白皮	白芍	
	肾气逆	桂枝加桂汤	桂枝、芍药、炙甘草、生姜、大枣	芍药、桂枝	大枣
	胃气逆	麦门冬汤	麦门冬、半夏、人参、甘草、粳米、大枣	麦门冬	人参、大枣

如上表所示，治疗气证的代表方剂中均有治血或气血双治之药。说明古人在遣方用药时已经运用了气证治血法则，现就表中主要治血药物做一概略分析。

当归，为理血之要药。《本草正》说："当归，其味甘而重，故专能补血，其气轻而辛，故又能行血。补中有动，行中有补，诚血中之气药，亦血中之圣药也……凡有形虚损之病，无所不宜。"当归虽为血药，但不限于血证。运用得手，可益气，可行气，可生血，可活血。故一切气证，均可酌而用之。熟地黄，补血生精、滋肾养肝。与当归相比，当归补血其性动，地黄补血其性静。因其味纯力厚，医有嫌其腻膈碍胃而不善用之者。《本草纲目》论："干地黄，姜汁浸则不泥膈，酒制则不妨胃，或用砂仁拌，即可留其纯补之力而祛其腻隔之弊。气虚之证可选用之。"

白芍，养血柔肝，缓急止痛，敛阴收汗。肝秉刚强，无阴液以涵濡则暴戾恣睢。肝郁之证，暗耗肝阴，一味克伐，以刚济刚，反致变本加厉。故肝郁之证，白芍理当首选。而当归主动，白芍主静，二药合用可冀互纠其偏。

党参，健脾益胃，益气润肺。《汤液本草》说："党参力能补脾养胃，润肺生津，健运中气，本与人参不甚相远。其尤可贵者，则健脾运而不燥，滋胃阴而不湿，润肺而不犯寒凉，养血而不偏滋腻，鼓舞阳气，振动中气而无刚燥之弊。"可见，党参乃气血双补之品。气虚必兼血弱，补气兼补血，党参实为理想之药。

通过上述分析，可以概括出气证治血药的一般规律为：一切气证，当归均可选用。气逆酌加牛膝、白芍、玄参等；气郁酌加川芎，白芍、莪术、姜黄、红花等；气虚酌加阿胶、沙参、麦冬、党参、地黄等。

浅论"肝肾相关"及其临床意义

中医学认为：五脏属阴，六腑属阳，阴阳之中又分阴阳。就肝肾而言，肝为阳，肾为阴。《内经》说："腹为阴，阴中之阴，肾也；腹为阴，阴中之阳，肝也。""肝为牡脏，肾为牝脏"，牝牡本指鸟兽的雌雄，古人用以比喻肾肝，因肝以阳为主，肾以阴为主。故叶天士又称"肝为刚脏，肾为柔脏"。按五行学说，肝属木，肾属水，水能生木："肝为风木之脏，因有相火内寄，体阴用阳，其性刚，主动主升，全赖肾水以涵之"。故临床常有"滋肾水以涵肝木"之说，并被后人广泛应用。

在生理方面，肝藏血，肾藏精，精生血，血养精，肾精充足，肝血旺盛，肝脏功能才能正常；肝血充盛，使血化为精，肾精充满，肾脏功能也能正常。若肾精亏损，血乏精化，可导致肝血不足；肝血不足、乏血化精，也可引起肾精亏损。可见二者是互相滋生、依赖和影响的。所以常用"精血同源"、"肝肾同源"、"乙癸同源"之说。

十二经脉分属于十二脏腑，在经络上肝肾也互相联属相通。《内经》云："肾足少阴之脉……其直者，从肾上贯肝膈。"而奇经八脉与肝肾的关系更为密切，冲、任、督脉皆起于"胞中"。督脉的循行与足太阳脉，足少阴脉相通而络属于肾；带脉则从督脉，足太阳脉分出；阳跷、阳维脉也与足太阳脉相通；任脉、冲脉、阴跷、阴维脉则与足少阴相通，这样八脉都与肾相联系。同时，督脉又与任脉相通，与肝经相会于头部。故叶天士在《临证指南医案》中说："奇经之脉，隶于肝肾为多。"后来吴鞠通也说："盖八脉丽于肝肾，如树木之有本也。"强调了肝肾关系及其在人体的重要作用。

在病理方面，常常表现为肝肾之间的阴阳失调或肝血、肾精的亏损。如肾阴不足，不能涵养肝木，则引起肝阴不足，导致肝阳上亢，症状如眩晕目赤、急躁易怒等；肝阳妄动，又可下劫肾阴，形成肾阴不足，症状如头昏耳鸣、腰膝酸软、阳痿遗精。临床肝阴虚和肾阴虚，肝阳上亢和肾火妄动，往往分别同时出现，故肝肾两脏之阴阳常常盛则同盛，衰则同衰。肝血虚和肾精虚亦是如此，并且互为因果。

上述之肝肾关系的理论，用以指导临床，其价值是十分显然的。笔者据以治疗高血压病，则每有应验，现举验案二则以证之。

案一　宋某某，男性，58岁，1980年5月3日初诊。主诉眩晕头胀，如立舟车，旋转不定，烦燥易怒，肢体作麻，失眠多梦，素嗜烟酒，宿有咳喘。诊见面色红赤，脉象弦劲，舌质红，苔薄黄，血压25.3/15.7kPa（190/118毫米汞柱）。此肾阴不足，肝阳上扰，气亢血燥，阳盛风动，气与血并走于上之候，故血压升高。治宜平肝潜阳降压。方拟自制之平潜降压汤。药用：磁石（先煎）、珍珠母（先煎）、炒决明子各30克，天麻、钩藤（后下）、怀牛膝、夏枯草、白芍各12克，干地龙、青木香各9克。5剂后眩晕大减，肢麻好转，血压下降为21.3/13kPa（160/98毫米汞柱）。再投刺蒺藜、野菊花出入其间，25剂后，目眩头晕症状悉除，血压恢复正常，失眠亦见好转，惟咳喘旧恙依然。再宗原方去磁石、珍珠母，加肥知母、马兜铃、夏枯草各9克，以顾其本，而善其后。经几次访问，该病至今未见复发。

案二　陈某某，男性，42岁，1979年9月14日初诊。患者先天秉赋不足，经常自感眼冒黑花，耳鸣如蝉声，头额及后脑胀痛，不能左右顾盼，坐立不宁，精神萎靡，腰膝酸软，多梦遗精，劳动则感头面发热，血压随即升高，脉细数，舌质绛，苔黄腻，血压24.8/14.7kPa（186/110毫米汞柱）。此肝肾素虚，复因烦劳过度，肝肾之阴益耗，风阳上袭，故血压高；又以肝开窍于目主筋，肾开窍于耳主骨，肝肾亏虚故眼花耳鸣，转侧起坐不利；

肾失藏精生髓之职，故神疲梦遗；腰为肾府，虚则腰膝酸软。法当滋肾养肝以降其压。方用自制滋养降压汤化裁。药用：山萸肉、炒杜仲、桑寄生、怀牛膝、泽泻、淫羊藿、巴戟天各 15 克，丹皮、玄参、栀子、青葙子各 9 克。5 剂后头脑胀痛略减，余症同前，按原方再服 10 剂，血压下降为 22.1/13.3kPa（166/100 毫米汞柱），惟头部转侧仍感不舒。原方去玄参、泽泻，加干地龙、臭梧桐、豨莶草各 15 克，再进 30 剂，血压趋于正常，头能左右顾盼，眼花耳鸣大有好转，精神亦振，夜寐见安，腰膝如常，惟夜间有遗精现象。再按上方增制首乌、刺蒺藜炼蜜为丸，以尽全功。服成药 1 月后复查，诸恙均愈。至今 2 年，几次追访，一切正常。

上述二例高血压之所以获得较好疗效，正是以肝肾关系的理论指导临床的结果；反过来从这二则病例的临床治愈，也验证了理论的正确性。

高血压病的发生机制，其病变在肝，根源在肾。而冲任失调，则多为女子高血压病（或症状性高血压）之诱因。盖"八脉隶乎肝肾"，冲任更在其中，肝藏血，肝为女子之先天；肾藏精、精生血，为女子之后天。

现代科学研究证实，在有降压效果的 80 余味中药中，一半以上均入肝经、肾经或肝肾二经。本文所举的两例高血压病，就是根据其病机在肝肾，选药多用降压药中的入肝肾二经者，如磁石、珍珠母、天麻、钩藤、干地龙、制首乌、牛膝、青木香、刺蒺藜、野菊花、丹皮、山萸肉、杜仲、桑寄生、泽泻、淫羊藿、巴戟天、玄参、栀子、青葙子、豨莶草、臭梧桐等。再根据辩证属肝阳上亢者如案一，则重用平肝潜阳降压药；属肝肾阴虚者如案二，则重用滋养肝肾降压药，故能获得良效。

苦参为主治疗乳糜尿

乳糜尿或血尿，同中医的淋浊症候相似。淋为小便淋沥涩痛，因其症状不同，故有气淋、血淋、劳淋、石淋、膏淋之分。浊为小便混浊、溺而不痛，其色或白或赤，白者为白浊，赤者为赤浊，乳糜尿或血尿则又近似五淋中的膏淋和尿浊之症。

一、基本处方及临床应用

苦参 15～30 克　熟地、山萸肉各 25 克　山药 50 克

萆薢 20 克　石菖蒲 10 克　乌药、益智仁各 15 克

上述基本处方对一般乳糜尿症均适用，但临床上还必须结合辨证，随证加减。如见尿混如膏，甚则如涕，溺时涩痛，此为膏淋，当加赤苓、石韦利水通淋；如小溲色红，状如膏糊，淋涩不畅，此为赤浊，当加白茅根、炒蒲黄、琥珀末（分吞），清热止血，活血去瘀；如见小溲混浊，色白如米泔，此为白浊，当重用萆薢，另加煅龙牡以分清固涩，达到填阴固精的目的。

用上述基本处方随症加减，门诊治疗乳糜尿 28 例（服药 5～45 剂，平均 15 剂），除一例因工作调动，情况不明，一例服药中断，疗效不显外，其余患者经查血、尿检均属阴性，恢复了健康。

二、医案举例

案一：方某某，男，成年，1975 年 8 月就诊。3 年前患尿浊症，经医院确诊，系血丝虫引起的乳糜尿。经用海群生治疗后，症状未见减轻，血检仍有丝虫。后转中医以石莲子汤加减治愈，未过 3 月旧恙复萌，仍请原中医按前方治疗 1 月余，未见好转。于 1975 年 8 月来我院诊治，见尿混浊如米泔，小便频数，且有间断，淋漓不尽，食荤及辛辣物病情即加重，腰酸腿软，形瘠神疲，纳呆欠运，脉微弦濡，苔黄腻。经检查：小便蛋白（＋＋＋）、脂肪球（＋＋＋），红细胞 7～8/每视野，白细胞偶见。中医辨证，属脾虚不能运化水湿，下焦蕴郁湿浊，肾气不固，以致湿浊与精液下流而成白浊之症。经上述基本方加白术，煅龙牡服药 10 剂，症情大有好转，原方继服 10 剂，病症痊愈，尿检正常。后又到医院检查，未找到丝虫，3 年后随访未复发。

案二：朱某某，男，38 岁，1975 年 9 月就诊。于 1973 年秋发现小便如米泔，经县医院检查血中有血丝虫，用海群生治疗 3 个月后，尿混转清，复查未见丝虫。1974 年冬季上症又作，复至该县医院以西药治疗，效果不显，血检仍见丝虫。1975 年 8 月来我院就诊，小便化验：蛋白（＋＋＋）、脂肪球（＋＋）、红细胞（＋＋＋），白细胞少许。患者体瘦神倦，腰酸背楚，纳谷寡味，得食腹胀，尿浊如膏，色赤，排尿时涕状黏液堵塞尿道涩痛不易尿出，脉细数，苔薄黄。此为膏淋之症，迁延日久，脾肾两虚。脾主运化水湿、输布水谷之精微，脾虚则气陷，不能运化水湿，迫使湿热下注，致成

淋症。肾主藏精，又为封藏之本，肾虚则约束无权，精不能固，致精液外流，肾热移于膀胱，煎灼真阴，则为膏淋。

萆薢分清饮为膏淋主方，熟地、山药、山萸肉又是益肾健脾之圣药，更有苦参补肾水而制相火，清湿热又能杀虫，这样组方能达事半功倍之效。故用上述基本方，另加白茅根，炒蒲黄，琥珀末（吞服）清热止血，合入赤苓、石韦，以助利水渗浊通淋之功，通则不痛。

患者服药5剂，尿浊减轻，排尿亦畅，已无涩痛感。原方继服5剂，症情好转，去所加之药味，按原方再服7剂，而获全功。小便化验正常，血检未见丝虫，数次追踪观察，未见复发。

三、点滴体会

根据中医理论，引起乳糜尿的原因不外两个方面：一是脾肾不足；一是湿热下注。前者是本，后者属标，本人所拟的基本处方就基于此。它由下述三个方面组成：

1. 主药苦参

因苦参既能益肾养精，又能清热祛湿杀虫，标本双顾，可谓治乳糜尿之要药。历代本草均载其杀虫之功，李时珍说："苦参补肾……治风杀虫"。苦参有无杀灭丝虫的作用，尚待进一步探讨。由本人以其为主治数十例丝虫引起的乳糜尿来看，苦参确有杀灭丝虫之效，因治数例患者，前服多剂中药无效，后加此药即获效机，但这只是个人实践中的管见，仅供参考。

2. 取六味地黄丸中三味补药作基础

其中熟地滋腻补肾，养阴益血；山萸肉止遗精，固浊窍，使阴气不得下流，为关键要药；重用山药双补脾肾，使脾健肾强，以固其本。

3. 用萆薢分清饮温肾化气，去浊分清

方中萆薢利湿清浊；石菖蒲通窍而分利小便；益智仁温补脾肾，固精止泻而缩小便；乌药温肾缩尿，理气散寒，止痛。

以上三组中药相合，则使本方成为治阴虚白浊尿频的主要方剂。

四、消乳糜尿系列方五首

1. 苦参消浊汤

组成：苦参20克　熟地、山萸肉各15克　怀山药、萆薢、车前子各20

克　石菖蒲、乌药、益智仁、炮山甲各 10 克。

功能：益肾养精，清热祛湿。

主治：膏淋，尿浊。症见小便混浊不清，白如泔浆，积如膏糊，腰膝酸软。

用法：水煎温服，每日一剂，早晚二次分服。忌油腻及辛辣饮食。若病程长而体壮者，可加大用药剂量。

加减运用：如见尿混如膏，甚则如涕，溺时涩痛者，可于上方加赤苓、石韦以利水通淋；见小溲色红，状如膏糊，淋涩不畅者，加白茅根、炒蒲黄、琥珀末（分吞）以凉血祛瘀；小溲混浊，色白如米泔者，于上方重用萆薢分清，另加煅龙牡固涩以填阴固精。

方歌：李氏苦参消浊汤，怀山萸肉甲球藏。车前萆薢兼乌药，益智菖蒲熟地黄。此为本方基础剂，膏淋尿浊效偏长。

［按］此为治疗乳糜尿的基本方，用之于乳糜尿证，屡获良效。方中选用苦参为主药，是因该药既能益肾养精，又能清热祛湿杀虫，标本双关，为治乳糜尿之要药。

典型病例：高某某，男 41 岁。1952 年 8 月就诊。尿浊经久，屡治不效，1951 年 6 月经地区医院确诊，系血丝虫引起的乳糜尿，遂用海群生等药物治疗，鲜效，血检仍有丝虫。转邀余诊治。症见小溲混浊似泔浆，日间尿频，淋沥不尽，食荤及辛辣之物症即加重，腰酸背楚，神困肢软，苔黄厚腻，脉象濡数。小便检查：蛋白（＋＋＋），脂肪（＋＋＋），红细胞（＋）。乙醚试验阳性。乃肾气不固，脾失健运致湿热蕴结于下，气化不利，无以分清泌浊，脂液下流而成斯证。予苦参消浊汤益肾养精，健脾渗湿，清热分利三法同进，得药尿清神振，腻苔减退。后随证略加变更，调治 2 月余，即告痊愈。复查血象，未见丝虫。3 年后随访，未见病复。

2. 加减苦参消浊汤

组成：苦参 20 克　怀山药、萆薢、车前子、黄芪各 20 克　石菖蒲、乌药、益智仁、炮山甲各 10 克　翻白草 15 克　琥珀末 8 克（分吞）　白术 12 克。

功能：健脾益气，补肾固涩。

主治：乳糜血尿，脾虚失统型。症见：小溲赤混，甚则血块阻于尿道，溲行不畅，伴体瘦神倦，面色萎黄，纳谷寡味，舌淡，苔薄腻，脉细弱。

加减运用：此型小便出血量多时，可单用翻白草30克煎汁吞服，琥珀末9克，待溲血止再服加减苦参消浊汤，尿道涩痛明显，则加重草薢、车前子用量达30克，以增其分利之功。

方歌：加减苦参消浊汤，方源基础酌更张。偏湿熟地改生地，萸肉酸温亦应删。溲红琥珀加翻白，脾虚增术入芪当。

[按] 本方乃苦参消浊汤化裁所得。方中之翻白草，能止血、凉血、清热解毒。现研究其化学成分含可水解鞣质及综合鞣质，作用于破裂的淋巴管黏膜后使蛋白质凝固，形成薄膜，则乳糜液能按正常的淋巴道流至血液中。其收敛之性可使血液凝固，达到止淋止血作用。

典型病例：吴某某，男，39岁。病作年余，屡治罔效。1974年经县医院检查血中有丝虫，确诊为乳糜尿，用海群生治疗4月有余，尿混转清，血中丝虫消失。1974年因劳病复，再用原药治疗无效。遂求诊于笔者，予见其面白神疲，乃断其必为病困日久，果诉久为小溲混浊不清而苦不堪言，现不但小溲色混，且有血块堵于尿道，排尿不畅，腰酸背楚，纳不知味，舌质淡，苔薄白腻，脉细而无力。先予翻白草30克、车前子20克二味煎汁，吞服琥珀末6克，以清下止血治其标。药服3天，溲血已止，再用加减苦参消浊汤加煅龙牡以健脾益气，补肾固涩，调治其本。药服7剂，腰酸痛减，尿混见清，排尿得畅。惟纳谷仍欠馨香，增鸡内金健脾和胃。调治月余，竟收全功。10年追踪，病未复发。

3. 加味草薢分清饮

组成：草薢、乌药、益智仁、车前子、射干、苦参、翻白草各15克，炮山甲9克。

功能：清热利湿，分清化浊。

主治：乳糜尿湿热蕴结型。症见：小溲混如米泔，置之沉淀似絮，心胸痞满，口渴，舌苔黄腻。

用法：（1）同草薢分清饮服法。

（2）阴虚患者服用本方，注意中病即止，不宜久服。

加减运用：出血较多加炒蒲黄、琥珀末；热象明显、口渴欲饮，上方加黄芩、知母。

方歌：加味草薢分清饮，苦参翻白台乌灵。益智固精能缩尿，车前利水又通淋。射干除热兼蠲毒，山甲疏经络亦清。湿热蕴藏宜炙服，乳糜尿祛效如神。

[按] 是方由萆薢分清饮加味所得。方中射干、翻白草不仅清热解毒之功颇佳，且具消肿、抗菌等综合消炎作用，有利于淋巴组织慢性炎症灶的消除。

典型病例：张某某，男42岁。1989年6月20日初诊，小便混浊如米泔1年有余，曾经检查乙醚试验阳性，血中未找到丝虫。服中西药治疗，鲜效。而今病发于恣食膏粱厚味之际，小溲色混，置之沉淀如絮，大便偏稀，日行2次，心胸痞满，食欲不振，口渴不欲饮，舌质红、苔黄腻、脉濡数。尿检：蛋白（＋＋），脂肪球（＋＋＋），红细胞（＋＋），白细胞少许。复查尿乙醚试验仍为阳性。此因湿热搏结于下，州都之官气化不利所致。投予清热利湿，分清化浊之剂。方宗加味萆薢分清饮出入（萆薢15克，乌药10克，车前子10克，射干10克，炮山甲12克，石菖蒲15克，苦参15克，翻白草15克，黄芩9克）水煎温服，并嘱其善事珍摄，暂禁油腻。7剂服后，小溲转清，心胸觉舒，唯脾气尚未全甦，纳不知味，口渴依然，前方增白术12克，知母9克以醒脾清热，徐图其本，调治2月，症除病愈，康复如初。

4. 消浊固本丸

组成：山萸肉12克、怀山药20克、粉丹皮12克、续断15克、熟地黄15克、黄芪20克、白术12克、甘草9克、苦参、射干各15克。

功能：益肾健脾，补虚固涩。

主治：乳糜尿迁延日久，肾虚不固，湿浊未尽。症见小便混浊，淋漓不尽，腰酸腿软，身疲乏力，烦热口干，遇劳加重，舌红脉细。

用法：上药共研细末，炼蜜为丸，每次6～9克，每日2～3次，温开水送服，亦可水煎服，用量按原方比例酌减。

方歌：李氏消浊固本丸，山药地黄丹续和。燥湿苦参须重用，射干清热酌增多。健脾术草芪升陷，萸肉补肾逐病魔。

[按] 本丸药是在效方的基础上蜜制而成。制成丸剂后服用方便，易为患者接受。

典型病例：凌某某，女，45岁。1988年10月3日初诊。尿浊10年，经久不愈，遇劳病发，终无绝期。近因家务劳甚，引发宿恙。诉小便色浑，淋漓不尽，腰膝酸软，神疲乏力，烦热口干，舌质红，少苔，脉细。尿检乙醚试验阳性，尿蛋白少许，红细胞（＋）。此乃肝肾两亏，日久劫阴，湿热未净，虚实错杂之证。拟与益肾健脾，育阴清热之剂（黄芪，川草薢、怀山药各15克，丹皮、续断、生地、萸肉各12克，射干10克）10剂服后，尿浊十去七八，但腰酸神疲依然。患病日久，正气馁虚，草木奏功非易，予以自制固本消浊丸缓图，可冀入其佳境。半月后复诊，诉小便转清，腰已不酸，精神大振。复查尿乙醚试验阴性，尿常规检查亦属正常。原法应手，毋须更张，再服本丸巩固，患者至今未发此病。

5. 乳糜食疗汤

组成：薏苡仁、芡实、红枣、芹菜、荠菜、怀山药、莲子

功能：健脾补虚，清热渗湿。

主治：乳糜尿，脾虚湿热型。症见小便混浊如米泔，面色不华，腰酸。

用法：熬粥吃，或当菜肴，或煎汤服。

方歌：苡仁芡枣乳糜疗，尿浊脾虚效更高。芹荠煎汤当水饮，清除湿热病邪消。怀山莲肉敖成粥，长服养生胜醴醪。

[按] 食疗汤对乳糜尿有一定的辅助治疗作用，经用于临床多例，与不食此汤的对照组相比，疗效提高明显，病程缩短，特列出以示同道。

典型病例：王某某，女，35岁。1989年8月5日初诊。素体瘦弱，劳则尿混，已历多年。近因家务操劳，又不慎饮食，旧恙复萌，小便混浊，时如泔浆，时如炼脂，眠食俱废，神疲乏力，面容憔悴，舌质淡，脉沉细。余以此为肝肾不足，湿热下注故见小溲色混也。病久质亏，其证神疲腰酸，面容憔悴。当拟健脾益肾清热祛湿以冀标本兼顾。投之苦参消浊汤。苦参、山萸肉、怀山药、车前子、草薢、益智仁、菖蒲、熟地、乌药。并嘱其将苡仁、芡实、红枣熬成粥吃。3顿皆炒芹、荠二菜。7天后复诊，诉小溲转清，神振纳增，唯腰酸如故。患者上班无暇，熬药不便，乃嘱其遵乳糜食疗汤意日日熬粥饮，餐餐炒菜吃。如此善后调理，1月后形体渐丰，病告痊愈。随访1年，疗效巩固。

论"痹"与"痿"

痹病和痿病是临床上常见、多发并严重影响健康的疾病。早在《内经》一书中，就有两病的记载。《素问》各设专篇，较系统地论述了两病的病

因、病机、症候、辨证、治疗原则、治法及预后。《内经》虽有痹、痿分论，但历代典籍，亦见痹、痿合称之处。古代文字学著作，如《说文》称："痹，湿病也。痿则称痹疾"，即认为痿属痹的范围。《汉书·哀帝纪》注痹痿之意，称"痿亦痹病也"。历代医学文献也常痿痹并称，并有痹病传痿之说。如《素问·玉版论要》云："搏脉痹躄。"《太平圣惠方》专载治痹痿方。《儒门事亲》有痹病传痿之说的记载："肌痹传为脉痿，湿痹不仁传为肉痿，髓竭足躄传为骨痿。"明·吴昆在《医方考》中正式提出痹痿合论。此后清·张璐《张氏医通》、吴鞠通《医医病书》、曹伯人等的医案均见痹痿合称之论。

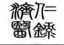

考之临床，相当于中医痹病范畴的进行性系统性硬化症、皮肌炎、类风湿性关节炎等病，和相当于痿病范畴的多发性神经炎等病，都同时表现出痹痿两病的特征。鉴于两病在病位、病因病机、辨证施治等方面多有相同，症候也错杂互见，难以截然分开，历代医籍虽见有痹痿合论，但均不全面，本文拟详细论述，明其异同，以指导临床辨证施治。

一、痹病痿病的概念及范畴

从古至今，多数医家及医书称痹、痿为"痹证（或症）和痿证（或症）。"证"反映的是疾病某一阶段病理变化的本质，"症"是机体病理变化的外部表现。而"病"是从总的方面反映人体机能和形质异常变化或病理状态的诊断学概念，是对某种疾病矛盾运动全过程的综合概括，这种过程往往具有一定的独立性和比较规则的演化发展轨迹，且在演化发展的过程中表现为若干相应的证候。鉴于此，本文称为"痹病"和"痿病"。

1. 痹病的概念及范畴

笔者在《痹证通论》（安徽科技版）一书中，概括古医籍"痹"字的含义主要有四：一指病名。痹作为病名，即痹病。它有广义狭义之分，前者是一切痹的总称，泛指病邪闭阻肢体经络气血和脏腑所致的各种痹病，包括肢体痹、脏腑痹、食痹、喉痹、耳痹、胸痹、血痹等；后者是指人体营卫失调，风、寒、湿、热等外邪侵袭人体，或日久正虚，内生痰浊、瘀血、郁热，正邪相搏，使肌肤、血脉、筋骨、关节经络闭阻，气血运行不畅、失于濡养，以肢体疼痛、酸楚、重着、麻木、肿胀、屈伸不利或红肿灼热甚则僵直变形，累及脏腑为主要临床表现的一类疾病总称，包括肢体痹和脏腑痹。

二指体质。是指不同体质的人易于罹患不同类型痹证的潜在倾向性，如"阳气少阴气多的寒盛体质患痹证"之说。《金匮翼》就热痹的体质云："脏腑经络，先有蓄热，而复遇风寒湿气客之，热为寒郁，气不得通，久之寒亦化热则痛痹翕然而闷也。"三指症状或感觉。如：喉痹发不出声音，耳痹示听不清声音等。四指病因病机。痹作为病机，表示脏腑气机郁闭或经络气血阻闭不行，所谓"痹者，闭也，以血气为邪所闭，不得通行而病"、"五脏六腑感于邪气，乱于真气，闭而不仁，故曰痹。"现代医学所称的风湿热、风湿性关节炎、类风湿性关节炎、强直性脊柱炎、硬皮病、皮肌炎、大动脉炎、骨性关节炎、坐骨神经痛、肩周炎、系统性红斑狼疮等相当于痹病。

本文讨论重在肢体痹。《金匮要略·中风历节病篇》所称之白虎历节，以及《慎斋遗书》所称这鹤膝风等均属此范畴。

2. 痿病的概念及范畴

痿作为症状，表现为软弱无力或萎缩，甚至功能丧失。痿作为病名，即指痿病，是指筋脉弛缓，软弱无力，不能随意运动，甚则肌肉萎缩的一类疾病。痿病也有广义与狭义之分，前者包括肢体痿、阳痿、肺痿等，后者即指肢体痿而言。现代医学所称的重症肌无力、肌营养不良、急性脊髓炎、周期性麻痹、多发性神经炎、小儿麻痹证等相当于痿病。

本文仅讨论肢体痿，因其以下肢痿废为多见，故又称之为"痿躄"。躄就是下肢软弱无力，不能步履之意。明·龚廷贤《寿世保元》又称之为"软风"。

二、痹、痿合论的基础

痹痿合论的基础，主要可概括为四个方面。

1. 体质内虚是患痹、痿病的共有因素

历代论患"痹"、"痿"证之内因，多以虚而论，认为致痹成痿的主要原因是正气不足。医籍记有"元精内虚、三气所袭，不能随时祛散，流注经络成痹"。景岳说："痿……则又非尽为火证……因此而败伤元气者亦有之。元气败伤则精虚不能灌溉，血虚不能营养，亦不少矣。"痿证之虚多是阴血不足，肺热叶焦，《内经》皆言五脏虚热，张介宾认为痿证总由真阴虚脱。他说："诸痿者皆在阴分，亦总由真阴虚弱，精血亏损，故三气得以乘

之而为诸证。"所以阴虚是痹痿共有的潜在发病因素。

2. 淫气客袭由不达致不荣是痹痿病的类同病机

邪气客袭，指痹证主要是遭受风、寒、湿、热等邪气的侵袭，并各以其时而重感。外伤瘀血也是患痹的一个因素，其病理机制为外邪痹阻客于五体，气血壅滞而不达，营卫之气不能和调于五脏，洒陈于六腑，脏腑不荣而内舍之。

内热成痿是病之本。然《证治汇补》记有"痿夹标"所夹有湿热、痰湿、血瘀、食积、痢后痿等。《景岳全书》说："有渐于湿，以水为事，发为肉痿。"《证因脉治》记有外感痿证，并别列风湿痿软、湿热痿软、燥热痿软等，以症、因、脉治分述颇为详尽。《叶选医衡》说："夫皮毛筋脉三痿为内因，而骨肉二痿又属外感。"《医学入门》提出："五痿旺时病易安"，随各症旺月调补则易。《儒门事亲》曰："痿之作也，五月、六月、七月皆其时也。"可见淫气客袭、发病各应其时、气血壅滞不达、精血不能灌溉营养、脏腑不荣实为导致二证之类同病机。

3. 痹久成痿是痹痿病程发展规律

体质因素是决定痹痿证型的内在条件之一。阳气多，阴气少，病气胜相类同。痹久成痿是从病程长久方面说明二病的统一基础。《证治汇补》谈痹久成痿说："虚之所至，邪必凑之。邪入皮肤血脉，轻者易治。留连筋骨，久而不痛不仁者难治。"辨其病始所感淫气以湿热为同。当现肌肉痿弱，瘦削枯萎之时，病已久矣。邪入五体久则内舍五脏。五体痹、五脏痹，与痿躄、筋痿、脉痿、肉痿、骨痿、五脏痿等以病入部位分类，二者是一致的。

医籍中记有：痿躄之病，为热邪久留，津液消耗致肺叶枯萎。肉痿为久居湿地而成。或说：大的经脉空虚，发为肌痿，最后变成脉痿。骨髓空虚致骨痿是肾水不能胜火、煎熬日久而成。筋痿是内伤精气所致，等等。邪气侵入皮、肉、脉、筋、骨的五体痹，经脏之俞腑入五脏六腑，均是病邪久稽肌表，然后内舍五脏六腑成脏腑痹证。从以上发展的一般规律不难看出久痹成痿的含义。

4. 治则与治法的共同性

治痿独取阳明。《三因极一病症方论》说："诸治痿法，当养阳明与冲脉，阳明主胃，乃五脏六腑之海，主润宗筋，束骨以利机关。冲脉者，诸经之海，主渗灌豁谷，与阳明合养于宗筋，会于气冲，属于带脉，络于督脉……治之，各补其荣而通其俞，调其虚实，和其逆顺，至筋脉骨肉各得其旺时，病乃已矣。"

笔者在《痹证通论》中提出治疗痹病的主要治则，治痿亦常用之。其法则是"通"为主，但多配以外治法。该法可直接对病灶发挥作用，然久病不得捷取，宜用综合方法。内服药主"通"与"补"，辅以外用药、针灸、推拿、按摩、自身功能锻炼等。通法可去其邪，补法可扶其正。这是痹、痿二证的共同有效治法。

三、痹病痿病的鉴别

从历代医籍论述可知，痿症发病可因久痹而致，痹、痿可分但不可强分，二者常同病或转化。

笔者认为，可通过病变外观的形、色变化，寸口脉与遍身诊脉选择脉位的比较，患部的感觉及对各种刺激的反应来辨证分析。

1. 对痿痹疼痛的看法

（1）有谓："痹证均有疼痛"其实不然，疼与不疼主要反应所受淫气与病位之不同，与邪正关系相关。《素问·痹论》说："痹，或痛，或不痛，或不仁，或寒……痛者，寒气多也，有寒故痛也。其不痛不仁者，病久入深，营卫之行涩，经络时疏，故不通，皮肤不荣故不仁。"又如肌痹有"肌肤尽痛"，也有"在于肉则不仁"的相异症状。

（2）有曰："痿证肢体关节一般不痛"此也不全然。《橘泉传》示痿亦有痛。《汪石山医案》就成功治愈一例"痛痿"，并说"人只知痹痛而痿不痛，但此案由于热多筋急而作痛。"《慎斋遗书》记有："痿有风痿之别，痛则为风，不痛则为痿"，"盖痛为实，不痛为虚。"可见古籍痿证中关于痛的记载每常有之。

2. 痿痹脉象的诊察

《明医指掌》论痿证之脉说："痿因肺燥，脉多浮弱，寸口若沉，发汗则错，足痛或软，专审于尺，滑痰而缓，或沉而弱。"《素问·邪气脏府病形篇》说："肺脉微缓为痿……脾脉缓甚为痿厥，微缓为风痿……肾脉微滑为骨痿……。"医籍记有："风湿寒气合而为痹，浮涩而坚，三脉乃备。"诊其自微涩在寸口，而关上小紧血痹也。"总之痹痿辨脉，应注意诊脉方法。

笔者曾用寸口诊脉与遍身诊脉，选择脉位对比诊治痹痿，通过辨脉可察感为何邪及邪之浅深，病之转归以识别痹痿。

3. 肌肉萎缩分证

痹证后期，由于肢体关节疼痛，不能运动，肢体长期废用，亦有似痿证之瘦削枯萎。应注意肌肉萎缩的部位、程度、局部形色、运动障碍等情况，综合分析以辨痹痿。

4. 筋脉拘急与弛缓的认识

《景岳全书》论痿证云："经曰湿热不攘，则大筋软短，小筋弛长。软短为拘，弛长为痿。"此《内经》言筋病之概，乃举隅之谈，以启人自反耳。有言痿多肢体筋脉弛缓，痹多筋脉拘急亦未必然，当知于痿痹之外，瘛疭等病亦有拘急、弛长者。应得《内经》之意，以分辨寒热燥湿虚实。

四、痹病、痿病的病位

痹病的范围相当广泛。按其病变部位，则分为皮、肌、筋、脉、骨五体痹。有关痹病临床表现的阐述，《素问·痹论》记载：皮痹表现为"在于皮则寒"、"为不仁"、"隐疹"；肌痹表现为："肌肤尽痛"；筋痹表现为"筋挛节痛、不可以行"、"胁满"、"屈不伸"；脉痹表现为"血凝而不流"、"骨痛"、"骨重不可举、骨髓酸痛"、"卷肉缩筋、肋肘不得伸。"

对于痿病的阐述，历代医书记载不少，然均未逾越《内经》之藩篱，即将痿病分为皮、肌、筋、脉、骨五痿。其皮痿表现为"皮虚弱急薄"；脉痿表现为"枢折挈，胫纵而不往地"；肉痿表现为"渴，肌不仁"；筋痿表现为"筋急而挛"、"颈筋急"、"不能久立"；骨痿表现为"腰脊不举"、"精时自下"和"坐不能起，起则目无所见"。

综上所述，痹、痿两病虽名殊，但是病位相同，都是表现于皮、肌、筋、脉、骨的症状，而且症状多有相同，诸如皮痹与皮痿，筋痹与筋痿等。

五、痹病、痿病的病因病机

疾病的发生总是由一定因素所导致，而疾病一旦形成，就必须有其一定的发展演变规律。痹、痿病也不例外。

1. 营卫不和

营气属阴而"营行脉中"，卫气属阳而"卫行脉外"。营气和卫气协调运行，不失其常，则"分肉鲜利，皮肤柔润，腠理致密。"若禀赋营阴不足，则卫阳失去濡养而不固，营卫不和，皮毛空疏，腠理不充。此时稍有不慎，冲寒冒雨，或居处卑湿，或露卧当风，则外邪乘虚而侵袭人体，痹着经络，遂致气血运行不畅，发为痹病，或体失濡养而发为痿病。所谓"营气虚则不仁，卫气虚则不用，营卫俱虚则不仁且不用。"巢元方亦云："人腠理虚者，则由风湿气伤之，在于肌肉之间，血气不行、则不宣，真邪相击，在于肌肉之间，故其肌肤尽痛……若伤诸阳之络，阳气行则迟缓，而机关弛纵筋脉不收摄，故风湿痹而复身体手足不随也。"总之，营卫不和，轻则致痹，重则致痿。

2. 气血不足

气主温煦，血主濡润，五脏六腑，四肢百骸，肌肤筋骨，皆赖气血之温养才得以发挥正常的生理功能。若机体失血未复，或久病不愈，耗伤气血，或产后血虚，或劳累过度暗耗气血，或脾胃虚弱，气血生化不足，则会导致气虚失于温煦，充泽腠理，血虚而上下内外络脉俱虚。百体不受气血温养则发为痿病，气血虚则外邪随乘则发为痹病。正如《内经》所云："血气皆少则无毛，有则稀枯悴，善痿厥足痹。"

3. 脏腑功能失调

藏于体内的肝、心、脾、肺、肾五脏，必有形于外。五脏的生理功能正常，则五体得养，筋骨健强，肌肉满壮。若七情内伤，劳逸过度，或饮食不节等影响脏腑功能，使脏腑气血阴阳偏盛偏衰，机体的平衡健康状态不能维持，则可发生痿病。外邪随虚而入，或内生毒邪，则可发生痹病。

（1）肝与痹痿　肝为藏血之脏，调节着全身的血液分布；主疏泄而调和畅达全身气机，推动血液和津液的运行；在体合筋，主全身肌肉关节的屈伸运动。"食气入胃，散精于肝，淫气于筋。筋赖肝血滋养。肝血充足，肝气调达，则筋膜得养，肢体活动轻健自如。若魂伤恼怒，肝郁火旺，耗伤阴血，筋失濡滋，则肢体不荣而成痿，即"肝气热……发为筋痿"；或不荣则痛，筋痛麻木，屈伸困难，痉挛拘急发为痹；或再感外邪，而"风寒暑湿之邪入于肝，则名筋痹"。

（2）脾与痹痿　脾与胃为人后天之本，共同主管饮食物的消化、精微的吸收输布和饮食及糟粕的传送，为气血生化之源。全身的肌肉，人体的四肢有赖于精微物质的供养，才能维持其正常的功能活动。若饮食不节、嗜食膏粱厚味或思虑过度而伤脾；或素体脾弱，而致脾失健运，清阳不升，精微不布，四肢不充，日久则肢废不用。如《素问·太阴阳明论》云："四肢皆禀气于胃，而不得至经，必因于脾，乃得禀也。今脾病不能为胃行其津液，四肢不得禀水谷气，气日以衰，脉道不利，筋骨肌肉，皆无气以生，故不用焉。"这里指出了痿发于脾胃的病理机制。此外，脾气不足，营卫之气因之生化乏源，卫气不能温煦肌肉腠理，充泽皮肤，六淫之邪乘虚袭入肢体也可发为痿病，如华佗云："脾者肉之本。脾气已失，则肉不荣；肉不荣则肌肤不滑泽；肌肉不滑泽，则腠理疏，则风寒暑湿之邪易为入。故久不治则为肉痿也。"另则，脾为温土之脏，喜燥恶湿。脾不健运，则水谷不化，反生湿痰，湿痰内生，最易招引外湿侵袭人体，阻闭经络，气血循行不畅而发痿病。

（3）肾与痿躄　肾主藏精，精能生髓。人体腰以下为肾所主，只有肾中精气充盈旺盛，才能滋养骨骼使之强壮。若素体不惜，嗜欲无度，或禀赋不足，精伤气耗，髓乏化生之源，则骨骼失其滋养而骨软无力，且以两下肢为多见。"冬三月，此谓闭藏……逆之则伤肾，春为痿厥"就说明了肾精流失而致痿的病机。另一方面外邪可随虚而乘袭人体，发生痿病。正如龚信所云："由元精内虚，而为风寒湿三气所袭，不能随时祛散，流注经络，入而为痹。"现代医家朱良春先生根据多年实践，亦认为痹之邪入机体与肾关系至为密切。因肾为一身阳气的根本，"卫出于下焦"，卫阳益疏，屏障失调，邪则乘虚而入，而机体无力抗争祛之外出，阻碍气血阴阳对肌肤筋骨的温煦濡养，正虚邪滞，发为痹病。

（4）肺与痿躄　肺为主气之脏，调节着全身的气机，其位居上焦，为华盖之脏，"上焦开发，宣五谷味，熏肤、充身、泽毛，若雾露之溉，是谓气。"肺在体合皮，肌表是人体抗御外邪入侵的屏障，卫气循行其间，肺主气属卫，因此肺司其气。肺主持治节则腠理皮肤固密，抗御外邪侵袭的能力就强，反之因久病重病或过度悲伤导致肺气耗伤，则气不布津，水谷精微亦不能被布散到肌表，四肢百骸失于濡养而发为痿躄。所以吴氏云："肺主气，气者万物之父，肺者五脏之天，所以出纳天地冲和之气，而百骸资始者也。肺病百骸失其天，而无以资始矣，故令人手足痿躄。"肌表因气虚而防御外邪能力下降，六淫外邪则因之而袭入人体，阻闭经络血气而发为痹病。若素体阴津亏乏，虚火上炎，或七情内伤，情怀不畅，郁火内生，热邪内炽，灼津耗液，致肺热叶焦，无津以布，亦发痿躄，如清·费伯雄所云："诸痿起于肺。肺气空虚，金不伐木，肝火郁结，大筋短缩，小筋弛长，故成痿症。"

4. 外感六淫

六淫之邪不仅可致痹，而且可以导致痿病的发生。如李杲云："盖湿热相搏，而风热郁而不得伸，随着于有形也……或生痿，或生痹。"邪之袭人，经络阻闭，气血运行则为之不畅甚或不通则痛而发为痹病，或气血运行不通肢体失却濡养则发为痿病。

（1）外感风寒湿　若居处卑下潮湿，或涉水淋雨，或气候变化冷热交错，长期反复如此，则风寒湿之邪侵入机体，经络为郁闭，气血因之运行不畅，邪着不解，痹病乃发，或肢体失却气血濡养发生痿躄。六淫为痹病的病因，这已成为众医家的定论。而六淫为痿病的发病原因，今人提之甚少，其实除《内经》所云湿热之邪致痿外，秦皇士在《症因脉治》和张锡纯在《医学衷中参西录》中亦都明确指出风寒湿热是致痿之因。

（2）外感湿热　雨湿淫溢，湿邪侵入人体郁久化热，湿热交阻，经络气血运行不畅，形成湿热痹；或邪气蒸脾，流于四肢形成湿热痿。

饮食不节，或饮食辛辣肥甘，损伤脾胃，酿湿化热，浸淫经脉，水谷精微不得输布至四肢百骸，而致肢体失却濡养，症成痿废。如明·方谷云："痿之一症全在湿热……热伤于气，在气不能舒畅其筋，故大筋软短而为拘挛者矣。湿伤其血，则血不养筋而筋不束骨，故小筋弛长而为痿弱者矣"。

5. 七情失调

喜、怒、忧、思、悲、恐、惊七种情志变化，是机体对外界事物刺激的正常反应，但过度或长期反复的某一情志变化，却会影响其脏腑的气机，影响人体的正常生理平衡状态。同样，七情失调也是痹、痿病的原因或诱因。"凡人七情过用，则亦能伤脏气而为痹""神伤思虑则肉脱，意伤忧愁则肢废，魂伤悲哀则筋挛，魄伤喜乐则皮槁，志伤盛怒则腰脊难俯仰"。李用梓亦说："惟喜怒劳色，内藏虚耗，使皮肤血脉肌肉筋膜骨髓无以运养，故致痿躄。"诸说均认为痹、痿病可因情志失常而发生。

6. 痰浊、瘀血

痰浊和瘀血都是机体在致病因素作用下的病理产物，又可成为新的致病因素作用于机体，使机体发生新的病理变化。由于饮食不节，或过食生冷、膏粱厚味或饥饱无度，损伤脾胃，水谷不得生化为机体所需的精微物质，反而聚湿生痰，或疾病日久，邪阻络脉，气血津液运行不畅；或因正虚，气血津液运行迟涩，痰瘀内生；或跌仆闪挫外伤、术后产后等导致瘀血停留体内。一旦体内形成痰瘀，则滞留局部，机体抗御外邪的机能愈趋低下，易感外邪，从而痰瘀与外邪交结，内外相援而导致痹病的发生，或肢体因痰瘀的阻碍而失于气血津液的濡养而发生痿病。李中梓论痿说："血瘀痿者，产后恶露不尽，流于腰膝，或跌仆损伤，积血不清，四肢痛而不能运动也。"赵氏对痿躄的治疗也证明痰瘀为致病因素。此外在痹、痿病程中，尤其是在久痹、久痿中致病因素的作用和脏腑功能的失调可以产生痰和瘀而使痹、痿病夹痰夹瘀，有人曾论述痹病日久不愈"必有湿痰败血瘀滞经络"。

近年来随着医学科学的发展进一步证明痹、痿存在着共同的病理基础。有人从 72 例格林—巴利综合征（GBS，相当于中医的痿病）甲皱微循环观察到：GBS 急性期全身微血管痉挛，口径变细、袢数减少、畸形增多、长度缩短而血流缓慢，红细胞聚集，提示微循环障碍是 GBS 的病理改变的重要原因之一，也就是说痿病存在瘀血的病理。陈氏采用红外热相仪，观察到矿泉浸浴后类风湿性关节炎患者热相图中甲皱温度低于正常人，提示微循环障碍，这说明痹病也存在着瘀血的病理。现代医学所称的循环免疫复合物等概念类似于中医病理学中所称的痰浊概念。有人检测 43 例重症肌无力患者和 50 例正常人的循环免疫复合物（CIC），结果发现重症肌无力患者的 CIC 明显高于正常人（P < 0.01）。也有人报道了 58 例重症肌无力患者的循环免疫复合物测定，发现其阳性率为 92.3%，而正常人的阳性率为几乎为零，表明重症肌无力患者 CIC 水平明显上升。系统性红斑狼疮（SLE）在病变过程中可出现类似中医痹病阶段，有人报道了 30 例 SLE 患者 CIC 非常明显高于正常值（P < 0.01）。诸如此类报道，说明痹、痿均存在着痰浊、瘀血病理因素。

以上论述了营卫不和、气血不足、脏腑功能失调、七情失调、外感六淫及痰浊瘀血等在痹、痿发病中的各自作用。然而人是一个有机的整体，生理上脏腑气血营卫密切相关，病理上则也相互联系。气血不足、外感六淫可致营卫不和、七情不调可致脏腑功能失常，而脏腑功能失调又可致气血不足、痰浊瘀血内生，痰浊、瘀血又可夹杂在痹、痿病的发展过程中，其

215

病机常复杂多变而非单一。

对于痹病来说，非感受六淫而不为病，外感六淫在痹之发病中占重要的作用，风寒湿热均是常见的致病因子。由于人之禀赋不同，遗传易感性有异，脏腑偏盛偏衰有别，因而不同的人感邪后会发为不同的痹病。然"邪之所凑，其气必虚"、"风雨寒热不得虚，邪不能独伤人"，营卫不和、气血不足、脏腑功能失调是其发病的内在因素。从总体上看，痹病以外感六淫正虚不足为多见、痹久者才以正虚为著，但仍存在邪毒因素。病机所涉及的脏腑以肝脾肾为主。

对于痿病来说，以湿热淫邪致痿较多，而且非外感六淫也可致病，其强调的更是内因的作用。痿病的本质是体失濡养，肢体营养的供奉全赖内脏的化生，所以脏腑功能失调、正虚是痿病发病的主要病机，病机涉及的脏腑又以肺脾肝肾为主。

痹、痿两病共同的病理特点均以正虚为本，常是内、外因相合所致。脏虚是两病的内在因素和根本原因；外感六淫是其外在条件；气血不足、营卫不和、痰浊瘀血既是致病因素，又是病理结果；七情不和是影响内脏功能的直接原因。

六、痹病、痿病的辨证施治

1. 辨病

痹病以肢体、关节、筋骨及肌肤的疼痛、酸楚、重着、麻木、活动障碍为主要临床表现，各痹的共同特点表现为不同程度的疼痛和肢体活动障碍。痹病呈反复发作和渐进性发展，病程一般比较缓慢，多数患者起病并不明显，部分患者开始发热、咽红痛、口渴、汗出、全身不适、脉数、继之出现关节症状。疾病的发展常由外而内、由表入里。

痿病以肢体软弱无力，功能活动障碍，肌肉萎缩为主要临床表现，各痿均以软弱无力为特征。内因引起的痿病，常形成缓慢，多逐渐发展成肢体的痿软消瘦；外因引起的，则起病急，常突然出现肢体痿废，且多见于温热病中或病后。

痹病和痿病之间，一般都以有无肢体疼痛作为鉴别要点。痛者为痹，不痛为痿。清代医家翁藻云："痿病手足痿软而无力，百节纵缓而不收，通身不痛。痹病通身肢节疼痛，或四肢拘急。"但是痹和痿都是筋脉皮骨肉的病变，二者的临床表现常相互错杂，难以截然分开。痹病过程可见有痿病之症，如清·沈金鳌云："痹本气闭不通，或痛或痒，或手足缓弱。"《中藏经》亦说："肉痹之状，其先能食而不能充悦，四肢缓而不收持者是也。"临床所见类风湿性关节炎患者，日久气血渐耗，痰瘀深痼，不仅表现为关节的疼肿，还见有肢体关节的无力、肌肉软弱萎缩等症。再如坐骨神经痛，多同时并见下肢无力，久则肌肉萎缩等症。再比如皮肌炎疾病，在表现肌肉疼痛为主症时，也见有肌肉无力。有人在对 32 例皮肌炎患者的中西医结合治疗中，观察到肌无力最普遍，约占 59%，且 40% 的人有肌萎缩。也有人在 135 例皮肌炎报告中，得出肌无力占 74.8%，肌痛占 69.63%。痹病日久也可以转为痿病，《圣济总录》云："痹害于身其为疾也，初若无足治，至其蔓而难图，则偏废弗举，四肢不随。"金·张子和亦说："肌痹传为脉痿，湿痹不仁传为肉痿。"另一方面痿病也可以见痹病症状，如多发性神经炎表现为肢体远端弛缓无力、肌肉萎缩的同时亦见有疼痛。据有关报道有用马钱子散可治愈痹病，也有用此治愈痿病。以药测证，痹、痿两病存在着同样的病机，现代医家也提出痹痿同病的观点。

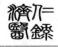

2. 辨证

痹与痿相比较而言，痹多实，痿多虚；痹必有风寒湿侵袭才成，痿非外感亦可致；痹多寒而痿多热；痹多湿而痿多湿热。痹合痿病多为病情加重，有正虚存在；痿合痹病多夹实邪。二病初起多为邪实，久则正虚，或久病入络，湿聚为痰，血涩为瘀，而成虚实夹杂之候。

3. 治疗

一般而言，治痹以攻法为多，而治痿补法多用。痹病的治疗应根据正邪的盛衰、标本的缓急以及邪之偏盛而采取先攻后补，或先补后攻、或攻补兼施以及急则治其标祛邪为主，缓则治其本扶正为主的原则。具体治法有：祛邪常用祛风、散寒、利湿、清热、化痰、祛瘀等法，扶正常用益气血、补肝肾、健脾胃等法，舒筋通络为通用治法。痿病的治疗应分清外感与内伤，确立祛邪与扶正法的使用。再者，应辨明脏腑病位，有的放矢地用药，尤其是注重从肺、脾胃调治。肺是水之上源，职司治节，其功能若雾露之溉，润养他脏，而胃为阳明，是"五脏六腑之海，主润宗筋，宗筋主束骨而利机关"。

由于痹病和痿病的病位、病因病机等多方面有相同之处，因此临床治疗也多有相通。比如舒筋通络之法，不仅用于治痹病，也常用治痿病，因为经络是气血循行的通路，经络闭阻乃痹病病机，而痿病肢体活动减少，经络易于瘀滞或积血不消，影响气血的运行，可更致筋骨失却濡养，关节不利、肌肉萎缩。"治痿独取阳明"是强调从脾胃着手，或健脾胃，或清湿热以治痿，并重视脾胃功能的健运，时时顾护胃气。而治痹也要重视治脾，因为无论风、寒、热邪都需夹湿邪方可致痹，而风可聚散，寒可速温，唯以湿邪害人最痼，脾虚生内湿最易招引外邪入侵，攘外必先安内，治湿必治脾。因此前贤有人认为"风寒湿痹虽证在经络……补气以培脾虚……乃治本之法。"治痿常用滋阴润肺法，而后人在对吴鞠通治痿研究中得出，吴氏治痿的一个显著特点就是重视治肺。治痹多用风药，然而治痿亦不拘于用风药。补益肝肾是治痹、痿的共同法。痹、痿常同时为患或转化，则必须治痹不忘治痿，并防其转为痿，而治痿的同时亦不忘治痹。

4. 分型论治

（1）湿热型

［湿热痹］关节或肌肤疼痛，得冷稍舒，局部红肿灼热重着。

［湿热痿］肢体痿软，身体重着，或麻木微肿，足胫热气上腾，首如裹，面壅肿。

［共同表现］发热，口渴饮不多，烦闷不安，小便黄赤，舌质红，苔黄腻，脉濡数。

［治则］清热利湿，通利经络。

［方药］二炒丸加味（根据邪之偏盛而加味应用）

（2）风湿型

［风湿痹］关节肌肉酸痛，重着无定处，肌肤麻木不仁，恶风。

［风湿痿］小筋弛长，手足瘫痪、痿弱不能举动，皮肤不仁，关节重痛。

［共同表现］舌质淡红，苔薄腻，脉浮缓。

［治则］祛风除湿。

［方药］风湿痹用羌活胜湿汤；风湿痿用苍防五皮饮。

痹病常是风寒湿复合致病，其风胜者，以关节游走性疼痛为特点，用防风汤；湿气胜者，以关节重着而痛为特点用薏苡仁汤；寒气胜者，以关节疼痛剧烈为特点，用乌头汤；风寒湿之气偏胜不明显者，用蠲痹汤。在此基础上再根据病的部位而分别加用引经药以增强疗效。

（3）燥热型

[燥热痿] 手足痿软，不能行动，口燥唇焦，皮毛干枯，脉洪大而数。舌质红，少苔，脉细数。

[治则] 滋阴润燥。

[方药] 滋燥养荣汤。

单纯的燥热痹证较少见，但热痹或日久化热者可表现燥热阴虚证。

（4）气血两虚型

[痹病表现] 关节肌肉酸痛无力，时轻时重，活动后加剧，病程较久。

[痿病表现] 病后或产后失血后，肢体痿软无力。

[共同表现] 体质瘦弱，面色萎黄，气短乏力，头眩自汗。舌质淡、苔薄白，脉细。

[治则] 补益气血。

[方药] 八珍汤。

（5）肝肾亏损型

[痹病表现] 关节肌肉疼痛甚或变形，筋脉拘急，屈伸不利，肌肤麻木不仁，形体消瘦。

[痿病表现] 起病缓慢，下肢痿软无力，甚至步履全废，腿胫大肉渐脱。

[共同表现] 腰膝酸软，头晕目眩，发落耳鸣，遗精遗尿，月经不调，舌红少苔，脉细。

[治则] 滋补肝肾，强筋健骨。

[方药] 虎潜丸。

（6）脾胃虚弱型

[痹病表现] 关节肌肉疼痛肿胀，全身乏力，四肢困倦，纳食不香，面色萎黄，舌质淡或胖嫩。

[治则] 健脾益气，化湿和中。

[方药] 芪术苡苓汤。

痿病表现：肢体痿软无力，食少，腹胀，便溏，面色萎黄无华，气短，神疲乏力，舌质淡，苔薄，脉细。

[治则] 补益脾胃。

[方药] 参苓白术散。

（7）痰瘀型

［痹病表现］久痹，肌肉疼痛，痛定不移，关节肿胀变形，屈伸不利，肌肤紫暗，痰核硬结。

［痿病表现］久痿，肢体痿软无力，肌肉萎缩，肤有紫斑。

［共同表现］外伤史，舌质紫暗，苔白腻，脉细涩。

［治则］活血化瘀，化痰通络。

［方药］桃红四物汤合二陈汤。

以上虽然列出痹、痿病的各型证治，但痹病以外感证多见，久痹则表现虚证或虚实夹杂证，而痿病以虚证较多。痹转为痿者多病机复杂，邪实的同时并见，气血脏腑不同程度的亏损。二者在临床上可多证同见，而且痹痿常同病，所以临证应灵活变通，辨证施治。在治法上除用内服药外，还应结合外治法，如药物的熏洗、熏蒸、敷贴、针灸、按摩、气功、药物的穴位注射、离子透入疗法等。综合疗法是治病的可靠途径。

七、痹病、痿病的预后及护理

痹病初起，病邪轻浅，多为实证，较易获愈；病程日久，则全身状况差，而且可以转为痿，或与痿同病，使病情更为复杂；反复发作则病邪深入筋骨、血脉，痰瘀交结，关节变形，功能障碍，不能自由活动，甚或损害内脏，出现心悸怔忡、腰膝酸软、遗精等，则预后差。痿病初起实证者，及时而多方面的正确治疗则可望痊愈；初起就是虚证以及老年患者，则预后差。虚证日久病情迁延，较为深重，治疗效果差，功能恢复也较困难。总之痹易治而痿难疗，两病初起易治而病久难痊。

痹病发作期，全身症状明显者，应以静为主，适当卧床休息。痹病的稳定期和痿病均应以动为主，坚持主动锻炼与被动锻炼结合，尤其对痿病主动活动差的病人，更应勤换体位，局部按摩以防褥疮的发生。两病均应避免寒湿侵袭，勿淋雨涉水触冒寒露，居室寝卧之处应清洁干燥、通风、保持空气新鲜，防止跌仆外伤。饮食应进高蛋白、高热量、易消化的食物，勿偏嗜膏粱厚味而宜清淡，以免伤脾生湿酿痰，并可适当配合食补疗法。在生活上还宜清静寡欲，保护肾精。长期服药者宜汤丸间服。减轻病人的精神负担，帮助树立治愈疾病的信心，争取亲属的配合，增强治疗效果。总之要从多方面调整患者脏腑机能，助长正气，驱除病邪，直至尽快康复。

痹证诊治的思路与方法

痹证，是由于风寒湿热等外邪侵入人体，闭阻经络，气血运行不畅而致。临床表现以肌肉、筋骨、关节发生疼痛，重着，麻木不仁，屈伸不利为主，或有关节红肿灼热，或骨节肿大挛缩等证。

一、痹证的诊断与分类

痹证的临床诊断并不困难，只要根据上述病变组织部位及临床表现特征，一般医生均能诊断无误。但是中医诊断痹证，并不是停留在某病人所患系"痹证"，还必须弄清其"痹证"之原因如何？属什么性质，这是一个难点，且与中医辨证用药关系甚为密切。下面就谈谈个人关于痹证诊断的思路问题。

痹证的诊断与其分类有密切的关系。中医临床进一步确诊某病人所患痹证属何痹。意在认定该痹属于何类。因此弄清痹证分类相当重要。

《内经·痹论》关于痹证的分类主要有三：按病因分类有因风、寒、湿三邪所致之行、痛、着三痹；按五体病位分类有皮、肌、脉、筋、骨五体痹；按五脏病位分类有心、肝、脾、肺、肾五脏痹。三种分类互相联系，密不可分。以病因分为三痹而言，其每一病因所致痹均将在一定部位体现，如行痹，其痹在皮抑或骨，在肌抑或肉等。若以病位五体痹而言，其痹又有属行痹抑或属痛痹，而与病因相关等。因此，《内经》所谓三痹、五痹之说，其旨在阐明诊断痹证要从病因、病位及脏腑等诸方面加以考虑。目前，临床上多注意从病因去诊断痹证，虽有一定意义，但不够全面，易使医生习惯地从祛风、胜湿、除寒等方面选方用药，对部位常欠考虑。笔者认为病因诊断固属重要，病位诊断也不可忽视，因药物作用的部位有其一定的特点，只有明确痹证的病因病位，方能恰到好处地组方用药，即在针对病因用药的同时，结合参入对某局部疼痛有特异作用的引经药物。如上肢用片姜黄、桂枝；下肢用独活、怀牛膝等。处方中应结合选用止痛、除胀、活络等药。另外，在诊断痹证时，还应与痿证相鉴别。痿证以肢体痿软不用，肌肤消瘦为特点，关节一般不痛，这是鉴别的要点。

由于痹证的形成非单一之因，故其症状也表现为多个部位症状的综合，这给临床诊断为何种痹证，带来了困难。那么怎样把握诊断关键呢？虽说痹证的成因及部位是多因素、多位点的，但总是有其偏重之处。如病因就有偏风、偏湿的临床表现，病位则有以骨或皮肤为主之异，症候则有酸痛、胀痛、刺痛、红肿热痛，关节肿大、畸形等不同，临床需抓住主证，参考辅证，方可做出明确诊断。

为简化诊断，笔者主张应先分寒热（因痹有寒，热两大类），而后再据此分为寒痹偏风型、偏湿型及单纯寒型、热痹偏风型、偏湿型及单纯热型。

热痹的主证为关节肌肉红肿热痛，其痛及皮、及骨，轻按重按，均不可耐，运动障碍，得冷则舒，舌质红，苔黄厚干，脉数。偏风者则骨节间似风走窜，有许多关节的病变，恶风，汗出，舌质红，苔薄黄，脉浮数；偏湿者则关节肿大较多见，按之痛剧，下肢为甚，活动障碍明显，舌质嫩红，苔黄厚腻，口渴而饮水不多，口黏口淡；单纯热型则无偏风、偏湿的症状，而出现一派纯热症状。

寒痹的主证为关节肌皮触之冰冷，疼痛部位较深，喜按打叩击，关节活动障碍，特点是体位变换之初均不利，畏寒、关节疼痛得热则舒，纳少便溏、舌质淡白、苔薄白、脉沉弦缓。偏风者则恶风，遇风刺痛，疼痛走窜不仅限于骨节间，还在关节周围皮肌部，舌质淡白，苔薄白而干，脉缓；偏湿者见骨节皮肤酸胀疼痛，疼痛部位似以肌肉为主，舌质淡白，苔薄白而腻；单纯寒型则无偏风、偏湿的症状，而出现一派纯寒症状。

以上主要从五体局部及舌脉谈及寒、热痹及其偏风或偏湿等不同类型的主要症状，除此之外，临床还当结合全身情况以辅助诊断。例如，治疗关节痹证还需要对各病型作进一步分析论证，如同一病型有时贯彻始终，但有轻重及时间长短，关节有无畸形，涉及皮肉筋骨脉情况如何，是否牵涉内脏、出现五脏病变等。总之，诊断既有相对固定化，又有不断变化，既需从总的大的方面区别归类，又应对局部症状条分缕析，以应不变中之变与变中之不变等多种情况，为适应复杂多变的病情变化，施治既要有相对固定的主方主药，又要善于针对局部症状之异而加减变化。如仅将治痹证药物罗列堆砌，有时也难以取得预期的效果。近几年对治痹药研究较多，诸如雷公藤、川草乌、乌梢蛇、白花蛇等，有的医者则每人必用，每方必用，但因未能辨明证属何痹及何阶段，如此虽有可能治愈一二例患者，但若欲提高诊治水平则难上难矣。

笔者曾治一65岁的男性，系退休工人，西医诊断为类风湿关节炎。初用强的松等激素可控制病情，近年来则病情加重，关节冷痛，呈游走性，涉及皮肤，喜叩打，面黄黝黑微浮，蹲下则难立起，站立则难坐落。舌质偏暗，苔薄白而干，脉弦缓等。曾服用一年轻中医之中药约70余剂，自诉未有任何改变。细观所服之方，皆系雷公藤、川草乌、二蛇以及温肾活血化瘀之品等。笔者经细察，属寒痹偏风重型，故以阳和汤合蠲痹汤加减，虽未用雷公藤、川草乌、二蛇等，但却3剂痛减，5剂病除。后询年轻中医组方之由，其曰：温肾药有类激素样作用，用之可增强患者所服强的松的作用，而雷公藤等药药理证实可祛风湿，抑制变态反应，做组方亦用之。该医生仅注重辨病用药而忘了辨证用药，结果疗效不佳。可见治痹证时诊断要细，要深入，不能仅仅诊知病情属痹即可。辨病一定要与辨证相结合，发挥中医特色，著名中医学家施今墨很重视痹证的诊断，曾治一蒙古族妇女，患者关节疼痛发热，曾屡进羌活胜湿汤、独活寄生汤之类，疼痛非但未减，反而越来越甚，日夜叫号，痛苦万分，而发热迄不少退，施氏视其唇舌焦裂，脉象洪数。参以症候，诊为"热痹"，随予紫雪丹3克顿服，疼痛少止，故一日2次紫雪丹，每次3克，号叫渐歇，热亦见退。连服紫雪丹60克之多，发热头痛均愈。后予理气活血药调理。施老认为，初治者不知热痹之理，循例屡进辛燥祛风之药，火势日燔，血气沸腾，致症有增，临证当注意之。

二、痹证的治疗

关于痹证的治疗，应采取内治与外治相结合的办法。现在一般对痹证外治法有忽视的倾向，笔者认为在内治的同时辅以适当外治，对疾病的缓解、痊愈将有很大裨益。

1. 内治方药

首先应胸有大法，笔者很欣赏张石顽所论："行痹者，痛处行而不定，走注历节痛之类，当散风为主，御寒利气仍不可废，更须参以补血之剂，盖治风先治血，血行风自灭也；痛痹者，寒气凝结，阳气不行，故痛有定处，俗称痛风是也，当散寒为主，疏风燥实仍不可缺，更须参以补火之剂，非大辛大温不能释其凝寒之害也；着痹者肢体重着不移，疼痛麻木是也，盖气虚则麻，血虚则木，治当利湿为主，祛风散寒亦不可缺，更须参以理脾补气之剂。"张石顽的论述提示了治疗时不仅应重视痹证成因中的"杂气合至"特点，还应注重从人体内脏功能、气血功能入手，综合施治，以助祛除邪气。但这只指一般情况。遇特殊情况，在一定的时间内可攻其一邪为主。如上述施案，仅以紫雪丹清其气，再理气活血而病愈。

笔者发现，痹证很难在近期内完全病愈，故治疗时应以某方为主，大法基本不变，辅药随症加减，以体现变中不变、不变中有变的特性，守方守法是相当重要的，切不可主方大法变动不息。我常针对痹证的每一证型，确定大法主方。

热痹，以白虎汤为主。偏热者多用白虎桂枝汤加地骨皮、丹皮、丹参，偏风者多用桂枝芍药知母汤加羌独活、豨莶草、威灵仙、当归、川芎，偏湿者多用苍术白虎汤加黄柏、山栀、防己、木瓜、白术、茯苓等。

寒痹，以桂枝附子汤为主。偏寒者加巴戟天、补骨脂、仙灵脾、片姜黄等；偏风者，以桂枝附子汤合蠲痹汤加减，其中必用川芎、当归、丹参；偏湿者则用桂枝附子汤合防己黄芪汤加细辛、苍术、白术、山药等。

临床中病人最感痛苦的，是病灶局部的痛酸等感觉异常，在祛除痹证病因的同时，适当加入止痛、止酸药物，不仅可解除病人痛苦，还可增强患者愈病信心，主动配合治疗，上述组方中，可适当加香附、没药、泽兰等。若关节周围组织酸痛不适时，用雷公藤较好，该药对肌肉筋脉疼痛的缓解效果，明显优于骨节间疼痛者。

若出现皮肤瘀斑，关节周围结节等证时，往往说明存在瘀血症状，应适当增以活血之品，亦可另服活血方剂，可与治痹方药交替使用。

对痹证偏风者，川芎一药不可缺。因该药为血中之气药，可行血而风灭，又有祛风作用，疗效较好。中医治法中有通因通用、塞因塞用、寒因寒用、热因热用之反治法。我认为还应有如川芎祛风行血之"行因行用"法，痹证偏风则疼痛游走不定，可谓行因；川芎作用行而不守，可谓行用。川芎"行因行用"有利风邪的祛除。

痹证后期，常见筋脉失荣，或骨节僵硬拘急，或骨节肿大畸形。一方面可能因邪伤日久，而久服辛温燥烈之品，伤阴耗气致使筋脉骨节失荣；另一方面可能因邪痹日久，气血瘀滞，络道受阻，病损筋骨，失去气血濡养。此时即宜注意养阴柔筋。尤其宜从滋补肝肾之阴着手，以六味地黄汤、一贯煎等方药加减进治，亦宜择用活血祛瘀、软坚化结之品以舒筋活络、祛瘀通络。

痹证服药，时间最好是晨初起与睡前各服一次。因痹证患者运动障碍以晨起为著，其疼痛夜间为甚。晨晚分服中药，意在病作前及时截治，有利于药物作用的发挥，控制病情的发展。

2. 外治方法

痹证多在四肢关节筋脉，外治药物可直接对病灶发挥舒筋活血止痛的作用，且此类药辛温香窜，可加强局部气血活动，又有助于内服药物作用的发挥。现介绍几种外治法以供大家选用。

（1）巴豆饭外敷法　取巴豆（干品）10～15克，捣烂成泥，加入适量热大米饭混匀，置塑料布或芭蕉叶上敷于患处（以不烫伤皮肤为宜），用纱布绷带或其他布条固定即妥（注意：时间不超过8～10小时；过敏性皮疹可服抗过敏药，以睡前服为好；洗净配药食具及工具以免中毒。据笔者经验，塑料布与中药易起化学反应，造成皮肤损伤，且药力不易透过。当以纱布、芭蕉叶之类为好）。

（2）止痛擦剂　生半夏、生南星、生川乌、生草乌各30克，用50%酒精500毫升浸泡一周后，以脱脂棉擦肿痛处，每日2～3次，功用：止痛、消肿（不可内服）。

（3）熏洗法　水蓼50克、透骨草20克、川芎25克、炙麻黄20克、桂枝15克、羌独活各30克、冰片3克、香白芷9克、葱白40克、生姜10片、将前七味加水3升，待煮沸后15分钟加入后四味。再待5分钟连药带汤一并倒入大口茶缸中，将茶缸四周用棉絮包裹保温，缸口对准疼痛部位熏蒸（用毛巾将缸口四周封好，勿使漏气，以耐受为宜），约半小时，每日一次，本方可开毛窍、发腠理、逐风湿、通经活络。

（4）解痛药棉　肉桂、附子、川乌、大黄、当归各12克，半夏、白芷各9克，地龙、僵蚕、白芍、乳香、没药、木香、川芎、独活、秦艽各6克、细辛3克，共研细末，用高粱酒调如薄糊状，加生姜汁，用脱脂棉浸透，晒干或烘干。将浸透晒干的药棉，外包纱布一层，左右两边用松紧带套在关节上或其他痛处。对四肢关节疼痛效果最佳。

（5）外用通药　当归、穿山甲、皂刺各15克，透骨草30克，桂枝、桃仁、红花、三棱、莪术各20克，川草乌各10克共研粗末，装入纱布口袋，加水蒸1小时，取出后稍放片刻，用干毛巾垫于痛处，将蒸药布包放于毛巾上，置半小时左右，每晚1次，每副药可连用4~6次。

还有针灸，发泡等等方法，临床可选择使用。另外，加强体质锻炼，注意环境冷暖，防止外邪侵袭，对预防痹证的发生有一定作用。

辨治顽痹四法

"痹"者，痹阻不通之意。痹病乃为风、寒、湿三气杂至而成。顽痹是痹病屡发不愈，形成肢体关节变形，难以屈伸，步履艰辛，甚则卧床不起，肌肉瘦削，身体尪羸者称之。吾用四法辨治取效颇佳，现概而论之。

1. 顽痹从虚辨治

俗称"久病必虚"。久痹邪深，相应内脏受累。顽痹病程演变复杂，论其外因，不外风、寒、湿、热等外邪侵袭；内因则责之于五体相合的脏腑、经络、肢体功能障碍。顽痹形成与正气不足，禀赋体质，脏腑气血之分布关系密切。气血虚弱，阴阳失调，这是顽痹发生的先决条件。

从虚辨治，凡阳虚体质患者应从脾肾论治；素体阴虚则要肝肾同治；气血虚弱多气血双补。辨阴阳、气血、禀赋体质的偏颇是从虚辨治的关键。

2. 顽痹从瘀辨治

顽痹发病，虽始因外邪侵袭，邪阻经络，气血瘀滞不通，经络久痹，气血不达，不能荣养肢体亦是发病重要因素之一。正所谓："元气既虚，必不能达于血管，血管无气，必停留而瘀。"然顽痹之瘀，乃多虚瘀。法当以补气活血着手。

3. 顽痹从痰辨治

古人多说："顽痰怪症"。顽痹亦多有痰浊内蕴。此痰，一是因气血瘀阻日久，生理津液转化成病理之痰浊；二为久痹，脏腑受累，功能失调痰从内生。治痰应着重于治生痰之脏，当健脾化痰通络。脾为生痰之源，脾健则湿祛痰化瘀通。

4. 痹痿同病从肝肾辨治

痹病、痿病名殊但多类同。古今医籍痹痿合论撰文颇多，临床上痹痿同病亦很常见。凡痹痿同病，多有阴虚体质的内在倾向性。顽痹转痿当有肌肉瘦削，痿弱不用的临床表现。无论是痹痿同病或由痹转痿者，素体阴虚乃为其潜在的发病倾向。其治法又当以培补肝肾为主。肝肾同源、精血

226

同源、乙癸同源等都是指肝肾二脏相互滋生、依赖和影响的关系。故顽痹与痿病同时存在的阶段，应重治肝肾，取效满意。调理肝肾治愈多例痹痿同病，进一步说明了痹痿同病与阴虚体质的内在发病关系。这是运用辨质论治取效的案例。

5. 验案举隅

李某某，男，19岁。两下肢进行性痿软载余。宿恙"关节炎"。近出现两下肢痿弱无力，步履艰辛，下肢始常疼痛，曾诊为痹病。经用化湿通络之法治疗疼痛减轻。但两下肢肌肉渐见萎缩，经各种生化、病理检查诊为"进行性肌营养不良"，属中医痿病。舌苔黄，舌质红，脉细弦。服用多种维生素、激素等西药治疗无效，今求诊于吾。治痿不拘泥于独取阳明，此痹病转痿，痹痿同病，故拟用益肾养肝，舒筋活络之法。方用虎潜丸加减。

肥知母10克，黄柏10克，干地黄12克，虎骨（缺），怀牛膝12克，锁阳10克，炙龟板10克，杜仲10克，当归10克，白芍15克，鸡活血藤各15克

此方以怀牛膝、锁阳、杜仲、龟板益肾强筋骨；当归、乌药养血柔肝；知母、黄柏、地黄滋阴清热；鸡、活血藤补血活络。服药廿余贴，药符病机，诸症好转，肌萎控制，行走稍得力。再守原轨损益，用知柏地黄丸内服，以巩固疗效。

急黄诊治经验

黄疸是以目、身、小便黄为主症的一种常见病症。《卫生宝鉴》将黄疸分为阳证、阴证两大类。后世多称"阳黄"、"阴黄"。急黄多指阳黄中的急重症。

论阳黄之病因，皆因湿从热化，熏蒸于肝胆，致胆汁不循常道、熏染肌肤而发病。故急黄治疗大法当以清热利湿为主，投药再据湿、热之轻重而化裁。

1. 退黄经验方"灵茵退黄方"

灵茵退黄方是治疗各型黄疸的基本方。其组成是：

威灵仙15～30克　茵陈蒿30～60克　大黄（后下）9克　龙胆草9克

全方以威灵仙，茵陈为主药，两味药的配伍规律是药量比例1比2。威

灵仙性味辛咸温、有毒。性猛急，走而不守，能宣通十二经络，以走窜消克为能事。凡积湿停痰、血凝气滞诸实之证皆宜之。临床报道治急性黄疸型传染性肝炎效佳，实为治黄之要药。

茵陈性味辛苦凉，善利胆、利尿、退黄。《别录》曰："茵陈治通身发黄，小便不利，除头热，去伏瘕。"二药配伍，寒温并用，消利合剂。

佐以大黄苦寒攻逐之品，泻热毒、破积滞、行瘀血。配龙胆草苦寒清泻肝火，并擅长清湿中之热。与主药相伍可泻热之中湿。四味共剂，实可温清消咸宜，共奏利胆退黄，解毒分消之功。

2. 审病求因，辨病分型，施治灵活

退黄验方，变通灵验。辨病分型，加减如下：

凡因胆石症致黄疸酌加芒硝（冲服）9克、枳实10克、生鸡内金12克、金钱草60克、以软坚化石、荡除积秽。

凡胆道蛔虫而致黄疸：验方中加用苦楝根皮10克、乌梅30克、槟榔10克、玄胡索10克以增强驱蛔安蛔，解痉缓痛之功。

凡胆道感染致黄疸，验方中酌增金银花20克、蒲公英20克、丹皮10克、黄芪20克、香白芷10克以利解毒清热，托毒排脓。

因肝炎所致黄疸，酌加贯众10克、平地木10克、板蓝根12克、虎杖10克、荔枝核10克、以养肝护肝，排除病毒。本方睡前服用较佳，此乃取"人卧血归于肝"之理，以利药达病所，吸收利用。此类患者还应注意休息和隔离。

3. 案例举隅

案1　杨某某，男，40岁，1984年5月17日初诊。

胃脘部阵发性绞痛3天，黄疸发热1天。纳呆，脘痛乍痛乍止，痛则汗出，拒按。痛甚则吐，呕吐蛔虫1条。目睛微黄、小便短赤，大便干结、苔黄腻、脉滑数。已服颠茄片等治疗未愈。现发热38.5℃，查肝功能示：黄疸指数略升高，余正常。

中医诊断：阳黄（湿热内蕴）胃脘痛（虫居胆道）

西医诊断：胆道蛔虫合并感染。

治则：清热利胆、驱蛔缓痛。

药用：威灵仙15克　茵陈蒿20克　大黄（后下）9克　龙胆草9克
金银花20克　蒲公英20克　苦楝根皮12克　玄胡索10克　乌梅30克

细辛 3 克 每日 1 剂，水煎内服。

进上方 3 剂后黄疸已退、痛失、热平、神爽、大便调。唯纳差、脘痞，再拟和中理气之剂调补中州而愈。

案 2 朱某某，男，29 岁，1991 年 7 月 20 日初诊。

面目肌肤黄染 4 天。神疲乏力，纳差欲呕，厌油腻，溲黄便结，苔黄腻，脉滑数。体温 38℃，查肝功能示：总胆红素、谷丙转氨酶升高，乙型肝炎表面抗原阳性。

中医诊断：黄疸（急黄）

西医诊断：急性黄疸型肝炎

治则：疏肝利胆，清热祛湿。嘱：休息、隔离。

药用：灵茵退黄方加贯众 10 克，板蓝根 12 克，平地木 10 克，虎杖 10 克，荔枝核 12 克。药进 5 剂，肌肤见淡，呕止，热退身爽，食欲渐增，余恙同前。仍守原轨加猪苓 9 克，守方半月，复查肝功，各项指标基本正常。稍以和胃之品善其后，月余体健，恢复正常工作。

案 3 吴某，女，30 岁，1991 年 9 月 20 日初诊。

右胁痛甚 3 天伴面目黄染。右胁胀痛，拒按，纳差呕吐，溲黄便结，苔黄腻舌红，脉弦滑。B 超查示：胆囊结石（泥沙样）。

中医诊断：阳黄（肝胆湿热）。

西医诊断：胆石症。

治则：清热利胆，软坚缓痛。

药用：灵茵退黄方加金钱草 60 克、枳实 10 克、生鸡内金 12 克、芒硝（冲服）9 克。

患者为 30 岁女性，形体丰腴，症实体壮，验方中加用通降之品，药后 3 帖，颇符病机，痛失、黄退。再守方守法，改投丸剂服用月余，B 超复查，胆石已除。并嘱节制饮食，随诊年余，未再复发。

小儿急惊风临证浅识

惊风为儿科常见病证。惊是惊厥，风是抽风。凡病而出现惊厥抽搐者统称为惊风。临床一般分为急惊风和慢惊风二类。其中以热性、急性病引起的急惊风尤为多见。慢惊风多由急惊风经久不愈，病邪留连，真阴耗损，虚风内动而致。此处重点讨论急惊风。该病多罹患于 1 ~ 4 岁的婴幼儿，以发病急、变化快、死亡速为其特点。古人有"小儿疾之最危者，无越惊风之证，吉凶反掌，变生瞬息"之说。现对该病的因、机、症、治探讨如下：

一、病因病理

幼儿为稚阴稚阳之体，血气未充，神气未实，脏腑娇嫩，腠理不密，易受内外病因袭扰，每因外邪侵袭，惊恐刺激，痰积食滞而发生急惊风证。根据古人经验，结合本人临床实践，认为本病病因病理大体有以下四点：

1. 外邪感染　吴鞠通认为六淫之邪皆能致痉。孙思邈说："乘马远行，当沐浴更衣，然后方可近于婴儿，否则多为天吊急惊之候。"钱钟阳说："步履粪秽之气，无使近于婴儿，令儿急惊风搐也。"这说明不正常的气候变化和外邪感染是导致急惊风的重要途径。盖小儿腠理不密，卫外功能薄弱，护理不慎，易为外感之风寒，侵犯太阳之表，循经脉由表入里化热，内传心包，引动肝风，而导致发热惊厥。或口鼻吸入温热疫毒，毒热内闭经络孔窍，可突然出现壮热、抽风、神昏谵语等症。

2. 内脏气血不和　《千金要方》云："少小所以有痫病及痉病者，皆由脏气不平故也。"《巢氏病源》说："小儿惊者，由气血不和，实热在内，心神不定，所以发惊。"盖气血调和，百病不生，气血失和，不能濡养筋脉，致肝风内动，而发抽风惊厥。

3. 痰火积滞　《景岳全书》说："急惊者，阳证也，实证也，乃肝邪有余，而风生热，热生痰，痰热客于心膈间，则风火相搏，故其形证急暴而痰火壮热者是为急惊，"盖小儿消化机能较弱，若喂养失宜，容易造成乳食积滞，郁积肠胃，阻碍气机，郁久生热化火，火能生痰，痰火激动肝风，闭塞清窍，酿成本病。

4. 大惊卒恐　《医宗金鉴》说："急惊风一症，有因目触异物，耳闻异声，神气散乱而生者……。"盖婴儿神气怯弱，痰热尤多，偶受外界强烈刺激。如忽见异物，耳闻异声，或不慎跌仆等暴受惊恐，都可引起急惊风症。

二、临床证候

小儿急惊风的主要临床证候是突然高热惊厥，烦躁不安，神识昏迷，目直视或上转，摇头弄舌，咬牙龂齿，面部或四肢肌肉强直或阵发性痉挛；久之，则见大量出汗，二便失禁，呼吸微弱，节律不整，皮肤爪甲青紫等。正如《婴童百问》说："急惊之候，牙关紧急，壮热涎潮，窜视反张，搐搦颤动，唇口眉眼眨引频动并口中热气，颊赤唇红，大小便黄赤，其脉浮数洪紧，盖由内有实热，外夹风邪，心经受热而积惊，肝经生风而发搐。"《小儿药证直诀》亦说："小儿瘛疭不定，翻眼戴睛，状如神祟，头目仰视，手足抽掣，如鱼之上钩，故曰天钓，甚者爪甲亦青。"古人根据临床实践将小儿惊风扼要地归纳出"四证八候"。"四证"即：痰（痰多气促），热（高热口渴），惊（神识不清、昏睡惊叫），风（手足抽搐，角弓反张）。"八候"即：搐（肘臂伸缩抽动）；搦（两肩拽动）；颤（手足震颤）；搦（两手握拳或十指开合不已）；反（角弓反张）；引（臂若开弓，手如挽弓）；窜（眼睛上视）；视（眼睛斜视，睛露不活）。

鉴于小儿生理病理的特点和临床证候的特征，故四诊的运用，与成人不尽相同。盖婴儿肌肤嫩薄，反应灵敏，内在变化应于体表，比成人明显，故望诊在诊断上占有重要地位。如见婴儿烦躁不安，两目直视、上视、伸手握拳、呕吐喜欠、身热颊赤，面色青暗，头发逆上，鼻干口燥；二便不利等证候，乃欲作急惊风之兆。

观看虎口指纹，是儿科一种独特的诊断方法。急惊风时，指纹多为青紫色，青者为惊积，紫者为惊热，青紫相伴为惊积风热俱有。若色红者为风热轻，鲜红者为感受外邪重。指纹见于风关为病轻，透至气关为病重，若过命关病更重。

小儿脉搏部位很短，不能容其三指以候寸、关、尺，只能以一指定三关。一般婴儿脉浮数洪紧为急惊，反之沉迟散缓为慢惊。

惊风发作之时，手散眼闭，口张囟陷，两足摆跳，肚腹搐动，鱼口气急，神昏不省，二便失常，心中热痛，忽而大叫，药不能下，凡见此类证候，皆属难治。

三、治疗大法

盖急惊风属实属热，临床上往往热、痰、惊、风四大主证同时出现，不过表现有轻重缓急，必须掌握每一证候的突出点，分清主次，抓住主要矛盾。因此，治疗应以清热、利痰、镇惊、熄风为原则。有表证者，兼以解

231

表；里实热盛者，兼以通便泄热，有食滞者，兼以消导；痰涎壅盛者，佐以豁痰。临床施治大抵不外以下四法：

1. 清热疏表法

因感温邪而发热不久，症见摇头咬牙，两目上视，欲作搐搦，烦躁口渴，舌质红，苔黄燥，脉浮数，指纹浮紫。此时虽见惊症，可以不服惊药，但以辛凉解表，如银翘散、导赤散之属治之。然需慎发汗不可太过，引起汗多血虚亡阳险症也。

2. 利痰泻火法

因痰火积滞，症见腹满呕吐、便秘，继而痰热上涌，激动肝风，蒙蔽清窍，故见痰鸣气粗，神昏抽风。舌苔黄厚，脉实纹紫。可用二陈汤加竹沥、天竺黄、胆南星之类利痰；若热甚火结，便秘舌燥，需用大黄、元明粉、瓜蒌仁、枳实、生地以通便泻火。但对巴豆等峻下剂，切需慎用。

3. 镇惊安神法

因惊恐激发，心肝两经受损，症见四肢抽动，角弓反张，神昏谵语，或不语，睡时惊惕不安，面色青赤，大便色绿，舌苔焦黑，指纹青紫。可用安神镇惊丸或苏合香丸加减。

4. 平肝熄风法

因劫液动风，内扰厥阴，症见壮热面赤，口渴引饮，烦躁谵妄，神昏抽风，二便赤结，舌红苔黄，脉数有力，可与羚羊钩藤汤增删，或用回春丹、抱龙丸之类图治。

急惊风病势暴急，虚实易变，往往在实热内闭的同时，突然出现虚脱，临床必须注意，当很好把握用药时机为要。

四、病案举例

案一：张宝宝，男，4岁，壮热一天，突然神志昏糊，有时烦躁谵妄，两目斜视，牙关紧闭，颈项强直，四肢搐搦，痰鸣气粗，舌质红、苔黄厚腻，纹透气关，指纹色青紫，脉数有力，此温邪内扰，乘犯心包，肝风妄动之候，证属急惊。拟清热平肝，化痰开窍法，方用银翘散合钩藤饮出入，当否再候机宜。处方：连翘、银花各9克，薄荷（后下）、黄芩、炒白僵蚕各3克，钩藤（后下）12克，远志6克，菖蒲、防风各4克。另用牛黄至宝丹1粒，分3次化服。

二诊：前进药饵颇中病机，搐搦已止，项强亦舒，神志较清，惟壮热未攘，痰鸣未除，两目依然斜视，舌质稍红，苔黄薄腻脉数，指纹青紫。邪有退舍之象，再从原有基础上增进一筹。前方去牛黄至宝丹、薄荷、远志、菖蒲、加玉泉散（荷叶包）9克、鲜芦根（去节）20克、元明粉（分冲）、天竺黄各3克。

三诊：神志已清，目视正常，痰鸣大减，惟余热未清，神倦肢软，纳食寡味，苔微黄不腻，脉滑不数，指纹颜色基本正常，再拟固正清化，以善其后。处方：滁菊花、净连翘各6克、济银花8克、瓜蒌皮、天冬、麦冬各4克，川贝母3克，太子参5克，鸡内金2克。

案二　胡小英，女，3岁，高热无汗，昏睡不醒，颈项强直，痰鸣气粗，一遇触动则四肢抽搐，角弓反张。今天喷射性呕吐4次、经化验等检查，已确诊为流行性乙型脑炎（重型）。今按脉弦数，指纹透过命关，纹色红，苔白腻，此暑温挟表，内闭心窍，症属急惊，姑拟清暑开窍，利痰泻火为治，慎防他变。处方：香薷、瓜蒌仁各4克、连翘、竹茹、菖蒲各6克，鲜芦根20克、西瓜翠衣9克，天竺黄、元明粉（分冲）各3克。

二诊：服药2剂，气粗痰鸣好转，呕吐略平，身见微汗，惟患儿仍昏睡，四肢频搐，目闭不开，眼球上吊，舌苔脉象如前，此肝风内动，温热炽盛之故，改拟平肝熄风为治。处方：珍珠母20克，龙胆草5克，炙蜈蚣4条，生白芍、双钩藤（后下）各9克，白僵蚕、菖蒲各6克，菊花4克。

三诊：翌日抽风缓解，四肢不僵，口能自开，神志较清，眼能睁开看人，舌苔如前，脉象转沉缓，内风趋止，湿热未除，法当化湿清热，平肝熄风。处方：藿香、佩兰各9克，清半夏4克，白蔻仁5克，山栀子、杭菊花、白僵蚕各6克，炙蜈蚣4条，珍珠母25克。

四诊：服药5剂，诸恙均睹上举，体温正常，精神渐复，神识清楚，惟手指时有颤动，食欲较差，此邪去阴虚胃弱之故，再拟益阴健胃治之。处方：肥玉竹、双钩藤（后下）、生谷芽、生麦芽各9克，生白芍、鲜石斛、鸡内金、甘草各6克，杭麦冬4克。

五诊：又服药5剂，手指已不颤动，食欲大增。经西医检查，均恢复正常，依前方续服5剂后追访，未见任何后遗症。

五、护理措施

根据急惊风的临床证候，采取适当护理措施，很有必要。如当小儿惊搐时，不可强行紧捆身体，以免扭伤肢体，致成残疾。但又不能任其抽搐不理，否则亦会发生意外。又如见小儿热烦不安，睡卧惊啼，咬牙弄舌等先兆症状时，要尽快寻因治疗，以制止惊风发生。否则贻误病机，或再受外感时邪、惊骇等时，势必导致急惊风的暴发。另当小儿需要休息时，一定要好好让其静养，绝不能张惶惊恐，频唤扰动，影响休息，以致恶化病情。《临症指南》曰："小儿痫痉厥本属险证，……灌药之后，斯时正元气与病邪交战之际、若能养得元气一份，即退一份病邪，此际小儿必有昏昏欲睡，懒与言语，气怯神弱，身不转动之状，此正当养其元神，冀其邪退正复，乃病家父母偏于此际张惶惊恐。因其不语而呼之唤之，因其鼾睡而频叫醒之，因其不动而摇之拍之，或因微有昏谵而必详诘之，或急欲以汤饮进之，或屡问其痛痒之处，哓哓不已，使其无片刻安宁，如此必轻变为重矣……。"

六、点滴体会

1. 小儿乃稚阴稚阳之体。阴气未盛，阳气柔弱。辛香走窜之热药宜少用或暂用，以防伤阴损阳。又因小儿多属纯阳之体，故本病宜重用清凉之剂，少用或不用辛温香燥之剂，以免助阳增热。一般小儿用药多取轻灵，药味宜少，剂量宜小，但也不能拘泥，如果患儿病在初期，邪实体壮，正气尚充，病势又重，则宜重剂驱邪，绝不可执轻灵而弃良机，贻误病情、影响济危救险。本文所举病例药量较重，取其病重药亦重，力取克邪，其中亦有少量的香窜温药，如香薷等，取其辛散，以助驱邪。但需和清热泻火药同用，而且必须适可而止。

2. 小儿疾病变幻多端。需要根据辨证论治精神，证变则法变，灵活用药，不可拘于一法一方，方能达到应变愈病的目的。本文所举病例说明了这个问题，案一属温邪痰热内扰心包、肝风欲动之证，故先用清热平肝，化痰开窍法而获奏效，再拟固正清化而收全功。案二属暑湿挟表，热重于湿，先治暑热，后治湿热。先祛其邪，后扶其正，因药证相应，故疗效较速，又无后遗之证。

用方与服药刍议

一、选择方药剂型，重视作用特点

方药剂型古今多种，而运用之妙在乎一心，但必须取决于治疗要求与药性特点，因剂型不同，其所发挥之作用亦异。临证据具体病情，或汤、或散、或膏、或丸等灵活选用，不可千篇一律，唯"汤"是从。如余在治疗胃部疾患时对炎症，溃疡等、喜用散剂。因这些病变病灶均在胃内壁，散剂在胃内停留时间较长，且可直接粘附于病灶，渐渍而散解，发挥局部性保护与治疗作用，尤如体表部位痛肿疮疖、溃烂破损等局部外敷散剂治疗一样，可提高治疗效果。方剂多以乌贝及甘散和黄芪建中汤改散交替或同时空腹服，药后 2 小时内以不进饮食为善。临床证明，疗效甚佳。

典型病例　谢某某，男，58 岁，干部，胃脘痛已 8 年余。发作时上腹胀痛，空腹夜间尤甚，喜温喜按，嗳气吞酸，困倦乏力，四肢欠温，大便色黑，苔白质淡，脉濡细。大便隐血阳性，钡餐透视检查示十二脂肠球部溃疡。以黄芪建中汤改散，加服乌贝及甘散为治，两日后大便即由黑转黄，隐血试验阳性，继用两月余，再次钡透检查，原溃疡病灶已不明显，临床诸症基本消失。在此之前，患者曾多次接受中西药治疗，亦服过黄芪建中汤，疗效均不理想，而此次功效明显，显然与改汤剂为散剂有关。

二、强调服药时间，提出动静宜忌

《内经》曰："阳气者，一日而主外，平旦人气生，日中而阳气隆，日西而阳气已虚，气门乃闭。"又曰："夫百病者，多以旦慧昼安，夕加夜甚。"精辟地阐明了人体脏腑气血阴阳之生理活动与病理变化无时不处于动态之中，故服用方药亦应结合人体之动态，和药物作用之特点，选择最适宜时间，以充分发挥其功效，如治疗肝脏病变，常嘱患者睡前服药，或药后即卧，宜静忌动。此本于"人卧血归于肝"之论。药物有效成分吸入血中，流入于肝，肝血流量愈多，药物在肝内有效浓度相应增高，疗效也就愈大。

典型病例　陈某某，男，36 岁，工人，患病毒性肝炎近二年。肝功能长期不正常，自觉神疲肢软，乏力纳差，食后则饱胀不适，矢气较多，胁肋胀痛及背，肝肋下一指，质中、触痛。大便初硬后溏。舌质淡、苔白、脉弦。以紫丹参30克，广郁金10克，酢酱草20克，淮山药20克，焦白术10克，炒枳壳10克，杭白芍9克，炒柴胡6克，粉甘草6克为基本方，随症加减，嘱药后卧床休息2小时以上。共服药20剂，肝功能恢复正常，除胁肋偶有不适处，余症悉平。又如治一急性黄疸型肝炎病人，初用茵陈蒿汤加减为治，服药多剂，黄疸虽有减轻，但其他症状与肝功能均未好转。加大药量，并告患者服药期间，卧床休息。续服10剂，证情迅速减轻，再服20剂，诸症尽失，肝功能恢复正常。

上述两例肝炎固有急、慢性之不同，所用方药当然有异，但就以前各自的用药而言，与本次用药出入不大，为何前治效微，今治速效？显与"睡前服药或药后卧床休息"有关。可见"肝藏血"，"人卧血归于肝"之理论，确有指导临床之意义。

对于排石方药，结合现代医学研究其作用主要在于松弛、扩张结石所在的管道平滑肌，使管腔增大，利用结石下移外排之机理，提出药后宜动少静。因为白天活动较多，有助于药效推动结石。且泌尿系结石病人白天服药，还可结合大量饮水配合排石，故特别强调白天服药。临床证明，据此服药，疗效满意。由于重视服药时间和注意药后动静宜忌，故常在病人前治无功情况下，用方虽无大异，取效却能较捷。

三、推崇数方并用，注意定时分服

数方并用，定时分服之法为清朝程杏轩所创造，此法能达到针对复杂病情，运用数种方剂而可避免药物配伍之间的相杀、相恶、相反、相畏作用。又可异其剂型，各取服用机宜，获取良效。如治一妇人崩漏日久不愈，辨其证属留瘀，治须攻瘀，瘀去血始可止。但妇人病已久，气血早虚，单纯攻瘀则体不能任，若单补益则出血未止，惟攻其瘀而止血、补气血而扶虚，二法同举方妥。因此，以八珍汤补气益血（煎服），失笑散祛瘀止崩（另吞服）终使瘀去血止，正亦未伤。其所以不将汤、散合一，则在于八珍汤中之人参与失笑散中之五灵脂相畏，分服后既可各尽其能，又不犯相畏之戒。

对既有寒痰渍肺、气道受阻之实证，又有下元不足、肾不纳气之虚证的老年性慢性支气管哮喘，使用吞服金匮肾气丸，同时煎服射干麻黄汤治疗，每每获效甚捷，此实系数方并用异其剂型服用之收获。从临床实践中认识到"老慢支"患者虚实夹杂之证较多，而肾虚又为老年人常见之病变，其位在下焦，治宜缓图，故用金匮肾气丸，以补肾纳气。同时，肾虚之体，又易外感风寒，而有寒痰渍肺，气道受阻之证，证情较急，病位在上焦，治宜急取，故与射干麻黄汤并用，标本同治，临床证明较之单法独进，疗效高而疗程短。

此外，余常仿程氏之法，以早服健脾丸，晚服附桂八味丸治愈脾肾两亏之腹泻多人；以早晚分服麻子仁丸，上、下午分服补中益气汤治愈老年性虚秘患者甚众。此又乃数方并用，补泻兼施，各按相宜服用时间服用而取得的效果。

总之，灵活多变，不泥于古，力求其验，或用丸散，或按膏汤，加减取舍，各随所宜，此其大法也。

临证诊治经纬

奇难验案实录

春　温

发热病例

沈某某，男，22岁，工人。

[初诊] 1982年3月7日

患者高热、头痛、咳嗽已3日，检查体温39.5℃，白细胞偏高、在当地某医院拟诊为上感、高烧待查。经注射、青链霉素，口服四环素等，未见好转，遂邀余诊，症见患者目赤，身热灼手，心烦躁扰，夜间尤甚，神志欠清，时有谵语，双目喜闭，四肢厥冷，手足颤动，口唇干裂，腹痛便闭，不思饮食，得食则呕，溲短色黄，脉象滑数，苔黄质绛。

[诊断] 春温（气营两燔型）

[治法] 清气化营，清热解毒

[处方] 生石膏30克　杭麦冬15克　细生地12克　元参9克　肥知母9克　地骨皮9克　连翘9克　青蒿9克　赤白芍各6克　川黄连3克。6剂。

[二诊] 病情大有好转，高热已退，唯津液未复，精神困倦，脉舌同前，从原方增损。去川黄连、鲜青蒿，加真柿霜12克、人参叶6克、北杏仁6克，继服三剂病疾痊愈。

【分析】本案病发于春季，病初即呈高热，在疾病的发展过程中又以伤阴耗津、出现神志证候为特点，通过分析这些季节特点，证候特点，不难拟诊为春温。

春温发病急骤，病情较重、相当于西医之重型流感、流脑等病，处理失妥，易招致严重后果。本例发病初起侵害肺脏之时，未能及时有效地控制温热之邪的发展，致使温邪鸱张元盛，气热未罢而营热又起，形成了气营两燔的危厄局面。故证候既有高热，便秘腹痛，溲短色黄，脉滑苔黄之气分热证；又有身热夜甚、烦渴舌绛之热伤营阴，神昏谵语，两目喜闭之热陷心包、心烦躁扰、热扰心神见证，由于高热动风，故有手足颤动、热深则厥深而见四肢厥冷。通过以上分析，本案例病理特点在于邪热弥漫气营，损阴耗津。

本案例热邪炽于气营，故治拟清气凉营、益阴养津。《温病条辨》云："太阳温病、气血（营）两燔者，玉女煎去牛膝加玄参主之。"《内经·至真要大论》云："热淫于内，治以咸寒。佐以苦甘。"本案例以玉女煎去牛膝加元参方为主，加用黄连、连翘等苦寒之品，方中石膏配知母有白虎汤之义，具清热生津之功，并清泄气分邪热。元参、生地、麦冬、赤芍、青蒿、地骨皮，滋营阴、清营热，黄连、连翘苦寒清热，但苦寒之品有化燥伤阴之虞，故小用其量。上药配合清泄气营、养阴生津、扶正培本，充分调动了机体抗病能力，从而使旬余高热重症数剂尽退。

暑温二则

1. 手术后高热不退病例

黄某某，男，53岁，干部。

[初诊] 1981年7月6日。手术后高热（41℃），无汗烦渴，头痛如裹，神识欠清。

[诊断] 暑温（外感暑温型）

[治法] 解表祛暑，芳香化湿。

[处方] 香薷6克　佩兰9克　生甘草9克　藿香9克　连翘9克　大青叶15克　银花15克　丹参15克　知母9克　苡仁18克　板蓝根30克　鲜芦根30克

[复诊] 翌晨，微汗出，高热渐解，神识渐清。暑湿之邪将从外泄。当再因势利导，原方去丹参、甘草，加白蔻仁6克、扁豆衣9克、六一散（荷叶包）15克。

[三诊] 服药3剂，热尽退，惟神倦肢软，纳谷呆钝。邪却体馁，当调养之。

处方：太子参18克　淮山药15克　炙黄芪15克　薏苡仁24克　板蓝根18克　金银花15克　建曲18克

[按] 患者手术后，体温竟达41℃。西医认为非刀口感染，冰敷不能凉其体，青、链霉素等不能退其热，邀余会诊。余认为长夏暑湿当令，暑多夹

湿，暑温交蒸，故高热不解。方用新加香薷饮透表清暑渗湿；加减白虎汤清气退热。兼用板蓝根、大青叶、金银花等清热解毒之品。药进效应。

2. 消化道出血病例

张某某，女，35 岁，农村社员。

[初诊] 1957 年 6 月 28 日。患者因暑令于田间作劳而发病，高热灼手，便下紫血量多，一日四五行，持续十余日。就诊时见其头汗冷粘，四肢厥逆，神困肢软、间或神识欠清，舌质红，苔少，脉数而细软无力。

[诊断] 暑温（阳随阴脱型）

[治法] 回阳救逆，益气止血。

[处方] 制附块 15 克　炮姜炭 10 克　北五味子 15 克　炙黄芪 15 克　炒蒲黄 15 克　炒地榆 15 克　炙甘草 10 克　细生地 15 克。另：红参 15 克炖服。

[二诊] 6 月 30 日，服上药两剂后，其便次减少，血少汗敛，四肢转温，高热见退，神志已清。诉其心烦口渴，不思纳谷，舌红，苔少，脉象仍细软而数，但较前缓而有力，治转清热止血。

[处方] 北五味子 15 克　麦冬 10 克　霍石斛 10 克　细生地 15 克　炙黄芪 15 克　炙甘草 10 克　炒二芽各 20 克　青蒿 10 克　生苡仁米 20 克　炙远志 10 克　炒大力子 10 克

上药 10 剂，嘱其服尽后，自行调理。

[按] 温病便血临床鲜有报道，而本例属血汗双夺，阴阳离绝之危重证，则更是罕见。究其因乃暑邪侵扰，强力作劳，阳热上浮，脉络受伤被灼，血海失藏所致。《内经》云："……用力过度则络脉伤……阴络伤则血内溢，血内溢则后血。"又云："夺血者无汗，夺汗者无血，故人有两死而无两生。"今病家高热迁延，亡血失津，阳随津脱，阴从血去，已发展到神困肢软，间或神识欠清，头汗冷粘，四肢厥逆的危险境地。其高热先由暑热所致，后为阳浮使然。阴绝于下，阳气无主而浮于上，此刻阴阳相离，险象环生。辨其脉虽数却细软无力，其病变已由实证转为虚实夹杂以虚为主之症。此时非补气不能益其津，非回阳不能攘其热，不能救其脱。苦寒攻伐之品不可妄用，故投生地、麦冬、五味子等凉血滋阴平和之品，而仅以牛蒡子疏散热邪，以附块回其阳，红参、黄芪益其气津，以炮姜炭、炒蒲黄、炒地榆止其血，功效立见。一俟阳回热退即撤附块、炮姜，一见血止即

停止血之剂，改以石斛、二芽、苡米等益阴和胃之品调之，以候其平，竟收全功。

秋　燥

上呼吸道感染病例

江某某，男，30岁，工人。

［初诊］1956年10月15日。患者头痛身热，呛咳不已，口渴喜饮，鼻干唇燥，咽喉干痛，胸满气逆，精神困倦，纳食不馨，舌绛苔黄燥、脉细而数。

［诊断］秋燥（温燥型）

［治法］清肺润燥

［处方］桑叶10克　杏仁10克　南北沙参各10克　贝母10克　全瓜蒌10克　麦冬6克　阿胶6克　玉苏子10克　梨皮10克　炙杷叶10克　焦山栀10克　石膏20克　7剂。

［二诊］服药后呛咳已减，渴饮亦轻，咽痛胸满等症均较前减轻，但头痛未蠲，纳呆如故。上方去阿胶，加白扁豆10克、焦三仙各15克、干荷叶10克。

［三诊］头痛稍愈，知饥能食，其热已平，但咳嗽未能尽除，有痰、舌仍绛。原方去玉苏子、白扁豆、干荷叶，加生熟苡米各15克，前胡、炙冬花、炙兜铃各10克。5剂药尽病痊。

［按］本案诊断依据可分三点：

①病发于9、10月间，正值秋天亢旱燥气之时。

②临床有呛咳，鼻干唇燥、咽喉干痛、舌燥等燥象。

③身热、渴饮、舌质绛、苔黄、脉数等热象。综合各点，故诊断为温燥证。

先贤周慎斋言："肺为华盖主皮毛，金体由来畏火烧。"燥热之邪袭肺，金体被灼，津液受损，肺叶失润而干鸣，桑杏汤外能清解燥热、内可凉润金体，适用于温燥外袭之证，清燥救肺汤亦乃治温燥之有效名方，故以二方为基础化裁。药用虽然平淡，疗效却甚为显著。

病初要害在于燥热灼肺，津液亏损，故用山栀、生石膏、桑叶清解热

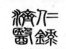

241

邪，用南北沙参、麦冬、阿胶、梨皮养液生津，杏仁、贝母、炙杷叶、全瓜蒌宣肺止咳，7剂药尽，症情大有好转，唯纳呆如故，头痛未尽除；去阿胶之滋腻，加白扁豆、焦三仙、荷叶健脾和胃。三诊时患者咳嗽有痰，说明肺津已复，脾运渐健，故加入前胡、炙冬花、炙兜铃，增强化痰止咳之力，治疗过程中，虽选用古方但未泥于古方，却能根据病情变化，灵活化裁、服药10余剂，使诸症全除。

喘　证

支气管炎病例

李某某，男，12岁。

[初诊] 1988年12月1日。患者自幼体胖，素体欠安，动则气促。时届冬令，冒雨感寒。初起发热恶寒，头痛鼻塞，继则咳逆气喘，喉中痰鸣，日甚一日，终至鼻翼煽动，倚息不得卧，咳吐痰饮，稀薄色自，面青唇暗，四肢欠温，舌质暗淡，苔薄白，脉沉。心率100次/分钟，律齐，无杂音，两肺听诊有湿罗音及哮鸣音。化验检查血白细胞 7.5×10^9/L，中性0.72。胸透两肺纹理增多。

[诊断] 喘证（风寒袭肺型）

[治法] 散寒，宣肺，平喘

[处方] 麻黄5克　细辛5克　炙紫菀10克　法半夏10克　射干9克　款冬花12克　炙兜铃12克　煎药时，待水沸后加生姜3片　红枣5枚。

[复诊] 3剂药后，外邪已净，咳喘好转，稍能平卧，四肢转温。惟喉中痰鸣音依然，痰浊未清，上方加炒葶苈子、杏仁各10克，于地龙12克，以祛痰利肺、平喘。

[三诊] 连投散寒、宣肺、平喘之剂后，喘证悉除，虑其年幼体亏，肾气未充，予平时常服胎盘丸、六味地黄丸以乎补肾中阴阳，增强体质。随访2年，疗效巩固。

[按] 喘证虽为临床常见之病，但欲获良效，确为不易，尚需全面权衡标本缓急。本案患者虽为年幼质亏之体，病发时却喘甚难卧，若不急治其标则病难速愈。故以祛痰平喘为先，标除后缓图其本，予胎盘丸、六味地黄丸平补肾阴肾阳，待肾气充沛，体质增强，病愈岂能复萌。

血证二则

1. 咯血

丁某某，男，35岁，农民。

[初诊]1983年3月7日。咳嗽、咯血、血随痰嗽而出，量中等，色红艳，口渴，胸闷易怒，溲黄，便结，面红目赤，舌红苔黄，脉弦数，X线胸片查示无异常，血压正常。

[诊断]咯血（热伤肺络型）。

[治法]清肝泻肺，凉血宁络。

[处方]青黛拌蛤粉（包）15克　干藕节15克　仙鹤草15克　黄芩10克　大黄炭10克　桑白皮10克　丹皮10克　白茅根10克

[二诊]服药7剂，血止。仍有轻咳，痰黄，胸闷不舒，舌红苔薄黄，脉弦，再拟清肺宁咳。

[处方]桑白皮15克　炙兜铃15克　炙冬花15克　全瓜蒌15克　芦根15克　白茅根15克　蒲黄炭15克　五灵脂炭15克　杏仁10克

[三诊]进药3剂，血止嗽宁。予逍遥丸日服3次，每次6克，连服3天，诸症皆除。

[按]患者素体肝旺，在春三月发陈之季，更易致木火循厥阴之经上逆炎蒸而刑金，损伤肺络，迫血妄行，发为咯血。故用能直折肝经气火且能凉血止血的青黛伴最能清化痰火的蛤粉组成黛蛤散而为君，辅以黄芩、大黄炭、桑白皮、丹皮而益增清肝平咳凉血之效，再佐仙鹤草、藕节炭、白茅根直接止血以顾其标。全方以平肝为主，重在治本，略参清肺止咳以兼顾其标，刑金的木火既平，肺经的余热得清，则络脉自可弥合而咯血止矣！

2. 十二指肠溃疡病例

章某某，男，42岁，芜湖烟厂干部。

[初诊]1974年冬。素有胃病，经常脘腹阵痛，伴有胸膺窒闷不展，嗳气吞酸，小溲短涩觉热，大便溏酱不爽，曾经呕血两次。今纳谷不慎，致瘀血盈口而出，突然晕倒，不省人事，经抢救后，神识稍苏，仍呕血不止。曾经钡剂检查，确诊为十二指肠球部溃疡。因有穿孔之势，建议从速手术治疗。但患者禀赋素亏，多次失红后，体质愈馁，惟恐手术时发生意外，故邀

余诊治。按脉细弱，右关尤弱，苔白腻质淡。

[诊断] 呕血（脾失统血型）

[治法] 实脾截血

[处方] 潞党参15克　炙黄芪15克　炒侧柏15克　紫珠草15克　炒当归身12克　炒大小蓟各15克　炒白术9克　炙刺猬皮各9克　白及粉（分吞）6克　真田七粉（分吞）6克　陈灶心土60克（煎汤代水）

[复诊] 服前方两剂，颇中病机，呕血渐止，胃痛亦减。惟仍腹胀嗳气，再从原意增进一筹。按上方去紫珠草、田七粉。加延胡索、制乳没各9克，佛手片15克。

[三诊] 又服3剂，呕血、便血均止，腹胀亦宽，惟纳谷寡味，仍宗原轨进退。按前方去灶心土、炒大小蓟，加去壳乌贼骨18克、浙贝母9克、炒白芍15克。

[四诊] 共进10剂，恙情各节均睹上举，再宗原方续进5剂。

[五诊] 诸恙悉平，纳谷增加，精神亦振，脉转缓和，苔薄舌边尖露绛。改拟乌贝及甘散缓图，冀望入其佳境。

[处方] 去壳乌贼骨500克　贝母、白及90克　甘草60克

上药共研极细末，日服3次，每服9克，温开水徐徐咽下为宜。

[六诊] 进服乌贝及甘散2月余，纳增，神振，体重增加。后经X线钡剂复查，溃疡已愈。当循前方续进1副，以善其后。

[按] 本例胃病久痛，病久入络，恰逢暴食、伤络，而致呕血便血。诊得舌淡脉弱，右关尤甚，乃脾气虚馁，统摄失职，故用归脾、黄土、侧柏叶等方剂加减治之，以助脾统血、益气摄血，辅之以白及、刺猬皮、紫珠草、三七等品祛瘀止血。出血停止后用乌贝及甘散缓图。3月后X线钡剂摄影复查，龛影消失。5年后随访，一切正常。

胃　痛

慢性浅表性胃炎伴肠上皮非典型增生病例

范某某，女，49岁，工人。

[初诊] 1986年12月17日。患者频年胃脘作痛，得食稍安，时来我处诊治。1986年7月5日胃镜检查并病理活检示：慢性浅表性胃（角、窦）

炎，十二指肠球炎中～重度，具活动性，有糜烂、伴肠上皮非典型增生。大便隐血试验（＋＋）。近日因家务操劳，又兼饮食不慎，胃痛复发，形容憔悴，眠食俱废，嘈杂不适，酸水频吐，口燥咽干，身倦乏力，大便不行，舌红少津，苔薄、脉细数。

[诊断] 胃脘痛（阴虚型）

[治法] 育阴养胃

[处方] 麦冬12克　肥玉竹12克　石斛12克　当归12克　炒白芍12克　三仙各12克　蒲公英15克　乌贼骨20克　浙贝母10克　广木香8克

[二诊] 1987年4月28日。上方服后，脘痛减轻，口和、饮食已觉馨香，唯嘈杂吐酸亦然，从原轨进步，去焦三仙，加煅牡蛎20克、佛手片9克，舒肝和胃，抑木扶土。

[三诊] 1987年5月10日。药后颇中病机，诸症稳定，大便隐血试验阴性。虑其病理检查有"肠上皮非典型增生"，故增白花蛇舌草20克，清热解毒以防其变。

[四诊] 1987年6月10日。胃痛已止，胃气尚未甦醒，口淡无味，知饥而纳食不多，头昏乏力。舌红脉细弦。素亏之体，正气一时不易全复，再予悦脾和胃治之，前方增无花果、绞股兰各15克，春砂仁6克

[五诊] 1987年9月10日。诸恙悉减，胃气亦甦，纳谷馨香而知饥，精神振奋，病情基本痊愈，脉象和缓。体质素弱，尚须善事珍摄、徐加调治，以冀巩固。

[处方] 北条参15克　怀山药15克　春砂仁6克　广木春10克　川朴花10克　苍白术各10克　木莲果12克　鸡内金12克　焦三仙各12克　制黄精12克　绞股兰20克

[六诊] 1987年12月2日。调理以来，症情趋于稳定，精神日见充沛，体重亦有增加，再次复查，"肠上皮非典型增生"消失。

[按] 患者素体瘦弱，夙有胃疾，此次病发，西医诊断为慢性胃炎重度（伴肠上皮非典型增生）实属难治病例。余据其胃痛日久，嘈杂不适，舌红，脉细数，乃断为胃阴不足、脉络失养所致，故拟以育阴养胃之药为主随证施治而收效。说明临床应辨证与辨病相结合，不能拘于西医检查。只要临证善于加减变通，就不会不获良效。

济川医錄

奇难验案实录

腹　痛

慢性肠炎病例

石某某，女，16 岁。

[初诊] 1984 年 10 月 15 日。患者便溏日行 3~4 次，已半年余，进食油腻时加重，便夹黏液，多方治疗不效。西医检查诊为慢性结肠炎。纳呆，腹胀隐痛，体倦。面色萎黄，唇舌淡红，舌苔白腻，脉象濡细，大便常规检查：白细胞（＋＋）。

[诊断] 腹痛（脾胃虚弱、湿浊留滞型）

[治法] 健脾益气、和中化湿。

[处方] 苍白术各 15 克　太子参 15 克　炒苡仁 15 克　炒扁豆 15 克　云茯苓 12 克　怀山药 15 克　广木香 10 克　黄连 9 克　炙甘草 9 克　砂仁 6 克（后下）　红枣 10 克　生姜 6 克

[二诊] 进上方 10 剂，大便渐干，粪检正常。上方加焦三仙各 15 克，改黄连为 3 克，继进 10 剂。

[三诊] 诸症消失，改用参苓白术散以善其后。

[按]《内经》云："湿盛则濡泻。"泄泻无不由于脾弱。本案因久泻，使脾气大损，运化失司，清浊相混，滑脱而下。所幸正值发育之年，阳气尚未大衰，故仅与参苓白术汤化裁健脾渗湿，降浊升清而获效。如年迈或阳衰者，不参入附子、干姜则难望见效矣。

胁痛二则

无黄疸型肝炎病例

宋某某，男，38 岁，干部。

[初诊] 1984 年 2 月 8 日。患者宿恙"胁痛"延已 3 载，屡复之者再，现右胁掣痛，游走不一，胸闷不舒，精神倦怠，怯寒鼓栗，厌食恶心，便通色淡，溲赤而小，脉弦细，苔白腻。肝功能检查示：麝香草酚浊度 20 单位，谷丙转氨酶在 500 单位。其余指标正常，体检：巩膜及皮肤无黄染，肝于肋下触及，轻微触痛，西医诊为"无黄疸型肝炎"。

[诊断] 胁痛（肝郁脾虚型）

[治法] 舒肝健脾，行气活血

[处方] 醋炒柴胡　赤白芍　浙于术　茯苓　广郁金各9克　丹参　党参　木莲果各15克　延胡索　当归各9克　另加越鞠丸9克。

[复诊] 2月15日：胁痛见轻，脘闷觉宽，余恙如斯，守原意进退，防反复变端，去茯苓，加制香附15克。

[三诊] 2月22日：恶寒已愈，纳增呕减，惟身重神倦依然，此体质亏乏，病邪留恋，当扶正祛邪，原方去木莲果加五味子9克、生炒苡仁各20克继服。

[四诊] 3月20日：身重乏力改善，精神亦振。原方续进7剂，以观进止。

[五诊] 4月7日：药后颇中病机，恙情各节均睹上举，复查麝香草酚浊度12单位，谷丙转氨酶120单位，再宗前法加制首乌15克，肥玉竹15克。

[六诊] 4月14日：胃纳不香，夜卧欠酣，全身乏力，邪却体亏，当调摄之。

[处方] 当归、北条参、玉竹、丹参、木莲果各15克　川芎、赤白芍、酸枣仁、五味子各9克。

[七诊] 4月20日。诸病悉平，舌脉如常，化验检查肝功能恢复正常，拟上方10剂，炼蜜为丸，日服3次，每服5克，缓图可冀入其佳境。近期追访，体健神振，一切良好。

[按] 肝病胁痛日久，缠绵失治，势必耗伤土气，治疗不宜妄施攻伐，故舒肝之剂中加健脾养血之党参、白术、当归为辅，渐见效果。以后又用养血、活血之剂善后，意在扶正固本，气血并治则胁痛自可告愈。

2. 胆道蛔虫病例

杨某某，男，40岁。

[初诊] 1984年5月17日。脘胁阵发性剧痛，乍痛乍止，痛作手足厥冷，汗出呕恶。收住病房。诊为"胆道蛔虫症"。西药治疗1天，无效，病家请求中医治疗，舌质淡红，苔黄厚腻，脉象弦滑。

[诊断] 胁痛（虫阻气机型）

[治法] 安蛔驱虫，行气缓痛。

［处方］乌梅30克　广木香9克　鹤虱15克　使君子15克　细辛6克　南瓜子20克　槟榔15克　炒枳壳、实各15克

［二诊］2剂药后，痛失，神爽，唯脘痞纳差，舌质暗红，苔黄微腻，拟理气和中之剂，绿梅花9克　乌药12克　广木香9克　川朴12克　制香附12克　槟榔15克　使君子15克　砂仁6克（后下）焦三仙各15克

［按］本案为"蛔厥"重证，乃虫扰动致阴阳之气不相顺接，手足厥冷，大汗出。甚则痛剧致神昏。考虫居胆道，常因窜动或纠结成团而使胆道气机运行受阻，致嗳逆恶心，呕吐苦水，不通则痛，肝胆之气火横逆犯胃，使胃失和降，发为诸症。方中重用乌梅安蛔止痛，佐以鹤虱、使君、南瓜子驱虫，又加木香、乌药等行气缓痛，从而取效迅捷，至今未萌。

黄疸三则

1. 重症黄疸型肝炎病例

朱某某，男，29岁，工人。

［初诊］1983年4月16日。患者4天前浑身不爽，恶寒发热，神困肢软，食欲不振，欲呕不出，厌恶油腻，面目肌肤黄染，溲黄便结，脉滑数，苔黄腻。检查：体温38.4℃，血压18.1/12kPa（136/90毫米汞柱）。腹软，肝于肋缘下2厘米可触及，质软，有压痛。化验：麝香草酚浊度6单位，谷丙转氨酶520单位，凡登白试验呈双相反应。黄疸指数66单位。

［诊断］黄疸（湿热型）

［治法］清热祛湿，通腑利胆。

［处方］绵茵陈40克　制大黄9克（后下）　广郁金9克　紫丹参15克　板蓝根20克　龙胆草9克　炒柴胡15克　平地木15克　虎杖15克

［复诊］4月20日。服药5剂，肤黄见淡，呕恶已止，热退身爽，食欲渐增，余恙同前，仍宗原轨加猪苓9克，药服后即卧。

［三诊］4月24日。黄疸消退，胁痛亦除，食欲大增，溲清便畅，脉舌如常，复检：肝肋缘可触及1厘米。化验指标在正常范围，拟原意稍去渗湿药，以防苦寒伤胃，略增扶正之品，以获脾健营和之效。原方去平地木、龙胆草、虎杖，加：太子参15克、当归12克、赤白芍各9克，服10剂诸症悉除。

［按］本例患者系重症"黄疸型肝炎"，故重用茵陈，意在急则治标，

使湿热之邪迅速从小便而解。在服法上，余根据"人卧则血归于肝"之论，认为药物有效成分吸入血中，流入肝，肝血流量愈多，药物在肝内有效浓度相应增高，疗效也就愈大，故嘱其睡前服或药后即卧。

2. 化脓性总胆管病例

鲍某某，男，51岁，工人。

[初诊] 1979年4月3日。患者反复发作性右上腹痛5年。1978年5月，突然右上腹阵发性绞痛，伴有寒战高热（T：39.2℃），恶心，呕吐，全身黄疸（黄疸指数120单位），某医院拟诊为"阻塞性黄疸，急性结石性总胆管炎"急诊入院，行胆囊切除术及总胆管探查，术中在总胆管取出黄豆样大小结石3枚。但1978年11月又急性发作，保守治疗无效，再次急诊手术。见总胆管纤维化，直径仅0.4厘米，内有大量脓液外涌，取出瓜子样大小结石1枚。术后诊断为化脓性总胆管炎，再次给予"T"管引流，仍有大量脓性液体，黄疸未消。1979年3月作"T"管碘油造影，胆管结石可疑。患者一年来共住院5次，治疗无效，遂来就诊。患者身目黄如橘色，发热口渴，上腹疼痛，不思饮食，大便秘结，小便黄赤，脓液臭秽，脉象洪大，舌质红，苔黄腻。

[诊断] 黄疸（湿热交阻，热蕴化脓型）

[治法] 清热燥湿，利胆退黄，排脓消肿。

[处方] 绵茵陈60克 苍白术、厚朴、青陈皮、猪茯苓各12克、山栀、黄柏、滑石（后下）、生大黄（后下）、香白芷备9克

[二诊] 服5帖后，大便通，小便利，遂去大黄。

[三诊] 继服5剂，脉象乃平，舌苔稍化，黄疸渐退，食欲始增。

[四诊] 上方加生黄芪20克，服20剂，以托毒排脓，服后"T管引流胆汁清晰，无脓性液体。

[五诊] 又服10剂后，拔除"T"管，黄疸消退，诸症基本消失。随访半年未复发，现已恢复工作。

[按] 中医学虽无化脓性总胆管炎病名，但从症候看，可属"黄疸"、"胆胀"、"痛证"范畴。《素问·通评虚实论》："黄疸，久逆之所生也。"《灵枢·胀论》提出："胆胀者，胁下痛胀。"胆为中精之府，储输胆汁，其功能以通降下行为顺；逆之则肝胆气滞，胸胁胀痛，湿热壅阻。胆汁排泄不畅，不通则痛，湿热熏蒸，胆汁溢于肌肤，发为阳黄，病程日久，则气血阻滞，湿热不散则化为脓，胆汁凝结则为砂石。此例湿热壅塞胆道，郁而

发黄，积而成脓，凝而为石，故以茵陈、山栀、猪茯苓、滑石、大黄清热利湿，退黄排石；苍白术、厚朴、黄柏、青陈皮燥湿浊，除胀止痛。黄芪益气固正，托毒排脓，白芷除湿辟秽，活血排脓。据笔者体会，黄芪与白芷同用，对各种痈证，具有较好的排脓作用。此例即在大剂清利湿热和燥湿之剂中，加入黄芪、白芷而奏效。

3. 慢性胆囊炎病例

张某某，女，40 岁，农民。

[初诊] 1988 年 5 月 6 日。患者面目肌肤一身尽黄，色滞面垢已有月余。头胀胸闷，右胁掣痛，高热不退，夜来烦躁、大便秘结，溲短色赤，化验检查血常规示白细胞总数 1.3×10^9/L，中性 0.8，尿胆红素阳性。B 超检查为胆囊炎。舌质红，苔黄腻，脉弦而数。

[诊断] 黄疸（湿热型）

[治法] 清热祛湿，通腑利湿

[处方] 绵茵陈 30 克　虎杖 20 克　板蓝根 20 克　大黄 10 克　金铃子 15 克　白芍 25 克　焦山栀 10 克　青黛 10 克（包）　炒枳壳 10 克　甘草 10 克　车前子 15 克（包）

[复诊] 药进 4 剂，面黄见淡，胁痛减轻，烧退，惟纳谷欠馨，守上方去青黛，加广郁金 12 克、佛手片 9 克，以舒肝和胃。

[三诊] 右胁掣痛去其七八，饮食大增，胸闷觉舒，惟小溲仍黄。积蕴之邪，湿从下泄，而络隧之滞未撤，再从原意进退。去炒枳壳加白茯苓 15 克，木通 9 克，绵茵陈增至 50 克。

[四诊] 胁痛已愈，溲便亦渐正常，惟胃纳不香，夜寐不酣。积伏之邪已撤，但余邪尚存，肝脾未和，当再分清，佐以和中。

[处方] 绵茵陈 30 克　白茅根 20 克　车前子 10 克（包）　新会皮 12 克　蒲公英 15 克　薏苡仁 15 克　炒枳壳 10 克　焦三仙各 15 克　金铃子 12 克　炙甘草 9 克

[五诊] 胃纳已增，心荡寐不实，一身无力。邪去体乏，当调摄之。上方加当归 12 克、丹参 15 克，继服 10 剂。邪去正安，随访 1 年未见病复。

[按] 胆囊炎属于中医之"黄疸""胁痛"范畴，该病由湿得之，但有虚实和脏腑之别。本患者面目肌黄，伴高热不退，烦躁不安，苔黄脉弦，当属阳黄无疑。因此治当清热祛湿、通腑利胆，方中重用茵陈，因该药既能

清热祛湿，且利胆退黄之功颇佳。大黄亦为通腑利胆清热之良药。药已对症，效如桴鼓。

腰　痛

慢性肾炎病例

尹某某，男，54 岁，干部。

[初诊] 1993 年 4 月 20 日。罹患慢性肾炎 5 年，尿蛋白常年在（＋＋）～（＋＋＋＋）。虽经中、西药治疗，仍缠绵未愈。是日就诊，自诉平日常感腰部酸痛，倦怠肢软，偶见颜面浮肿，纳谷寡味，极易感冒，大便时稀，口和不渴，面色㿠白，舌质淡，苔薄白，脉细，尿常规检查示：蛋白（＋＋＋），红细胞少许，白细胞少许，颗粒管型偶见。

[诊断] 腰痛（脾肾阳虚型）。

[治法] 益肾健脾，温阳利水。

[处方] 生黄芪 50 克　土茯苓 20 克　车前草子各 15 克　山萸肉 15 克　金狗脊 15 克　仙灵脾 12 克　石韦 15 克　净蝉衣 8 克　益母草 15 克　川草薢 15 克　墨旱莲 15 克

[二诊] 药服 10 剂，浮肿消失，腰酸亦见减轻，尿检查：蛋白（＋＋＋）。仍纳差，乏力；脾阳被阻，致运化失常，宜温运中宫，以期三焦气化流畅则佳，上方加白术 12 克，制附片 9 克继服。

[三诊] 叠进益肾、健脾、温阳，利尿之剂，诸症大为改善，自觉症状消失，尿蛋白降为（＋）。继用上方调治月余而功竟。

[按] 慢性肾炎蛋白尿的中医病机，一般认为是脾肾两虚引起。脾胃之生化，是由肾的元阳所鼓舞，元阳以固密而贵，又赖脾胃生化阴精以涵育，故方中用黄芪、白术、狗脊、山萸肉、附片。对因治疗，又用土茯苓、旱莲草、石韦专消蛋白尿，果收效迅速。

血　热

紫癜性肾炎病例

朱某某，女，12 岁。

[初诊] 1986年3月20日。患者一月前因皮肤发现散在性紫癜，伴腰腹酸痛。尿检蛋白（＋＋＋），红细胞（＋＋＋），而被我院小儿科收住。经进一步检查确诊为"紫癜性肾炎"。西药治疗2月余，效果不显，特来我处求诊。见其下肢多处散在紫癜，颜面略浮肿，纳呆寡味，面色㿠白、神疲肢软，小溲夹血，伴发热恶寒，咽喉疼痛，舌质红、苔薄黄，脉浮数。尿检：红细胞满视野，蛋白（＋＋＋）。

[诊断] 血证（风热型）

[治法] 疏风散热，凉血化瘀。

[处方] 银花15克　连翘10克　生地15克　薄荷6克　黄芪30克 女贞子15克　旱莲草20克　田七6克（研末分吞）　仙鹤草25克　土茯苓15克　车前草子各15克　石韦15克　炒侧柏15克

[二诊] 药服10剂，外邪透，尿转清，紫癜减，腹痛除，脉转细数。复查小便：蛋白（＋＋），红细胞少许。上方去银花、连翘、薄荷，加新鲜玉米须15克、杜仲12克以增强补肾利水之力。

[三诊] 继用凉血散瘀、补肾法调治半年竟获全功，至今体健。

[按] 紫癜性肾炎，是指过敏性紫癜引起的肾损害，其病因可为细菌、病毒及寄生虫等感染所引起的变态反应。临床表现除有皮肤紫癜、关节肿痛、腹痛便血外，主要为血尿和蛋白尿，还可伴有肾功能减退。如不及时治疗，最终导致慢性肾功能衰竭。故及时纠正血尿、蛋白尿，是治疗该病的关键。作者认为仙鹤草、旱莲草（既能止血，又能消除蛋白尿）当首选。同时不可忽视辨证用药，如证属血热，可加炒蒲黄、炒地榆、白茅根；气虚则加黄芪等。蛋白尿的治疗是一个比较棘手的问题，笔者经过多年的临床实践并结合一些临床报道，认为以下药物的疗效颇佳：黄芪、旱莲草、土茯苓，车前草子、石韦、玉米须等。供同道参考。

膏　淋

乳糜尿病例

袁某某，女，23岁。

[初诊] 1980年7月15日。半年多来，小便混浊如米泔，解之如油，澄下如膏，尿时常觉有异物堵塞尿道感，努力挣后则见乳白色黏液状块物渗

出，病情每因过劳或过食油腻物而加重，伴见精神困倦，腰酸膝软，纳谷寡味。曾经上海某医院诊为乳糜尿，施治中西药治疗3月余无效。近日又增小便频急，尿道灼热疼痛，少腹拘急不适等症，脉弦数，舌质略红，苔黄腻。

[诊断] 膏淋（脾肾亏虚、下焦蕴热型）

[治法] 益肾健脾，清利湿热。

[处方] 山药30克　砂仁3克　炒熟地18克　泽泻、炒杜仲、石莲子、车前子、萸肉、苦参各15克　萆薢、石菖蒲、益智仁各10克。

服用10剂后，小便清澈，无黏液状物阻塞尿道，腰酸膝软症减。尿道涩痛，小便频迫之感若失。再予原方继服5剂，诸恙悉平，实验室检查均正常，随访至今已5年，病情稳定，未见反复。

[按] 小便混浊见于淋浊证，淋与浊证的鉴别在于前者尿时疼痛，后者尿时无痛。现本案初无尿痛，应属尿浊，后增尿痛，是为尿淋。《内经》曰：先病者为本，后病者为标。本案淋浊并见，但尿浊为本、尿淋为标。证有腰酸膝软，过劳病情加重，是乃肾虚不足所致；纳谷寡味，或多食油腻则增病情，此系脾虚不健所致。肾主藏精，脾主运化。肾虚不能固藏人体之精，脾虚不能运化水谷，反变生为混浊之物，二者相合由尿路外排成尿浊证。混浊久蕴下焦，郁化为热，湿热相合注于前阴，使尿道涩痛，小便频数急迫，继成尿淋。本案实乃脾肾不足，下焦蕴热所致。

本案淋浊俱见，浊为本、淋为标，因标证不急，且治疗本证需利湿泻浊，有利于标证的解除，故标本同治。治本则益肾健脾为法，治标则清利湿热为法。肾盛则精固，脾健则湿化。方中地黄、杜仲、益智仁、山药、石莲子、萸肉益肾健脾；益智仁、山萸肉、石莲子兼有固涩肾精作用；泽泻、车前子、萆薢、苦参清热利湿泻浊；菖蒲开通尿窍。全方补泻兼施，标本同治，故能速效也。

乳糜尿为常见病证，中医药疗效尚可，但本案经中西药治疗3月未效，又增尿路感染，证情趋于复杂，经标本同治，补泻兼施法，获得佳效，说明治疗本证固然不可忽视正亏之治，也应重视邪实之除。

尿浊二则

1. 乳糜尿病例一

许某某，女，51岁，工人。

[初诊] 1988年3月7日。乳糜尿已届20余载，遇劳即发，屡经治疗，缠绵难愈，近来因夹劳饱餐，病发增剧，症见小溲混浊，夹带血块，面白神疲，日渐消瘦，头昏乏力，腰膝酸软，舌质淡，苔薄黄，脉细数。小便检查，乳糜试验阳性，尿蛋白（＋＋），红细胞（＋＋＋），白细胞（＋＋），血检未见丝虫。

[诊断] 尿浊（脾肾亏虚，下元不固型）。

[治法] 益肾健脾分渗

[处方] 苦参15克　淮山药30克　生熟地各15克　山萸肉9克　川草薢12克　白茅根20克　穿山甲9克　墨旱莲15克　仙鹤草15克　车前子20克　7剂

水煎服，每日1剂，分两次服，并忌辛辣油腻之物。

[复诊] 前服药饵，诸恙渐减，惟小溲混浊夹带血块依然。湿热未净，上方增琥珀末6克、翻白草15克，增清热止血之力。

[三诊] 再用益肾健脾、清热、止血法，小便血块消失，复查小便：蛋白（－），红细胞（－），乙醚试验（－）。体质亏乏，尚感头昏乏力，腰膝酸软。原方增川断12克、乌药10克以善后调理。

[四诊] 调理以来，病情稳定，精神日见充沛，面色见红，以自制固本消浊丸服之，以竟全功。两年后随访，未见病发。

[按] 乳糜尿属中医淋浊证范畴，发病率高。余据多年之临床经验，认为该病应在辨病的基础上重视辩证，证型不同，治疗亦异。用药时苦参不可少，因苦参既能益肾养精，又能祛湿杀虫，标本双关，是治疗乳糜尿的要药。

2. 乳糜尿病例二

林某某，男，37岁，工人。

[初诊] 1985年8月13日。小便淋浊如膏伴腰酸已半载有余，食油荤明显加重，多方治疗罔效。患者形体消瘦，面色少华，舌质光红，苔黄微腻，脉虚弱。血检丝虫（－）。尿检乳糜试验（＋）。

[诊断] 尿浊（肾虚湿热型）

[治法] 益肾清利，扶正祛邪。

[处方] 山萸肉15克　山药20克　熟地12克　苦参12克　草薢12克　石菖蒲10克　益智仁12克　乌药12克　生苡仁12克。

［二诊］进药 7 剂，尿色转清，查尿乳糜试验（±），诸症悉减，原方出入再进。

［处方］山萸肉 15 克　山药 15 克　熟地 12 克　草薢 10 克　苦参 10 克　益智仁 12 克　党参 15 克　生苡仁 12 克　怀牛膝 12 克

另加六味地黄丸口服，每次 6 克，每日 3 次，进服一月而痊愈。乳糜试验（－）。

［**按**］此例尿浊，西医诊断为乳糜尿，证属虚实夹杂。然肾之气阴双虚为病之本，而炎夏所罹患之湿热为病之标，肾气虚未有脾气不亏者，且湿热又最易伤困脾阳。故在用熟地、萸肉补肾同时，还取山药、益智仁健脾升清，复佐草薢、石菖蒲、苡仁清利下焦湿热。尤妙在独用一味苦寒沉降，既能清热燥湿，又能杀虫收敛之苦参，作治尿浊之君药，使全方补泻同行，涩清并举，共奏奇功。

头　痛

高血压病例

丁某某，女，45 岁，教师。

［初诊］1984 年 4 月 3 日。头痛数年，作辍无常。痛甚欲呕，心烦少寐，纳呆，便结，舌质淡红，苔薄黄，脉弦细。血压 24.8/13.3kPa（186/100 毫米汞柱）。

［诊断］头痛（阴虚阳亢型）

［治法］养血柔肝，平肝潜阳。

［处方］生龙牡各 20 克（先煎）　当归 15 克　石决明各 20 克（先煎）川芎 15 克　生炒白芍各 15 克　竹茹 12 克　延胡索 15 克　焦栀子 10 克　双钩藤 15 克（后下）　夜交藤 15 克。

［二诊］服药 7 剂，诸症皆瘥，投珍合宁片调理。血压值稳定在正常范围。

［**按**］头痛一症有外感、有内伤。内伤头痛多责之肝、脾、肾。盖肝脏体阴而用阳，本例系肝体阴血不足，遂致肝阳木火易亢而循经上逆，头痛作矣。方用四物汤去生地加夜交藤以养血柔肝，合以大剂鳞介类重镇潜降之石决明、生龙牡等，使当归、川芎辛散窜肆之弊受其遏制，而止痛之功

却借以得到发挥，阴阳相燮，升降从顺则痛若失。

痹证三则

1. 风湿性关节炎病例一

杨某某，男，46岁，教师。

[初诊] 1984年8月2日。自觉恶风畏寒，四肢不暄，肘膝关节肿胀酸痛，屈伸不利，精神倦怠，纳谷寡味，便稀溲清。脉象沉细，苔白腻，舌质淡。时值炎热酷暑，患者竟身着棉衣。追问病史得知，患者全身关节酸痛，以肘膝关节为剧。延今五载。经某医院确诊为风湿性关节炎，屡服中西药罔效，病情逐渐加重。经他院建议来我处诊治。查体温38.8℃，白细胞总数12.2×10^9/L，中性0.72，淋巴0.28；血沉60mm/h；抗"O"1200单位。

[诊断] 痹证（寒湿型）。

[治法] 祛寒渗湿，通络调营。

[处方] 仙灵脾20克　仙茅15克　制川草乌各12克（先煎）威灵仙15克　地龙15克　桂枝12克　怀牛膝15克　苍术9克　鸡血藤15克　制附块12克　黄柏9克

另用小乌梢蛇1条去头和皮，酒制研末分吞。

[二诊] 8月17日。肘膝关节剧痛减轻，余恙如前，宗原意加大温阳药剂量：制附块、制川草乌、桂枝均加至20克再进。

[三诊] 9月1日。药后四肢转温，不恶寒，肘膝关节活动自如，疼痛消失，精神亦振，纳谷大增，实验室各项有关检查均已在正常范围。再拟前方去附块、川草乌、黄柏，加秦艽、当归、丹参各15克，川芎12克，以白蜜为丸，日服3次，每服15克。

[四诊] 9月20日。诸恙均除，实验室各项有关检查在正常值范围。嘱停药追访至今，症情稳固，未见复发。

[按] 《内经》曰：风寒湿三气杂至合而为痹。痹证是由风寒湿三邪相合所犯人体而致，但因三邪犯体有偏重，临床表现各异，故人们又分痹证为痛、行、着三类。本案痹证关节以痛为主，又有在暑热之季身着冬衣，肢冷畏寒，便稀溲清，脉象沉细，苔白舌淡之症，当属痛痹。痹证系风寒湿三气杂至而成，本案以寒为重，兼夹风湿二邪。主次应当明辨，以便施治切

中病机。患者关节肿胀，固定于肘膝着而不移，活动不利，苔腻神困等均为湿邪为患之象。可见湿邪在本案痹证形成中其作用又大于风邪，据此，余以祛寒渗湿，兼以祛风通络止痛为法，施以自拟三仙汤，该方由仙灵脾、仙茅、威灵仙三药组成，功效为温肾壮阳而祛寒，温通经络而止痛，增以附块、川草乌、川桂枝、炮姜、鸡血藤以加强其温通经络止痛的作用，三妙丸方清燥其湿以为辅，兼以干地龙，乌梢蛇祛风。全方既兼顾风、寒、湿三邪，又主以祛寒，辅以渗湿，佐以祛风，主次有别，侧重不同，终使病瘥。本例提示临床辨治痹证，要注意风、寒、湿三邪以何为主，分清主次，方能提高疗效。

2. 风湿性关节炎病例二

方某某，女，42岁，农民。

[初诊] 1987年11月12日。肢体关节疼痛难忍，昼缓夜剧，遇寒痛甚，虽经多方医治，病情未能控制。曾查，血抗"O"1250单位，血沉35mm/h。时值冬令，病情加重。今诊时，其肘、膝关节呈针刺样痛，痛处固定，活动受限，面色㿠白，畏寒倦卧，胃纳不佳，夜寐不宁，二便尚调，舌质淡，苔薄白，脉弦。

[诊断] 痹证（风寒型）

[治法] 温经散寒，活络止痛。

[处方] 羌独活各15克　炙麻黄6克　宣木瓜15克　伸筋草12克　五加皮15克　制川草乌各9克　桂枝10克　秦艽10克　寻骨风15克　鸡活血藤各15克。

[二诊] 药后痛已大减，夜寐酣畅，胃纳亦增，惟头昏神倦依然，久病之体，一时难复，宗前法加黄芪30克、当归12克以增补气活血之功。

[三诊] 叠进温通、益气、补血之剂调治3月余，病告痊愈。复查抗"O"、血沉皆已正常。上方再进10剂，以固疗效。

[按] 此系痛痹，由风寒湿邪侵袭经络所致。盖络隧空虚，寒湿蕴阻，深入肌骨间，气血不得宣通，筋无所养，不能束骨，故肢体关节疼痛难忍，行走不便，自拟温经羌独汤具祛风散寒，通络止痛之功，正对其因，故获佳效。

温经羌独汤方由羌独活、炙麻黄、宣木瓜、伸筋草、五加皮、制川草乌、桂枝、秦艽、寻骨风组成。方中羌独活为祛风湿、止痹痛的首选药物。虽有"羌活治上，独活治下"之说，但二药同时应用相得益彰，则疗效更著，故为此方主药。川草乌、桂枝性温，功专温经散寒，通络止痛，能辅主药以增加温经止痛之力。宣木瓜、五加皮、伸筋草舒筋活络，尤宜于关节屈伸不利，拘挛麻木之证，此处用之能佐主药以活络通经。秦艽、寻骨风则祛风湿，通经络，亦有较强的止痛作用，诸药共用，达到温经散寒，活络止痛的目的。

3. 类风湿性关节炎病例三

刘某某，女，40 岁，农民。

[初诊] 1992 年 6 月 22 日。痹证羁延，久而不愈，刻下全身关节酸痛，尤以肘、膝关节为甚，局部隐约显红色，痛而拒按，抬手举足皆感困难，时而发热，口渴不欲饮，纳谷寡味，大便时结，舌质红，苔黄腻，脉细数。化验检查，血抗"O" 1250 单位，血沉 40mm/h，类风湿因子（＋）。

[诊断] 痹证（体虚郁热型）

[治法] 清热通络，祛风胜湿。

[处方] 生石膏 60 克　知母 15 克　苍术 15 克　威灵仙 15 克　秦艽 15 克　鸡活血藤各 15 克　忍冬藤 30 克　络石藤 20 克　海桐皮 12 克　宣木瓜 15 克　赤白芍各 15 克。

[二诊] 药进 7 剂，疼痛顿减，关节局部皮色正常，复查血沉已降至 18mm/h，抗"O" 625 单位，纳谷仍觉乏味，胃气尚未甦醒，当增加健脾化湿之力，上方加白术 15 克、带皮苓 15 克、生炒苡仁各 25 克续服。

[三诊] 疼痛除，食欲振，前方续进，以奏全功。

[按] 此系热痹。患者素体亏虚，又值暑季，湿邪当令，湿热交阻，注于经络，阻碍气机，血行不畅，则见关节疼痛红肿；湿困热炽中焦，则纳呆舌红，苔黄腻。方中重用石膏、知母，即解暑热，又清内热，一举双效，另选用威灵仙、忍冬藤、络石藤、海桐皮、苍白术、宣木瓜，都为清热、利湿、通络之良药，用药切当，见效亦速。

痿证二则

1. 进行性肌营养不良症病例一

王某某，男，15 岁。

[初诊] 形瘦神疲，步履艰辛，呈鸭行步态，翼状肩胛，胸骨微突，两

大腿和两臂肌肉萎缩，腓肠肌反而肥大，蹲卧难起，手足痿废不用，舌苔白腻，脉来微弦，左弱右强，此属痿证无疑矣！左手脉弱。患者10岁时感觉步履欠稳，不时跌交，经长期服用激素、维生素等西药和苦寒滋阴等中药无效。13岁以后病情逐渐加重，举步困难。至上海第二军医大学进行多方面检查，确诊为"进行性肌营养不良症"，但未给予治疗。患者从《中医杂志》看到笔者治愈本病的验案报道，不远千里，来我处就诊。

[诊断] 痿证（肝肾两虚型）

[治法] 补肾益肝，舒筋活络。

[处方] 熟地黄20克　甘枸杞15克　炒杜仲15克　制黄精20克　肉苁蓉15克　锁阳12克　仙灵脾20克　仙茅9克　鸡血藤15克　红藤15克　宣木瓜12克　五加皮15克　威灵仙12克

[二诊] 上方连续服用20剂，二次来诊，自述四肢较前有力，平路行走鸭步不显。仍宗上方加金狗脊15克，以增温肾之力。又服20剂，患者神振形丰，两手运动自如，两大腿肌肉已显丰满，小腿腓肠肌由硬粗变软细，翼状肩、鸭态步大有好转，药既对证，效不更方。原方再进20剂，同时加服桂附地黄丸。

患者来信说：由于按时服药，坚持锻炼，病情大有好转，臂力增，腿力强，将近如常人。拟上方去锁阳、威灵仙，加巴戟天15克，补骨脂15克，仍服20剂，以资巩固。另晨起服芡实、薏米仁、胡桃仁，以使火土相生，脾健肉丰，肾坚骨强，肝健筋舒，早日恢复健康。

[按] 痿证首见载于《内经》，《痿论》曰："五脏因肺热叶焦，发为痿躄。"《生气通天论》曰："湿热不攘，大筋软短，小筋弛长，软短为拘，弛长为痿。"《素问·脏气法时论》又曰："脾病者，身重善肌肉痿，足不收行。"认为痿证主要是由肺热，湿热，脾虚所致，而在治疗上仅提出"独取阳明"。后世医家在此基础上，不断有所发展。李中梓把痿分为：湿热痿，湿痰痿，气虚痿，血虚痿，阴虚痿，血瘀痿，食积痿等型。在治疗上专重于肝肾，因肾主骨而藏精，肝主筋而藏血，故肝肾虚则精血竭，致内火消，灼筋骨为痿，治当补养肝肾。张景岳也说："元气败伤，则精虚不能灌溉，血虚不能营养。"朱丹溪指出："痿之不足，阴血也。"清代林珮琴"参而酌之"将痿证之因概括为：湿热蕴阻，阳明脉虚，肝胃阴虚，肝肾阴虚，肾督阳虚，瘀血留著等六类，辨证而各立治法方药，甚为全面。

本病诊断要点是手足软而无力，精神疲乏，肌肉瘦削，鸭步形态，甚则肢体痿废以致瘫痪，症状典型者，诊断并不困难。其中虽有湿热为患者，但至痿弱症状出现时，则外邪多已不显，主要矛盾当是精血不足，筋脉失濡，脾虚不主四肢肌肉所致。所以治疗当以大剂填补肝肾精血为要，兼顾健脾利湿，活血舒筋。

《内经》曰："二八而肾气盛。"少年之际，生机旺盛，须有充足精血以供骨脉筋肉生长之需要。今病者步履艰辛，乃骨软筋弱之象。故先用熟地、枸杞、黄精填精补血。然"善补阴者，必于阴中求阳"，且肾之阳气能促进阴精的化生。补阴而不温阳，则独阴不生，是以投炒杜仲、肉苁蓉、仙灵脾、仙茅、锁阳等温补肾阳之品。此诸味虽温肾而不刚燥，无劫阴之弊，且有强筋骨利机关之功。"足受血而能步，手受血而能握"，手足不用，血不濡也。所以不但要补益肝肾之精血，还应活血通络以舒筋。鸡血藤活血且养血，乃为理想之药物，用量宜大。加木瓜、五加皮、威灵仙，以增强舒筋活络之功，更可防湿邪阻滞经络。综全方之义，重在补运二字。虽以补益肝肾为主，也不忽略活血舒筋之辅佐。20剂后，竟初见成效，故当守方继进。复诊时曾先后加用狗脊、巴戟天、补骨脂，增服桂附地黄丸，均为加强肾气所施。治疗后期，考虑到经过补益，肝肾精血渐生，臂腿力增，但萎缩之肌肉仍恢复较慢，即嘱服芡实、薏米仁、胡桃仁等健脾益气养阴之平和之味，意在缓收全功。

2. 进行性肌营养不良症病例二

季某某，男，17岁，中学生，1978年7月3日入院，同年8月4日出院。

主诉及现病史：双下肢进行性痿软无力40天，不能步履1个月。

患者于1978年5月底出现鼻塞流涕，伴下肢酸痛。三四天后鼻塞流涕自然消失，两下肢疼痛加重，遂用草药外敷，10余天后疼痛好转，但四肢渐觉麻木乏力。1个多月后，肢体麻木虽失，而下肢乏力却渐加重，并双大腿肌肉萎缩，步履困难+，动辄跌倒，食欲下降，余无异常，住本院神经科治疗。

体格检查：消瘦，一般情况尚可，心肺肝脾检查未见异常，血压14.7/9.3kPa（110/70毫米汞柱），脊柱生理性弯曲存在，全身肌肉萎缩，双下肢大腿肌肉萎缩最为明显，翼状肩，行走似鸭步。

神经系统检查：神清，对答切题，无定向障碍，面部痛觉存在，嚼肌和颞肌有力，抬额，鼓腮，咬齿良好，口角无下垂。颈软，两上肢肌力肌张力对称减弱，两下肢肌力 2～3 级，肌张力减退。两上肢桡骨膜反射，肱二头肌，肱三头肌反射存在，但减弱；两下肢膝反射，跟腱反射消失，腹壁反射消失，病理反射未引出，全身痛，触，位置，音叉振动等感觉正常。

实验室检查：血色素 145g/L；白细胞 14×10^9/L，中性 0.78，淋巴 0.22；血沉 6mm/h；血清钾 7.0mmol/L；血肌酐 176μmol/L，肌酸 45μmol/L；脑脊液：透明无色，潘氏试验（－），糖 1.6～2.2mmol/L，氯化物 123.12mmol/L，蛋白质 0.38g/L。

病理检查：镜下可见肌间质小血管充血，部分肌纤维束变细，肌肉普遍呈颗粒变性，横纹不清楚，并有部分肌浆溶解。病理诊断：符合肌营养不良性改变（病理检验号：36531）。

西医诊断：进行性肌营养不良。

治疗经过：患者入院后经激素、胰岛素和多种维生素（包括维生素 E）治疗半月，肌肉萎缩无好转，仍行步不稳欲仆，患者及家长焦虑不安，要求中医药治疗。

于 7 月 18 日会诊，察其面色苍晦，形体消瘦，两腿肌肉萎缩，步履蹒跚，姿似鸭步；问之，时感麻木疼痛，足跟疼痛，纳呆食少，耳鸣作响，夜尿增多，大便如常。按脉沉濡，舌淡苔薄。证属肝肾不足。

[诊断] 痿证（肝肾不足型）

[治法] 补益肝肾，壮健筋骨，舒活关节。

[处方] 千年健 15 克 桑寄生 15 克 补骨脂 15 克 熟地 当归 木瓜 枸杞 怀牛膝 鸡血藤 伸筋草各 15 克，水煎服 5 剂。

[二诊] 7 月 23 日复诊，药后身体舒适，感觉良好，肌力似增。脉舌同前，再拟壮筋骨，益肾和营之品。前方加肉苁蓉、五加皮各 15 克。又服药 10 剂，能自行在庭院短时间散步，鸭态步明显改善，脉象较前有力，效不更方，又服五剂，病情好转并稳定出院。

出院后通过信函处方，8 月 11 日患者来信说：两下肢较前更有力，能步行一公里，肌力略有增长，但食欲不振。斟酌病情，患者素有食欲减退，乃为脾虚之征，故在原方基础上，加入健脾益气之品。用苍白术、桂枝各 10 克，太子参、木瓜、怀牛膝、五加皮、千年健、肉苁蓉、枸杞、鸡血藤、伸筋草各 15 克,嘱服 20 剂。同年 9 月 13 日来信称:现已步行上学读书,每天走 7.5 公里,能参加一般体育活动,食欲恢复正常。耳鸣消失。但走路时间过长足跟有些疼痛。仍继以补肾健脾,舒筋活络之品长服,以达愈病之目的。用炒杜仲、炒续断、伸筋草、鸡血藤、淮牛膝、木瓜、五加皮、金狗脊、巴戟天、枸杞子、制黄精各 15 克,苍白术、桂枝各 10 克,生炒苡仁米各 20 克。间服上方 30 剂,身体完全恢复健康。

[按] 进行性肌营养不良症是由遗传因素引起的肌肉进行性消瘦无力的一种肌肉疾患。中医学虽病名有异,但症状相同,当属"痿证"范畴。痿同萎,指肌肉萎缩无力,四肢枯废不用。《素问·痿论篇》专论痿证,根据五脏五合的理论,将痿证分为痿躄、脉痿、筋痿、肉痿、骨痿五种,认为因五脏有热所致,主要为肺热叶焦。故张景岳说:"痿证之意,《内经》言之详矣。观所列五脏之证,皆言为热,而五脏之证,又总由肺热叶焦,以致金燥水亏乃成痿证……又曰悲哀太甚则胞络绝,传为脉痿,思想无穷,所愿不得,发为筋痿,有渐于湿,以水为事,发为肉痿之类,则又非尽为火证,此其有余不尽之意,犹有可知。故因此而生火者有之,因此而败伤元气者亦有之,元气败则精虚不能灌溉,血虚不能营养者,亦不少矣。若概从火论,则恐其真阳亏败及土衰水涸者,无不能堪。故当酌寒热之浅深,虚实之缓急,以施治疗,庶得治痿之全矣。"因此,对于痿证的治疗,不能拘泥于《内经》"治痿独取阳明"之法,须辨证论治,有其证必用其法。当然,五脏六腑皆禀气于胃,胃司纳谷而化生精微,胃的功能健旺,则肺津充足,脏腑气血旺盛,肌肉筋脉骨髓得以濡养,痿证自有恢复之机。此例患者面色晦暗,足跟疼痛,耳鸣多尿,肌肉萎缩,脉沉舌淡,乃元气败伤,肾虚精亏,肝血不足所致。盖肾藏精,主骨,为作强之官;肝藏血,主筋,为罢极之本。精血充盛则筋骨坚强,肌肉健壮,活动正常;肝肾亏损,精血虚弱则面色无华而晦暗;肾亏则足跟痛而耳鸣多尿,不能濡养肌肉则四肢痿软。又患者罹病以来,食欲减退,为脾胃虚弱所致。故在治法上恒以补肾为主,佐以健脾益气,方用右归饮合三妙丸化裁。枸杞、补骨脂、桑寄生、肉苁蓉、杜仲、续断、狗脊、巴戟天以补肾填精;千年健、木瓜、五加皮、伸筋草、鸡血藤以益肝肾、壮筋骨、舒筋活络;熟地、当归以滋肾养血;苍白术、太子参、黄精以健脾益气,濡养肌肉;怀牛膝既补益肝肾,又引药下行,运药力直达病所。诸药合甩,守方守法,故取得满意效果。余以此法共

治 20 余例此种病人，均获良效。

不　寐

顽固性失眠病例

严某某，女，成年，演员。

[初诊] 1965 年冬。患者因创作新戏目，竭尽心计，用脑过度，严重失眠 1 年有余，现竟日夜目不交睫，屡服进口高效安眠药及中药鲜效。头昏烦躁，腰膝酸软，口渴咽干，大便秘结，眼眶四周青黑凹陷，脉弦数，两寸尤显，舌绛少苔。

[诊断] 不寐（肾虚肝旺型）

[治法] 镇肝纳肾，阴阳并调。

[处方] 生牡蛎 30 克　细生地 30 克　白芍药 15 克　黑玄参 20 克　杭麦冬 15 克　莲子心 12 克　酸枣仁 15 克　生竹茹 15 克　合欢花皮各 15 克　夜交藤 20 克　灯心草 3 克。

日服 1 剂，水煎分两次，午后、睡前各服 1 次。

[二诊] 服 7 剂后得睡 4 小时，腑气已行，头昏减轻，眼眶青黑色渐淡，惟仍心烦，睡时梦多，舌脉同前，拟前法增炙远志 12 克、茯神 15 克，继服 7 剂。

[三诊] 上方服 5 剂后能很快入寐，睡时酣香，极少梦扰，眼眶青黑色淡，精神转佳，脉弦，舌起白簿苔，守方去竹茹、夜交藤，加柏子仁 10 克、蒸百合 12 克，滋养心阴，再进 10 剂，疗效巩固，随访半年，未见复发。

[按] 不寐之证，病因多端，临床现多分为心脾不足，心肾不交，心胆气虚，胃失和降四型。

本案无心胆气虚又无胃失和降之证，前医又曾拟心肾不交和脾不足证施治无效。故上述四型看来难以概括本案病变。患者眼眶四周青黑凹陷，是否系血瘀所致不寐呢？清·王清任认为血瘀可以导致不寐，而用血府逐瘀汤施治。但本案患者除眼眶青黑凹陷外，无其他瘀血征象，所以认为此案是瘀血不寐似无充足根据。

因患者系著名黄梅戏演员，国内外声誉很大，每次演出均日夜筹划，过度谋虑，以便锦上添花，此实乃不寐之因。《内经》曰："肝者，将军之官，谋虑出焉。"谋虑过度，必损肝本，而肝色青，主弦脉，经脉布胁走眼，患者证见胁肋酸胀，眼眶青黑凹陷，脉弦等，显然与肝相关。又有头晕眼花，口渴咽干，脉弦数，舌绛少苔等是阴虚之证。明·张景岳说："寐本于阴，神其主也，神安则寐，神不安则不寐。其所以不安者，一由邪气之扰，一由营气之不足。"可见无论何种病因导致不寐均涉及于神。本案不寐因肝而致，病机在于肝阴不足，产生虚火，火性炎上，上扰心神。心神不安，故而成不寐顽证。

治疗采用滋阴养肝，以除虚火产生之源，清火宁心安神以抑虚火妄动之标。方中细生地、白芍药、玄参、麦冬等滋阴养肝，清虚火；夜交藤、酸枣仁、合欢花皮，益肝宁心，解郁安神；莲子心、竹茹、灯芯草既能清心除烦，又可引热下行。因见多梦依然，故增用远志、茯神、柏子仁，以便加强宁心安神之效，用百合在于清热除烦。本案施治还注重了服药时间安排，在午后及晚睡前各服一次，此因由于人体阴阳昼夜消长变化规律，凡属病本在阴者，每于午后、夜晚加重，故嘱于其时服药，以便药效及时发挥。

本案失眠时久顽固，诸治不应，经从肝治，滋肝阴为主，辅以安神，并注意服药时间，终获痊愈。

狂　症

精神分裂症病例

吕某某，女，45 岁，农民。

[初诊] 1975 年 10 月 5 日。患者精神病延今载余，经治疗后病有好转，近因情志不遂旧恙复萌，而且病情较前增剧。据家属述其平素心胸狭窄，每多疑猜忌，遇事抑郁不舒，前几天因怒后突然精神失常，无端啼笑，喃喃独语，幻视，幻听，时而恐惧，时而狂妄，通宵不寐，自称肩背酸痛，口渴喜饮，大便欠畅。经某县人民医院和上海某某医院确诊为"精神分裂症"，服镇静安眠药一月余少效，求诊于笔者。

余观其表情呆钝，精神抑郁，脸红目赤，舌质降，苔黄厚腻，脉滑有力，此属肝郁化火。

[诊断] 狂证（痰火上扰型）

[治法] 镇静安神，开窍祛痰。

[处方] 珍珠母60克（先煎）　　生铁落60克（先煎）　　生龙骨20克（先煎）　　柏子仁12克　酸枣仁12克　茯苓15克　炒枳1壳5克　风化朴硝9克（后下）　广郁金12克　石菖蒲12克　炙远志15克。

[二诊] 10月10日。服药5剂，意识稍清，恐惧狂妄好转，大便亦通，惟睡眠仍欠安，偶有幻听，舌脉如前，从原轨进退。

去朴硝、枳壳。加合欢皮花各15克、忘忧草20克。

[三诊] 10月19日。续服5剂，精神基本正常，肩背酸痛大减，幻听亦不明显，脉转细缓，舌质转淡红，苔转薄黄，惟纳谷呆钝，偶有多疑，神困肢软，再守原方，佐以扶正和胃，以竟其功。

去铁落、龙骨。加元参15克、麦冬12克、建曲20克。

[四诊] 11月6日。服药15剂，患者基本恢复健康，已能参加家务劳动，效不更方，嘱将原方续服15剂，并嘱其亲属多方开导，解其隐曲，乐其意志。

今年3月间追访，得知5年来未见复发。

[按] 根据患者的脉搏、舌苔、症状表现，非大剂量的珠母、铁落、龙骨重镇之品不能安其神，镇其惊。方中用二仁、麦冬、郁金、忘忧草，合欢皮、花等药物，助其宁心、解郁、安神之功。菖蒲、远志以交通心肾、涤痰开窍，茯苓渗湿化痰，枳壳宽肠行气，朴硝润下软坚，使痰去窍开，肩背酸痛自除，殆亦治病求本之意。

不　育

无精子症病例

郑某某，男，34岁，已婚，工人。

[初诊] 1984年元月23日。患者婚后10载未育。平素经常头晕腰酸，手足欠暄，会阴坠痛，神困肢软，体检正常，睾丸，附睾均无异常发现。精液检查：色灰白，质略稀，量约2毫升，5次查找无精子。经中西医多次治疗，罔效。患者配偶健康无恙。按其脉濡细，审其舌质淡，苔薄白。

[诊断] 不育证（肾阳虚型）

[治法] 温补肾阳，育精养血。

[处方] 仙灵脾30克　仙茅15克　威灵仙9克　枸杞子25克　覆盆子

15 克　酒炒菟丝子 20 克　石楠叶 15 克　制首乌 15 克　肉苁蓉 15 克　山萸肉 15 克　潼蒺藜 15 克　15 剂。

[二诊] 2 月 7 日，药后头晕腰酸好转，精神略振。宗原轨加锁阳 12 克、狗脊 15 克，15 剂。

[三诊] 2 月 21 日，四肢渐暖，阴部坠痛大减，拟原方继服 15 剂。

[四诊] 3 月 5 日，复查精液常规：量约 3 毫升，色灰白，质稠，精子数 7000 万个，活动率 74% 以上，宗原意加巴戟天 15 克继服 15 剂。

[五诊] 3 月 20 日，病愈神振，依上方删锁阳，增五味子 12 克、车前子 9 克，15 剂，炼蜜为丸，日服 2 次，每次服 15 克。

时隔两月，患者偕同爱人一道登门道怀孕之喜。翌年产一男孩。

[按] 男性无精子患者，临床并不鲜见，此证多属肾亏范畴，尤以肾阳虚者为多。据此，笔者自拟三仙种子汤益肾生精，曾治疗多例，均获显效。三仙中仙灵脾、仙茅为补肾阳，助命火，益精气之要药，配以威灵仙宣经通络，三者合作，促使精子生长。石楠叶、制首乌、肉苁蓉、巴戟天、山萸肉、潼蒺藜为治疗内伤阴衰，肾亏髓耗之上品。更有古今种子良药枸杞子、覆盆子、菟丝子相伍，其生精种子大有望耳。

本案因无精子致男性不育证，中西医长期治疗无效。今辨其证属肾阳虚损，命门火衰，无力生精；论其治，温肾填精，自拟三仙种子汤图治获效。二诊加锁阳、狗脊以兴阳通络，故很快使四肢转温，会阴部坠痛减轻。后拟丸方去锁阳，盖虑其久服滑肠之弊。加五味子、车前子以助滋水益精之功，而符五子衍宗丸之旨。可见，治疗无精型男性不育证，温补肾阳是为根本之法，三仙五子等确属种子良方，值得推广应用。

闭　　经

杜某某，女，26 岁，农民。

[初诊] 1983 年 1 月 3 日。经闭载余，胃纳不馨，神困肢软。服中西药无效。脉沉细，苔薄白。究其病因，乃肝脾气郁。

[诊断] 闭经（肝脾气郁型）。

[治法] 疏肝行气，活血调经。

[处方] 制香附 9 克　台乌药 9 克　青陈皮各 6 克　打煨川楝 9 克　制

首乌12克　当归12克　川芎9克　炒白芍9克　广郁金9克　益母草15克
6剂。

[二诊]药后恙情如斯，但觉两侧少腹隐痛。盖气滞必兼血瘀，前方行气有余活血尚嫌不足。宗前方，加强活血之药：当归15克、川芎12克、丹参15克、泽兰12克、白芍9克、益母草子各15克、怀牛膝9克、制香附9克、红花6克，6剂。

[三诊]经血已来潮，但量少色淡。腰酸肢软神困依旧。此为郁久暗耗肝阴，气血不足之象。宜培补气血，通利经脉。以桃红四物汤合四君子汤化裁投之，6剂后病告痊愈。

[按]气郁必兼血滞。此证虽属气郁经闭，无明显血瘀见证，但有郁必有瘀，故郁瘀并治，行气活血而获郁开经通之效。理气开郁药中适当佐以活血之品，效果理想。行气药与活血药有许多共同的药理效应，很难截然分开。故前人提出了"气中之血药"和"血中之气药"。活血药物能够增强气血流行，气郁之证即使无明显的血瘀见证，亦可放胆用之，并无"致虚"之弊。

景岳"阴中求阳"、"精中生气"的思想对治疗气虚证具有普遍的指导意义，绝不仅限于肾气虚。故治疗气虚之证，均应适量加用养阴血之品，或选用党参类气血双补之品。

气逆之证，以气血失和为本。单纯降气，往往药停即发。故当从调理气血着眼，气血和则逆自止。

总之，治血不治气，非其治也。同样，治气不治血，亦失之全面。气虚者要立足于"精中生气"，气郁者要兼顾其耗阴血滞，气逆者要求本于气血失和。这是治疗气证的重要法则。

乳病二则

1. 乳腺癌转移病例

史某某，女，47岁，纺织工人。

[初诊]1988年3月5日。左乳腺癌于1987年10月9日行根治术，术后放疗3个月，半年后，又发现左腋下有棋子般大小肿块，经检查确诊为乳癌转移，遂行二次手术，刀口边缘疼痛，形容日渐消瘦，肤黄憔悴，神困肢

软，纳谷寡味，夜不安寐，自认为乳癌难愈之症，故而忧虑万分。血象检查各项指标均低于正常，舌质淡，苔白腻，脉濡细。

[诊断] 乳病（气血又亏型）

[治法] 益气养血，固正和营。

[处方] 太子参15克，黄芪20克，炒白芍15克，怀山药15克，黄精15克，焦三仙各15克，紫丹参15克，当归15克，绞股兰20克，无花果15克，川芎9克。

[二诊] 疼痛减轻，纳食渐增，此为佳象，嘱其放宽怀抱，怡养性情，庶可根治，上方加半枝莲、半边莲各15克以清热解毒，防患未然。

[三诊] 心胸稍安，肤色转润，但神倦乏力，正气尚未痊复，再宗前法加减。去丹参加肥玉竹12克、鸡活血藤各15克养阴补血。另增加五加参，益气扶正。

[四诊] 叠进前法，颇合病机，刀口边缘疼痛止，精神渐复，胃纳亦旺，腻苔已除，近日复感外邪，鼻塞、咳嗽，洒寒发热，大便解而复秘，此正馁邪袭，液耗肠燥之故，宗前法增固正润肠之品图之。去焦三仙、黄精，加生首乌15克、全瓜蒌12克。另增服感冒退热冲剂以祛外邪。

[五诊] 乳癌术后调治5月有余，基本趋于痊愈，血象检查，白细胞 $4 \times 10^9/L$，红细胞 $4.2 \times 10^{12}/L$。趋于正常。因体质素弱，易觉疲乏，幸饮食已达正常，再予前法服药15剂，以调理善后。

[按] 此例乳癌患者，屡经手术，放疗必定耗伤正气，故首诊即投益气养血，固正和营之品而获效。《内经》曰："正气存内，邪不可干"，特别是癌证患者，扶正尤为重要，方中所选黄芪、当归、绞股兰、无花果能益气补血，且药理研究证明其防癌作用颇佳。半枝莲、半边莲二药相伍，清热解毒之力尤显，亦有抗癌作用。所选药物均标本兼顾，扶正祛邪合理应用，终获满意疗效。现患者存活3年余，坚持上班，未见其变。

2. 男性乳房发育证病例

李某某，男，40岁，干部。

[初诊] 1990年9月8日。主诉：患"乙肝"已3载，经中西药迭治虽"乙肝"得以控制，但近四月两侧乳房渐发育长大如碗口且胀痛不适，纳差神疲，浑身酸软。舌淡红，苔薄黄，脉细滑。肝功异常。

[诊断] 乳病（湿热蕴结肝胃型）

［治法］清热利湿，疏肝散结。

［处方］绵茵陈 20 克、焦栀仁 12 克、贯仲 20 克、夏枯草 15 克、荔枝核 15 克、广郁金 15 克、大黄（后下）9 克、白花蛇舌草 15 克、黄芪 30 克、焦三仙各 20 克。

［二诊］服上方 20 剂，乳房肿大消失，肝功复查正常。效方继服 10 帖以巩固疗效。

【分析】乳房为肝、胃两经所过之处，湿热蕴结，以致两经不和，气血壅滞，发为肿块。现代医学认为，患者肝功异常，肝脏受损，其对激素灭活功能减退故致男性乳房发育。方用茵陈蒿汤清利肝胆，辅以夏枯草、荔枝核、白花蛇舌草消肿散结，广郁金理气疏肝，并佐黄芪、焦三仙实脾扶正。由于诸药邪正兼顾，标本并治，故服药 10 帖则乳房肿大消散，肝功能亦恢复正常。由此观之，由健脾益气清利湿热所组成之方剂，可能对激素的灭活功能有一定促进作用。

苍龙日暮犹行雨　老树春深更著花
——记李济仁教授

著名中医药专家李济仁教授，杏林耕耘 40 余年，硕果累累，成绩斐然。如今老而弥坚，堪称行雨苍龙，著花老树，足具风范。

先生生于民国 20 年（1931 年）初春，家境贫寒，少怀大志，7 岁入私塾，功习儒学，聪颖纯厚，深得师宠，后从古人"天下之至变者，病也；天下之至精者，医也"之训，转而习医。师承新安名医汪润身发蒙，后投身著名世医"张一帖"根桂先生门下，悉得真传。1955 年入安徽中医进修学校（安徽中医学院前身）学习，并以优异成绩毕业。1959 年安徽中医学院成立，先生任《内经》教研组长，大基础教研室主任。后参与筹建安徽中医学院附院，为首任秘书。

十年动乱中，中医学院被撤并，先生转入安徽医学院，任中医内科医疗组长。1972 年调入皖南医学院，任中医教研室主任，兼附院中医科主任。1978 年晋升为副教授，1981 年被国务院批准为首批硕士生导师（全国七名《内经》专业导师之一），1987 年晋升为教授、主任医师。

我忝列先生门墙，幸蒙教诲，获益良多。先生道德文章，人皆敬仰；医技医道，尤足赞书，弟子才疏学浅，虽尽心竭力，亦不免挂一漏万。谨就先生学术成就之荦荦大者，分述于后。

一、《内经》研究成果，卓而不凡

先生对《内经》进行系统研究，提出"不薄古更不非今，尚经典尤尚实践"的观点，采用确定专题，结合临床，参照西医的研究方法，对这部集医学、哲学、天文、地理，数学、社会学等诸多学科之大成的巨著，从深度和广度两方面作了不懈的开发与探求。早年主持编著的《内经知要通俗讲义》，深入浅出，简明易懂，使后学者越过艰深的文字障碍而豁然开朗。

先生对《内经》的基础理论进行深层次研究，在《内经》成书年代，《内经》病因病机，《内经》医学地理学，时间治疗学，体质学说等专题研究上取得成果。

1979 年以来，先生指导研究生结合临床，确立《内经》研究专题，撰写了高质量的论文和著作。他与研究生全小林合著的《痹证通论》围绕《内经》五体痹，从中、西医两方面对该病的因、证、诊、治及预防、预后等方面加以系统阐述，成为我国第一部系统研究痹证的专著。此书在大陆出版后，享誉甚高，随即由台湾蓝灯文化公司在海外再版发行。先生与研究生胡剑北合著的《中医时间医学》，应用现代时间生物学等理论，结合临床实际，概括了中医时间医学的特点及丰富内涵。此书获安徽出版总社科技图书三等奖，并通过省级科研鉴定，荣获省科学技术研究成果三等奖。

二、"新安医学"发掘，独帜高树

明清时期的新安古郡，出现了近 700 名医药学家，近 600 部医药学专著，其医家、医著的数量在当时堪称全国之冠，形成了规模浩大的"新安医学派"。但是由于种种原因，医药界曾经忽视了对"新安医学"的研究，先生对此深感憾惜。近十年来，先生积极倡导新安医学研究，主张系统发掘"新安医学"的宝贵遗产。先生参与主持新安医籍的系统整理工作，任大型丛书《新安医籍丛刊》的编委之一，先生主编的《新安名医考》一书，对清末以前新安医家生平、著述、专长及主要学术思想进行了系统研究和介绍，并通过大量考证，修订了一些史志错误，发掘了不少珍贵资料。在北京亚运会期间举办的首届中国中医药文化博览会上，该书被遴选为安徽展厅的唯一书籍礼品，馈赠中外专家，并获安徽省教委科技成果二等奖。先生和胡剑北编著的《杏轩医案并按》是整理、发掘新安医学遗产的代表性著作。该书在台湾再版发行后，引起很大反响。上述两书，均入选参加北京国际图书博览会，在首届全国优秀医史文献图书评选中，分别荣获优秀奖和铜牌奖。

三、临床思路方法，独辟蹊径

先生提倡经典理论与临床实践紧密结合的研究方法，强调辨证施治应广开思路，灵活机变，主要表现为：

1. 辨治杂病，重视培补肾本。先生在长期临床中深深体会到肾在诊治中的重要性，尤其对一些难治病证，或以补肾为主，或以补肾为辅，或补肾与治它脏并重，收效较著。如治高血压病，先生从肝肾滋生关系入手，或滋肾为主，辅以治肝，或治肝为主，辅以滋肾。收验颇显。另治疗乳糜尿证，进行性肌营养不良证皆从治肾入手而获奇效。此外，对妇科疾患如月经不调，崩漏，带下，不孕等亦用培补肾本之法而见功。

2. 辨病与辨证相结合，熔经方、时方、验方于一炉。先生诊断疾病注重在辨证的基础上结合辨病。除对经方运用自如外，对验方、时方也不忽视。对有效专药尤其重用，依据不同病证，或对经方进行加减，或单用验方、时方，且皆注意应用临床验证过的有效药物。

3. 数型并用，择时分服。先生认为同一药物在不同剂型中功效有所差异，故在临证时，往往数型并用，既可避免药物之间杀、恶、反、畏，又增加了医治途径，加强了药物功效。先生注意从时间生物学角度去观察不同时间人体的不同生理状态。仿程杏轩之法，经自身长期摸索，制定了一套择时服药的规则，大大提高了医疗效果。

四、临床各科诊治，新见叠出

先生精研内、妇科，尤其擅治疑难杂症，如对乳糜尿的证治，先生经长期摸索、验证，自拟以苦参为主的消浊系列方，验方先后在《新医药学杂志》、《江苏医药》、《中国中医药报》、《当代妙方》等书刊披露后，读者纷纷引用，获得显著效果。

对痿证的医治，先生根据《内经》"治痿独取阳明"，"足受血而能步"和肾精充则骨不软之理，提出益肾填精，健脾和胃，养血舒筋三种方法，其治疗经验在《中医杂志》、日本《汉方临床》等发表后，引起海内外专家和患者的高度重视，国内各省患者纷纷来信求医，疗效较为满意。

近数年，先生又致力于被世界卫生组织列为24个协同攻关项目之一的痹证的研究，其治疗经验在《中医杂志》及有关专著中发表后，引起较大反响。

先生对胃病提出"和、降、温、清、养、消"六法，对肝胆结石症以"通"见长，以茵陈、威灵仙为主治疗急性黄疸，以归芎麦味为主治疗心血管疾病，均具佳效。

对妇科疾患如月经不调、崩漏、带下、不孕等，先生以培补肝肾兼顾气血参以程杏轩之法为治，疗效显著。

先生对肿瘤亦有较深研究，曾治愈部分患者或减缓病情。先生主编，其研究生程宜福副主编的《名老中医肿瘤验案辑按》由《中国中医药报》以"攻克肿瘤的探索者"为标题发表专家评论，盛赞此书的学术价值。

五、潜心中医教学，桃李芬芳

中医的正规教学起步较晚，先生在高等中医教学中，首次开设《内经学》，《中国医学史》，《中医基础理论》等课程，自行设制、自编教材。《内经》原文古奥，不易理解，在没有好模式可以借鉴的情况下，作为教研组长的先生，一面请老中医当顾问，帮助教师集体备课，组内试讲，修改教案；一面又在学生中广泛征求意见，加强辅导，并对难点组织讨论，答疑。教学中还适当引入一些案例，提高学生兴趣。做到教学相长。60 年代初期，《光明日报》对先生所创《内经》教学法，给予较高评价。

经反复修订，先生编撰了第一批中医教材。1959 年由先生等编著的《内经知要通俗讲义》由安徽人民出版社出版，1965 年作为安徽省唯一代表赴北京编写《中医基础理论》统编教材。该年先生荣获"安徽省社会主义建设先进教师"称号。

培养中医研究生，在世界上还是首创。先生认为学习和掌握《内经》的目的，是用来更多更好地解决临床上的难题。因而要求研究生必须用一定时间从事临床，通过对实际病例的处理，来验证《内经》理论的正确性，完善、发展《内经》理论的科学性。

先生注意充分发挥研究生自身的特点和各自优势，鼓励他们运用与医学有关的各学科最新科研成果来充实中医体系，大胆提出多学科综合研究性的课题。他所指导的 9 届 12 名研究生，已完成硕士学位的十人中，有的获得博士学位出国讲学，有的担任卫生界领导，有的著书立说，有的从事临床科研，都取得一定成果。1991 年 1 月 25 号《中国中医药报》头版，以大标题"心存仁济育桃李"来颂扬李老培养人才的功绩及治疗疑难杂症的贡献。1991 年先生被中央指定为全国 500 名名老中医药专家学术经验继承导师，并喜收国家级高徒两名，先生在中医高等教育方面有筚路蓝缕之功。

先生医德高尚，急病人所急，一心为患者着想，因其医技高超，每天都有大量求诊信函，在繁忙工作之余，在夜阑人静之时，先生总是认真地为病者复信。先生开设"无偿函诊服务"十余年，诊治三千四百多人次。深受患者尊敬和爱戴。《工人日报》以"十年无偿函诊，三千病人康复"为

苍龙日暮犹行雨　老树春深更著花

题专门赞誉了李老的医德医风。

先生以振兴中医为己任，为中医的发展奔走呼吁。

先生还担任中国中医药学会痹病专业委员会委员，安徽省中医药学会副会长，省中医药高级学徒教学专家委员会副主任，省新安医学研究会副会长，省医史学会顾问，省中医医疗事故技术鉴定委员会副主任，省高教职务评委会中医评议组副组长，省卫生厅高级职务评委会委员，《中医临床与保健》编委会副主任等职务。

先生勤于著书立说，先后出版《内经知要通俗讲义》《中国医学史》《杏轩医案并按》《痹证通论》《新安名医考》《名老中医肿瘤验案辑按》《中医时间学》《痿证通论》等八部著作，参编著作十部，在海内外学术刊物发表论文近百篇。先生的医德，医技及科研成果受到《光明日报》《健康报》《中国中医药报》《工人日报》《安徽日报》等的高度赞扬。

1991 年先生作为"有特殊贡献的科技专家"获得国务院特殊津贴并被遴选为卫生部荣誉表彰的著名中医名家。

先生先后被载入《健康报·医苑人杰》《当代中国科技名人成就大典》《中国中医人名辞典》《中国当代中医名人志》（第一卷）《中国当代医学专家集萃》《教授人名录》等辞书，还被载入英国剑桥国际传记中心（IBC）出版的《世界名人辞典》《国际有成就人物》《世界知识界名人录》《国际杰出人物》美国国际传记学院（ABI）出版的《国际名人通讯录》《站在世界最前列 500 人》《1991 年风云人物》等权威辞书，其传记和论文被载入《学院编年史》，永久保存在 ABI 图书馆和美国档案馆，先生还同时被英国传记中心，美国传记学院聘为终身研究员，并任美国传记协会理事会理事。获得"ABI 科学院终身成就金质奖章""卓越学术领导奖章""金钥匙奖章"等荣誉。

"莫道桑榆晚，为霞尚满天。"年过花甲的先生为中医事业还在执着追求和不懈地奉献着。

马继松
于 1995 年秋